sapientia
サピエンティア36

医師の社会史

植民地台湾の近代と民族

Doctors within Borders

ロー・ミンチェン［著］
塚原東吾［訳］

法政大学出版局

DOCTORS WITHIN BORDERS
by Ming-Cheng M. Lo

医師の社会史——植民地台湾の近代と民族◎目次

序言

カリフォルニア大学出版会、「植民地主義」シリーズの統括編者であるジェニファー・ロバートソンによるオリジナル版への序言

一九二一年に蔣渭水医師は台湾の状況を男性の患者に喩えている。そして台湾という患者は、「知的な栄養失調」によって不道徳の兆候や精神生活の窮乏化、迷信そして劣悪な衛生状態を被っているという「診断」を公にしている。彼が与えた処方は、このような状態を矯正するための基礎教育や図書館などの「最大量の投与」である。このことに対して、創造的で微妙な主張をした本書でロー・ミンチェン氏が分析をしているように、蔣の診断は、一八九五年以来台湾を領有した日本の植民地行政に対する「近代主義的批判」を試みたものであって、肉体的な疾病と社会的病理、医学と社会運動の間にあるアナロジーを巧みに表明したものである。蔣のような医師は、日本に対する反植民地主義の先頭に立っていた。しかし彼らは日本によってトレーニングを受けた医師たちであり近代化のエージェントでもあったし、民族的・文化的そして専門職的なハイブリッドであり両義的なアイデンティティを体現した者たちでもあった。皮肉なことに、日本の保護の下での台湾での医学の専門職業化に伴う「近代性」の文化は、台湾の伝統的な文化実践と日本の植民地主義の（日本の植民地主義は社会

的・民族的な不平等の制度化を厳しく強制することを前提にしていたのだが）両方に対する批判を可能にした。

ローの本は本出版会の「植民地主義」シリーズの知的なミッションを端的に示しているものである。このシリーズは歴史的現実、その現代的な意義、そして「西側」の外部で行われていた帝国主義的・植民地主義的実践について探求し分析することが期待されている。本書は、インターディシプリン的な学問研究の理論的・方法論的な強さを示していることに加えて、実証主義的な知見に基づいた議論と、平易な表現という基準を満たしている。またこのシリーズは、帝国主義や植民地主義のプロジェクトにおける「文化」の側面、もしくは実践的、経験的、感性的、美的な諸側面と戦略を追及することを強調している。ここで「文化」という際には、女性と男性で差異化されている経験を含むものであり、また他のカテゴリー、たとえば植民地的な状況下における人々の人種やエスニシティ、宗教やセクシャリティ、階級、カースト、年齢そして健康についての経験もまた含むものである。そのためローによって日本植民地支配の下に置かれた台湾人医師の人生と職業上の経験について書かれた本書は、植民地主義と帝国主義システムの文化的次元についての新たな理論を打ち出すために大きな刺激となっている。

謝辞

本書を執筆するために費やされた年月の間、多くの人々から多大な支援を賜った。ここでの紙幅の上ではその全ての方々にお礼を述べることはできないが、ここでは以下の方々への感謝を述べ、私がどれほど感謝をしているかをご理解いただければと思っている。

特に数名の方々には、謝辞を記したい。ミッシェル・ケネディは、私に専門職の社会学の批判的理論を紹介し、まだ本書が博士論文であった段階で、理論的枠組みの構築に支援をしてくれた。ジェニファー・ロバートソンは、本書執筆の全ての段階において、タイミングよくまたインスピレーションに満ちた援助を与えてくれた。ジュリア・アダムスの思慮深く判断力に富んだコメントは私には挑戦となったものであり、本書を実り多き方向へと導いてくれた。また私の博士論文審査委員会の他のメンバーであるマイヤー・ザルドとマーティー・ワイトに、激励とコメントそして批判へのお礼を述べたい。ミシガン大学大学院の歴史社会学におけるペギー・ソマーズのゼミは私の知的成長に大きな影響をもった。クルストファー・ベッティンガー、マーガレット・ウェイグナー、サンドラ・マー、ジェニー・セル、ナオミ・ガルツ、ポーリン・ジアノプルス、そして大学院時代の多くの友人たちは、私が何かを主張したいともがいている状況で辛抱強く私の意見に耳を傾けて、数え切れぬほどの深夜に及ぶ議論の中で洞察力に富む質問を投げかけてくれた。このような素晴らしい友情に恵まれたことを感謝したい。クリストファー・ベッティンガーは彼の持ち前の親切心で、われわれの共同研究からしばしば私の関心が逸脱することを許容し、本書についての会話に付き合ってくれたことに感謝する。

ビッキー・スミス、ダイアン・ウルフ、フレッド・ブロック、スーザン・マンとジョン・ホールは本書の草稿の一部に目を通してくれた。彼らの助言がなければ、本書はより貧弱なものとなっていただろう。クレイグ・カルフーン、ルネ・アンスパック、ナキエ・レブラ、ミッシェル・イェー、トマシュ・ゴルド、フレッド・ウェイクマン、ウェンシン・イェー、エリザベス・ベリー、ロン・アミンザーデそしてノーマ・フィールドは、さまざまな形で著した本書での議論に意義深いコメントを与えてくれた。キュー・ヒュン・キム、ソフィー・ヴォルップ、ライケン・グラッテット、ローラ・グリンドスタッフ、シェーン・オリアインそしてデヴィッド・カイルはコーヒーを一緒に飲みながらや廊下を歩きながらとても有効な示唆を与えてくれ、本書執筆の期間を通じて私の自信を支えてくれた。ケン・ポメランツ、スティーブン・ハレル、そしてあと二名の匿名の査読者が注意深く批判的に本書の草稿を読んでくれたおかげで、内容をかなり推敲することとなった。特にジュリア・アダムス、ビッキー・スミス、フレッド・ブロック、ダイアナ・ウルフ、そしてジョン・ホールの代えがたい専門的な指導に対して感謝をしたい。

日本と台湾で私に助言と支援を与えてくれた方々にも深い感謝を捧げたい。所澤潤教授は未刊・既刊の研究をはじめとして、彼の専門である植民地期台湾の教育システムについての多くの知識に加え、最初のインフォーマントである張医師へのご紹介も頂いた。張医師はライフ・ストーリーを語り、歴史的にも貴重な個人的に所有されている史料へのアクセスをいただいただけではなく、他のインフォーマントにもご紹介を下さった。私はまたウー・ウェンシン教授、ヨウ・ジアンミン教授、若林正弘教授、シュー・シュエジー教授、そしてミタ氏とチェン・ジュンカイ氏らの見解からも多く学ぶところがあったし、ファン・ユン、ホン・ユル、へ・イーリンそしてリウ・シアルーからの激励と支援を受けた。私のインフォーマントの多くは匿名のまま留まることを望んだので、ここで一人一人の方々には、彼らの自分史、記憶そして意見を私に与えてくれた親切さに深く感謝を表明できないことが残念でならない。また日本の東京大学図書館、国立国会図書館、台湾協会、外務省外交史料館、台湾の中央図書館台湾分館、台湾大学研究図書館のスタッフに感謝したい。

本書を執筆する際の資金的な援助は以下の団体から得ている。ミシガン大学国際研究所、同中国研究センター、チャン・チンクオ国際学術交流財団、カリフォルニア大学デーヴィス校ワシントン・センター、同学部研究基金、同出版助成基金。また大山静子とクレア・スタンレーには研究補助に、ジェイム・ベッカーには編集上の援助にお礼を述べたい。ミシガン大学とカリフォルニア大学デーヴィス校の同僚と友人はいつも刺激に富む知的な環境を与えてくれ、その中でこそ本書の執筆は着想を得て実を結んだものである。「植民地主義」シリーズの編者であるジェニファー・ロバートソンと、本書の編集担当であるカリフォルニア大学出版会のシェーラ・レーヴィンは、本書が出版されるに至るもっとも重要な人物であり、私の深い謝辞に相応しい。

最後に、本書を執筆するために何よりもまずその記憶がインスピレーションの源になった一人の人物について記しておきたい。それは私の祖父について耳にしながら育った記憶である。私はなぜ祖父の死がそれほど早く、そしてあまりにも沈黙の中に深く沈んでいたのか知ることがなかった。アメリカで大学院に入り、一九四七年の台湾の大衆蜂起の詳細を学ぶまで、早稲田大学で工学を学んだ私の祖父が仕事に行く途上で国民党に殺されたことは、一切、何も知らされなかったのである。その後私は彼の死についてより詳細を知ることになったのだが、彼の人生についてはほとんど何も知らなかった。歴史文書と格闘する終りのないほど長い時間の中で、私は植民地台湾で教育を受けたエリートによって書かれたものに親しみ、彼らの古い日記や記録、そして新聞記事などを読みあさってきた。そのエリートたちはみな私の祖父のように勇気を持って、台湾人、日本人そして中国人の関係の複雑な網に直面していた。本書が完成に近づくにつれて、私は会ったこともないのだが子どものころから敬愛してやまない祖父について、より深い理解を得るという大きな喜びを味わい始めることもできたのである。

日本語版への序文

そもそも本書は二〇〇二年にアメリカで英語で出版されたものである。一〇年以上経てから、その時の主張や含意したもの、そしてその適切性を著者として再考するのは、気恥ずかしさを呼び起こす挑戦でもあるのだが、栄誉のあることでまた貴重な機会でもある。この翻訳を完成させてくれた神戸大学の塚原東吾教授とその協力者たちには感謝を述べたい。

ほとんどの読者にとって、日本植民地時代の台湾人医師の物語ははるかに遠い昔の話であろう。しかし現在は過去と親密に結びついている可能性がある。二〇一三年の夏、本書の出版以来関与することになった様々な政治的・学術的な議論について、現在進行中の問題が私の注目を惹いた。特に政府が台湾の高校歴史教科書を見直すことについて行われた論争である。現在台湾では日本占領期を「日本統治（日治）期」としているが、国民党の戒厳令下で公式に使用されていた「日本占領（日拠）期」という古い用語に戻すかどうかというものである。台湾の多くの人々にとっては、学術論争のように見えるこれらの論争は、実は個人的信念に根ざしたものであり、台湾のアイデンティティの定義に関係している。台湾のアイデンティティは過去とどのような関係を持っているか、そしてこれらにどのように答えるかは、東アジアにおける台湾の未来にどのような展望をもつかという問題につながっているのである。このことは台湾が日本と中国という強力な二つの国家に挟まれ、多層的に（多層的だと解釈できるものに）結びついている小さな島であるという条件を考えるなら、重要な問題である。どう見ても過去は、現在という謎の一部であり続けているのである。

その意味で、本書を書くことはこのような謎を解くための小さな試みであった。私は一九九〇年代の中ごろに本書の元となる博士論文を執筆するための研究を行なっていた。その頃、台湾は一九八七年の戒厳令の解除によって、活発な社会運動と民主化の時代を迎えていた。この混乱に満ちてはいたが政治的にはエネルギーにあふれていた時代に、多くの台湾の研究者は、初めて、日本植民地期における台湾の社会的・政治的・文化的な状況についての研究を行なう自由を経験した。多くの学術書、博士論文、修士論文がこの民主化の期間とその後に公表され、さまざまな歴史的な問題や理論的な観点について言及していた。それらは総体として、国民党による公式見解と、戒厳令下の政治状況で時折展開されていた公式見解に抗する声との間で二極化した枠組みを超える展望を提起していた。とりわけ戒厳令解除以降の歴史家の世代は、焦点を植民者から被植民者に移し、台湾の人々が女性として、医師として、教師・ジャーナリスト・農民などとして、どのように生きてきたかを研究するようになってきた。日本植民地統治の政治的性格は、このような社会的アクターたちが生きるための闘争や努力の舞台を設定してはいたのだが、この時代の社会史は地に足のついた人々の経験を研究することを通じてのみ、より完全な理解が得られるものである。その意味で、本書で私が表象した観点は、一〇年たっても変わっていない。むしろ台湾での議論が親日と反日のレトリックの問題に縮減されそうになるたびに、私の観点は再強化されてさえいる。

しかしいくつかの私の視点は、本書を含む過去一〇年間の学術的な成果によって、良い意味での変化をしているし、豊かになっている。医療社会学者として、本書を執筆していた時の最も大きな関心は、医学と専門職に就いている専門家が政治的な言説と過程の中にどのように取りこまれているのかを解明することであった。日本植民地官僚が提唱していた科学的植民地主義と熱帯医学研究の制度化は、それを理解するための好適な例である。台湾人医師による「国家を治癒する」という意識的な試みと、それに取って替わることになった台湾における近代医学と植民地主義の関係についての恣意的で捕えどころのない言説は、暗黙のうちに不注意に洩らしてしまったものであったとしても、科学の政治性を明らかに例示するものでもある。アメリカと東アジアで盛んになってきている学術領域であるＳＴＳ（科学技術社会論）は、興味深くまた新しい領域でもあるが、研究上重要な知見を多くもたらしており、また新たな領域を切り開きながら、科学と技術を形成するものであり、また科学と技術によって形成される私たちの社会的・認識論的な力についての理解を深め、さらに鋭敏なものとしている。しかし同時に、世界の中での持つ者と持たざる者の間での医療サービスへの不均等なアクセスについての古くから存在している関心もまた弱まるものではなく、ますます緊急性を要するものとなっている。私たちは二〇〇八年以降の大不況の中を生きるにつれて、社会学者と経済学者は貧富の差が拡大する理由を探すとともに、その解決策を探ってきた。その文脈において、たとえば医療費を払うことができない糖尿病患者がいたとして、その患者にとってインシュリン注射を日常的に受けるという直接的な必要性があるという問題に比べると、糖尿病のケアのための標準的な価格設定に製薬業界がどのような影響力を及ぼしているのかという問題は、あまりにかけ離れた関心のもち方であるように思えるかもしれない。そうであったとしても、どのようにしてこれらのかけ離れた二つの問題、すなわち医療の政治学と健康格差が広がっていることの間にある相互関係を、私たちはより明確に概念化することができるのだろうか。それには、このようにあまりにも隔てられた二つの重要な問題の間で、医療社会学の研究を進めることから有効な議論が得られるのではないのだろうか。

より広い観点から見るなら、本書は西欧的な概念の枠組みを使用して非西欧社会の歴史を検討する際の潜在性と問題性を第三のテーマとしている。私は台湾で生まれ育った研究者であるが、アメリカでアカデミックキャリアを築いてきた者として、このような問題はいつも私を困惑させ深い部分に滞留していた。そのため本書は、西ヨーロッパや北アメリカの知的カテゴリーを、より包括的で偏向のないものとして使うことに挑戦するアジアやアフリカの事例研究の一群に参加したものである。このような事例研究を進めてきた研究者たちは検討の領域を広げている。社会学的なカテゴリーの主流が、以前には周辺的な経験とされてきたものを包括することを通じて見直され再構築されるようになり、研究者は「全ての」概念的カテゴリーの歴史性についても省察をするようになってきた。エリザベス・クレメンスが私の研究に与えてくれたコメントは、その意味で当意を得たものである。彼女は、「台湾人医師の経験は、専門職業化と植民地主義についての西欧的な概念について私たちに再考をうながさせるだけではなく、より根源的なレベルで、『多様性が複雑さを生み出し、その複雑さがエージェンシーを生み出す』という一連の経緯について本格的な考察を私たちに迫るものである」と述べている

(Elisabeth Clemens, "Afterword: Logics of History? Agency, Multiplicity, and Incoherence in the Explanation of Change," in

Remaking Modernity: Politics, History, and Sociology, eds. Julia Adams, Elisabeth S. Clemens, and Ann Shola Orloff〔Durham: Duke University Press, 2005〕, p.503.)。西欧的なカテゴリーが非西欧の経験をあまりに単純化するという理由だけで、非西欧的な概念的カテゴリーが同じような誤りを犯す危険性が少ないということを意味しているわけではない。私たちが私たちの新たな理論を構築することを続けるなかで、同様の省察を行なっていくことが最もふさわしいのである。

それでは、私たちの新たな理論とは、何であろうか。日本の読者へのこの序文を用意するうえで、この設問のもつ両義性は避けることができないものである。実際に、私は私自身を、日本の研究者に対して、どのように位置づけたらいいのだろう?　それは簡単な問題ではなく、明快な解答がないものでもある。一方で本書の主要なテーマが日本の研究者の興味を引くことを希望しているのだが、私の主張は別の角度から同じような課題について研究をしている研究者の方々からの批判を受けることは確かであるだろう。日本植民地主義と関係の領域についての私の理解は、そのような未来の議論によって豊かになるであろうという確信があるし、日本で同じ領域に関心をもつ研究者の方々が翻訳という形でこの本を読む機会を得たことをきわめて喜ばしいことだと考えている。

第一章　日本統治下の台湾人医師——対立する矛盾と交渉するアイデンティティ

一九九五年の台湾立法議会選挙の時、人々の前に一枚の創造的だが特異な選挙ポスターが現れた。そこで選挙の候補者は、白衣という医師を表す象徴的な服をまとっていた。医師である彼が、このポスターの中で自らを新世代の「台湾独立の医師（台独医師）」であると誇示しているものだった。台湾には医学と政治の関係に何か特別なものがあることが、このポスターにある次のような言葉からも示唆されていると考えられる。

台湾を侵している病気を取り除くために、私は議会で手術を行います。
そしてこの時代の台湾独立への医師こそ、私、陳其邁です。
人間の病気を治すことからはじめて、国を憂い、世を治めることをめざします。
それは医学を志した者にとっての、最も崇高な使命なのです。

つまりこの候補者は自分が医師という職業に就いているために、医学をもって病気の人間を治癒するだけではなく、国家・社会の歪みや問題を治療し保護育成することができるのだと主張しているわけである。

さらに彼は、このようなことができることの根拠を台湾の医師の辿ってきたユニークな歴史の上に置いている。ここでポスターの背景に視線を転じてみよう。彼はこの選挙ポスターの上半分に、過去の文化的・社会的な改革に力を尽くした台湾人医師たちの写真を掲載し、そして下半分には彼自身の写真を載せている。つまり視覚的には過去の台湾人医師たちから現在の彼に流れるような年代記を表すものとして、このポスターを作り上げているのだ（写真1参照）。

過去の医師の生涯とその業績を述べた後に、このポスターは以下のように締めくくられている。


立法議員選挙への立候補を通じて、台湾独立への医師、陳其邁は、悪の力との直接対決のために、議会へ進出する道を選んだのです。

蔣渭水医師（植民地時代の活動家）を始めとした、彼ら（医師たち）は、貴重な伝統を私たちに遺してくれました。

それは医療の分野での良心は、台湾の良心を高めるために役立たなければならないということなのです。


この選挙ポスターは特別に革新的で創造的な選挙スタッフにより作られたというものではない。むしろこれは台湾の歴史が蓄積してきたひとつの重要な文化的・政治的な遺産の存在を示しているもの

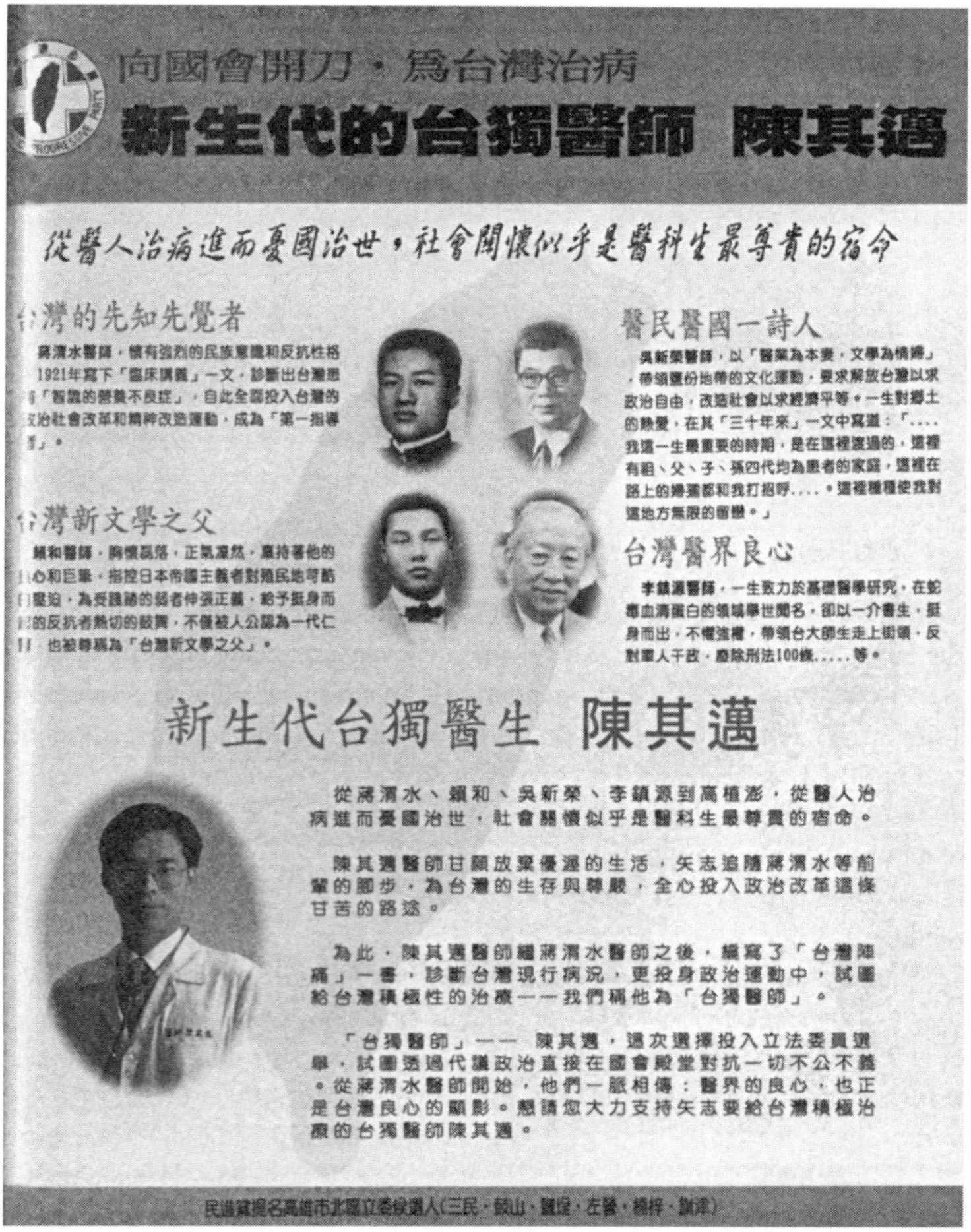
向國會開刀・爲台灣治病
新生代的台獨醫師 陳其邁
從醫人治病進而憂國治世，社會關懷似乎是醫科生最尊貴的宿命
灣的先知先覺者
醫民醫國一詩人
灣新文學之父
台灣醫界良心
新生代台獨醫生 陳其邁
從蔣渭水、賴和、吳新榮、李鎮源到高植澎，從醫人治病進而憂國治世，社會關懷似乎是醫科生最尊貴的宿命。
陳其邁醫師甘願放棄優渥的生活，矢志追隨蔣渭水等前輩的腳步，為台灣的生存與尊嚴，全心投入政治改革這條甘苦的路途。
為此，陳其邁醫師繼蔣渭水醫師之後，編寫了「台灣陣痛」一書，診斷台灣現行病況，更投身政治運動中，試圖給台灣積極性的治療——我們稱他為「台獨醫師」。
「台獨醫師」—— 陳其邁，這次選擇投入立法委員選舉，試圖透過代議政治直接在國會殿堂對抗一切不公不義。從蔣渭水醫師開始，他們一脈相傳：醫界的良心，也正是台灣良心的顯影。懇請您大力支持矢志要給台灣積極治療的台獨醫師陳其邁。

写真 1 陳其邁医師の 1995 年の選挙ポスター

であると考えたほうがよいであろう。台湾の歴史が作ってきた重要な遺産とは、医師の内面においての国家主義（ナショナリズム）〔訳注1〕と職業的専門性（プロフェッショナリズム）〔訳注2〕の融合である。この遺産の存在は、台湾医師会のホームページの中にも明確に示されている。台湾医師会は一九九二年に李鎮源医師（陳医師のポスター右下にも李医師の写真が掲げられている）によって設立されたものである。この組織の英語のホームページには、この組織は「台湾の社会と市民の健康と尊厳を高めることに寄与する、（唯一の）医学や健康の専門家たるべきこと」を目指した組織だとしている（http://www.worldhealth.org.tw/English/profile_e.htm. 傍点は著者の強調）。

この台湾医師会は、民間セクターの医師と政府機関で働く医師の間の連携をとるための機関として機能している。だからこの台湾医師会は「重要な議論の場となっており、およそ一五万人の人々を巻き込んでいる」ともいわれている（同ＨＰ）。他の医学系団体と同じように、台湾医師会は医学教育、医療実践・倫理、医療政策そして社会福祉の改善を目的とした様々な健康関連の活動に力をいれている。しかしこの組織のユニークなところは、この会の公式なアジェンダに、台湾の民主化の促進と国際舞台への参入が掲げられていること、そして台湾のＮＧＯの発展に活発に参加していることである(1)。これらの面を重要視していることは、一九九七年に現れた「台湾のＷＨＯ加盟へ」というキャンペーンの中で如実に現れていた。このキャンペーンは台湾医師会が行ったものである。それはＷＨＯの標語でもある「全ての人に健康を（Health for All）」について、いうまでもなく「全ての人（All）」には台湾も入るので、国際社会の一員としての台湾を意識したのである(2)（写真2参照）。この写真は、「治療」という語のもつ医学的な次元と政治的な次元を統合しようとする試みが存在していることを表してい

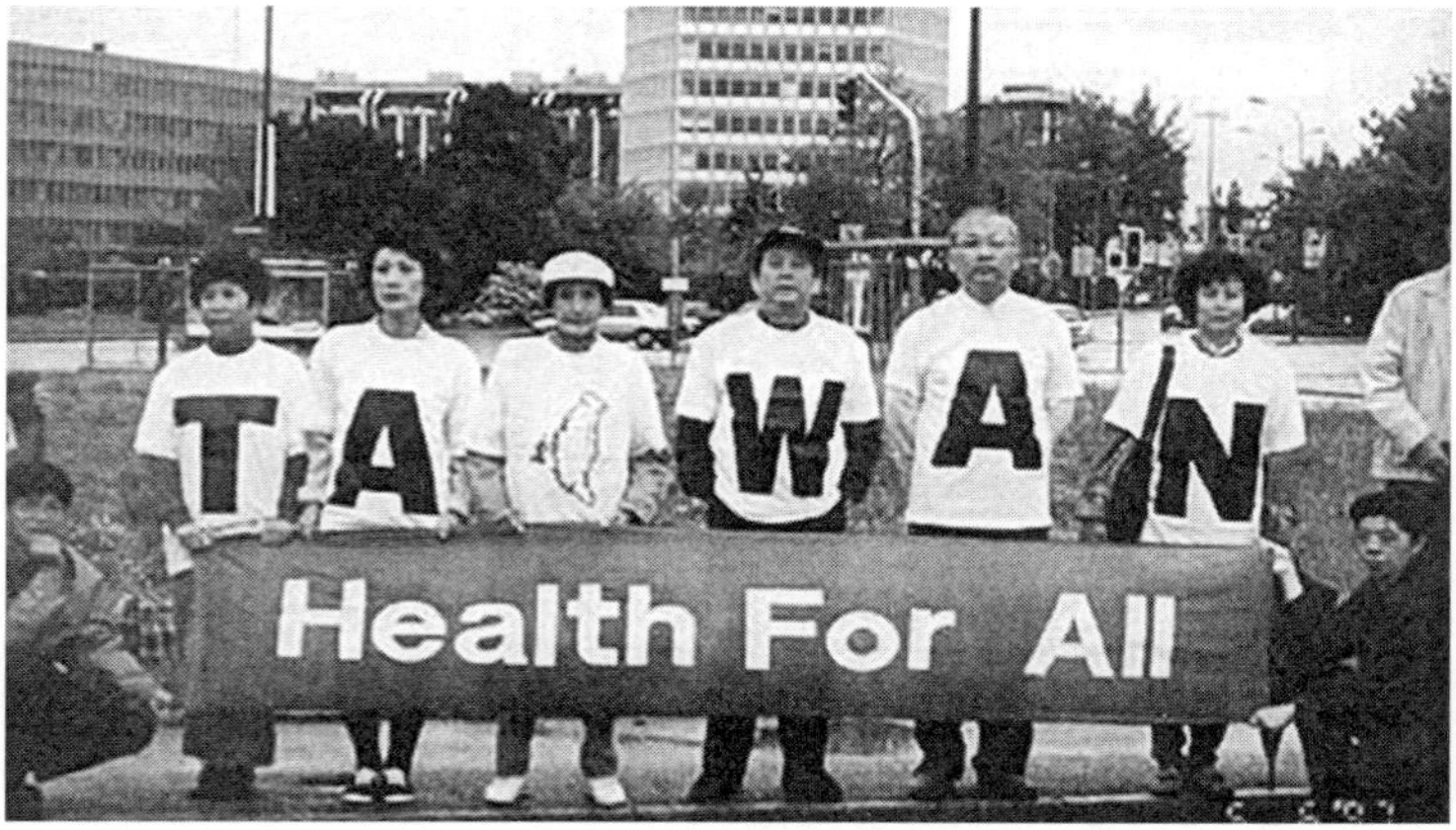

写真 2　台湾 WHO 加盟キャンペーン（出典：台湾医療専門家連合会）

ると考えていいだろう。台湾医師会は陳其邁医師のポスターという「処方箋」が示しているような二重の役割を想定している。つまり台湾の医学の専門家は、医学・政治の両面からこの国を「治療」するために指導的な役割を担うというものである。この意味で台湾社会の「健康」は、台湾における医学専門家コミュニティの発展と、医学専門家の政治的問題への全面的な取組みの両方によって、必要かつ十分に保障されるということになる。

陳其邁医師と台湾医師会の例が示唆しているとおり、台湾人医師は職業的専門性《プロフェッショナリティ》と国家主義的《ナショナリスティック》な社会的動員の両方によって特徴づけられる存在である。台湾では植民地時代から、医師たちが最初の近代的な職業集団であると認識されてきており、その名声も高かった。早くは一九二〇年代に、多くの台湾人医師が反植民地主義闘争に参加していた。第二次世界大戦後も医師たちは歴史上いくつかの重要な時点で政治的に動員されてきた。たとえば一九四〇年代後半の台湾と中国との最初の対立の時期、一九八七年以降の民主化の時期、そして近年私たちが直面したように二〇〇〇年に民進党の陳水扁が総統に選ばれた選挙の時期である。しかし、現在の台湾において医師の社会的な役割が大きいという社会的遺産を認識するのは容易であるのだが、このことの歴史的な起源や理論的な意味は十分に論じられてはこなかった。そのため本書では、日本の「科学的植民地主義」（Scientific colonialism）政策における台湾の医療専門職（メディカル・プロフェッション）〔訳注3〕のあり方について分析を行うことで、この問題に答えてゆこうと考えている。これを実証主義的に検証することは、日本の植民地主義下においてどのような緊張状態と両義性があったのかについて、より適切な歴史化と理論化の見通しを与えるものとなるであろう。また医師集団を分析することで、専門職《プロフェッショナルズ》についての歴史的社会学の試みともなる。それらを通じて、本書は「近代」を作り上げた多様な政治についてのより完全な評価を得ることを目的としている。

植民地主義と専門職業化《プロフェッショナリゼーション》の交錯

台湾の医師の持つユニークな遺産ともいえる特徴は、台湾で行われていた日本の植民地政策は歴史的に何であったのかを明らかにするものである。また同時に専門職集団についての歴史的社会学に関する理論に新たな視点からの見方を与えるものでもある。そこでは植民地主義と専門職業化の交錯が起こっており、台湾における医師は日本の「科学的植民地主義」（この概念については後で詳述する）の作りだした社会的な緊張状態と両義性を如実に体現している。同時にこの歴史は、民族的または国家的な共同体の中で「近代的」な職業が一体どのような文脈に埋め込まれているのかを示すものである。さらに広くいえば「近代性」の諸側面が具体的に現地化（localization）する際に引き起こす政治的な問題について、社会学からのひとつの見方を提起するものでもある。

一八九五年に台湾を併合したことにより、日本はアジアで初めての、そして唯一の植民国家として、つまり帝国主義勢力の一員にのし上がる事に成功した。そして日本の植民地官僚は、この初めての植民地を日本の成功例《ショーケース》として構築してゆくことを決意していた。他のアジア人たちを植民化する事業にあたって、西洋の植民地主義が辿った道とは対照的に、日本帝国はアジアの国家としての文化的・人種的な親和性が植民者と被植民者の間にあると想定し、日本だけが中間的な位置取りを維持できるとしてきた。このような人種と民族の帝国的範疇が形成される中で、日本は自らの役割を「反植民地主義の植民者」と規定していた。そして日本はヨーロッパとアメリカの帝国主義に対抗する闘争のアジアでの唯一無二のリーダーであると、強く自認していたのである。このように自らに課していた使命を念頭に置いて、日本はヨーロッパ・アメリカの植民地主義の比較研究に精力を注いでいた。その結果、日本の植民地官僚は「科学植民地主義」という植民地理論を展開するに至った。彼らによれば、日本の植民地主義は二つの点で科学的であったという。一つはそれが科学的かつ調査研究に基づいた手法である点、そしてもう一つは植民地に科学と文明を持ち込むことを目的としていたという点である。

植民地医学は、台湾における日本の「科学的植民地主義」の主要な功績を示すものである。早い段階から植民地医学の成功は、高いレベルの訓練を受けた現地人エージェントが集団として存在することにかかっているという認識をもち、医学教育の制度化に多くの力が注がれていた。その結果植民地化から二〇年も経たないうちに、台湾に現地人の医師が登場した。彼らは台湾で最初の現地人の専門職であった。そして専門職の実践は、彼らに高い市場的位置づけと社会的地位を与えるものであった。

しかし科学的植民地主義の下で行われた植民地医学の成功は、反植民地主義的な主張と政治目標を掲げる現地のエリート階層も生み出していた。植民地時代後半（一九二〇年―一九四五年）、台湾の医師は植民地的なプランによって期待された路線から外れ、変容を遂げていった。一九一九年に行われた軍政から民政への転換にともない、一九二〇年代には多くの台湾人医師が自分たちの持てる力と権力を反植民地闘争へと注ぎこみ、彼ら自身が台湾の市民社会における最も初期の運動の指導者となっていった。多くの研究者が認めるように、この一九二〇年代は、台湾における市民社会の発達のための社会運動と改革主義的な努力が行われた時期となった（向山 1987, 呉 1989, 呉 1992）。この文脈において、コスモポリタン医学[3]を学んだ多くの医師が、植民地下において最も恩恵を受ける階層だったにも関わらず、反植民地主義的な活動において指導的な活動家として台頭してきたのである（陳 1992; Tsurumi 1974; 小田 1974）。

これに続く時代（この時代については一九二〇年代に比べてあまり知られていないが）、医師の気性《メンタリティ》と台湾医学界の活動が大きな転換を見せている。一九三〇年代初めから半ばに至る間に日本は戦争に突入し、政治的統制が植民宗主国内部そして植民地でも厳しくなるにつれ、反植民地主義者であった医師の大部分は他の活動家たちと同様に力を奪われ、その活動は比較的私的な枠内へと追いやられた。しかしその後の帝国拡大の皇民化運動時代（一九三七年―一九四五年）には、帝国政策が進展してゆくなかで台湾人と日本人の民族的区分が徐々に曖昧になってゆき、そのことを契機として、台湾の医師は日本の植民地的近代化を推し進める職業的専門家となっていった。医師が反植民地運動において他の社会的集団より行動的であったということは、彼らは植民者の文明によって表象される近代性を体現することにおいて他の社会集団よりも積極的であったと考えられるのだ。

歴史的な諸段階（反植民地主義の興隆、失墜、そして同化による適応）を経ることで、台湾の医師は彼らの経験から、集団的アイデンティティについての集合的な語り（collective narrative）を共有（想像）し、それらをはっきりと表現してきた。反植民地主義的な活動の時代、彼らは「国家の医師」という集団的アイデンティティを発展させた。この伝統は集団的運動が国家弾圧によって崩壊した時期には失われてしまったのだが、彼らが日本に同化されるにつれて、新たな「医学的近代主義者」という集団的アイデンティティが形成されていった。彼らは植民地における医学プロジェクトを進めるための現地人エージェントであり、植民者の支配の意図を示す模範例となっていた。だからこのような医師のアイデンティティの変容は注目すべきことである。科学的植民地主義の論理は、近代的科学と専門職を植民地主義の遂行のために利用しようとしていた。しかし台湾人医師の歴史を見てみると、このような政治的思想は、職業的専門化と植民地化の間で、意図に反して予測できないような相互作用を引き起こしていたことが分かる。

このように興味深い歴史に基づいて、本書はエスニック専門職〔訳注4〕（エスニック・プロフェッショナルズ）の社会的位置づけを分析し明らかにしてゆく。私は彼らの社会的エージェント性を何ものかの狭間に居るもの（中間的なもの）と位置づける。彼らのエスニシティ〔訳注5〕（ethnicity）は押しつけられたものであり、そもそもからして複数性のものであって、彼らの専門的な立場や文化は到達すべきものそして近代的なものとされている。彼らの生活の中心はエスニシティと職業的な専門性によって占有されることになる。そのことで、エスニック専門職は、二つの文化的な遺産、制度的な実践と集団の利益の中に埋め込まれることになる。このような構造的な位置づけの中で、彼らはこれら二つのカテゴリーのアイデンティティを解釈し、展開し、それらの間で交渉している。より特定するならエスニック専門職と呼ばれる人々は、彼らの民族集団への帰属と、より広い社会への帰属を二重に主張しているために、複数の文化的な遺産を引き出しながら使い分けているのである。

本書が探求する中心的な「問題構制《プロブレマティーク》」は、エスニシティと専門職の相互関係を理解するために、三つの学問分野が接する領域に迫る事を目的としている。三つの分野とは日本の植民地主義、専門職集団の歴史社会学、「近代性」の形成（もしくは未完の近代性）に関する研究である。まず台湾人医師の社会的経験に焦点を当て、台湾人医師たちが集団的アイデンティティを形成し変容させてきた、職業的専門性《プロフェッショナリズム》と植民地主義の文化的・構造的な交差の諸側面を追跡する。この面から、本書は日本植民地主義の研究において欠落してきた重要な点、特に「被殖民者」というカテゴリーによって一般化されている集団の社会的経験に言及してゆく。日本植民地主義についての研究のほとんどは、個人や集団についての歴史的な研究よりも、植民地主義下における構造的な力関係の方により関心を抱いている（Gann 1996; Gold 1988; Cumings 1995）。その結果「反植民地主義的植民者」と自己規定した役割による緊張関係や日本植民地主義の二面性を具体化した統治や経営のシステムについてはすでにある程度の研究が進んでおり、多くの文献が分析している。しかしこのような緊張関係と両義性の中で実際に被殖民者として「生きた」人々の経験についてはほとんど知られていない。「日本植民地主義の風景」の中では、実際の人々が生きて活動していたのだ。彼らのアイデンティティは、より豊かでより複雑な社会的経験が配列されており、植民地支配の構造から直接由来したものと理解されるだけでは不十分なはずだ。

本書が探求することは、第一には、ひとつの重要な社会集団のアイデンティティの形成過程を明らかにする事により、日本植民地主義の遺産についての新たな理解を示すことで、西洋的で社会科学的なカテゴリーを使った学問へ新たな視点を導入することを目指すものである。この研究は植民者と被殖民者の人種的類似性や文化的な過去を共有していること（これは公的なイデオロギーとして構築されている）に基づいて主張されていた帝国の正統性の内部で、被植民地の人々が植民地的な関係性の孕む緊張関係と両義性に対して、どのように向き合ってきたのかを問うている。この試みは日本の植民地で被植民者にされた人々のアイデンティティ形成の過程に焦点を当てており、ヨーロッパのオリエンタリズムによる研究が批判的な再評価をされたことによって提起された枠組みのような、新たな概念的領域への貢献が期待されるものである。バーロウはこのことを、「冨山がヨーロッパのオリエンタリズムの研究について示唆しているように、自己と他者を分ける境界線が十分に引かれた事は「日本の植民地主義において」一度もない。［日本の］国家的な自己意識は、言説的な制度の外部では、差異を保持することもなければ、非搾取的で非協力的な関係性は想定しえない。このことから日本の植民地主義的な言説は独特で特徴的な性質をもっていると冨山は示唆している」（Barlow 1997, p.13）と述べている。「自己」と驚くほど近似した「他者」を定義している日本の植民地主義言説は、日本の植民地での関係性において、多くの独特な両義性を生み出している。本研究では日本の植民地主義言説における両義性を理論化する試みを通じて、日本の被植民者たちがどのように植民地的な両義性を経験し解釈しそして潜在的に変容させてきたのかについての理解を深めてゆきたい。つまり「科学的植民地主義」によって生まれた多層的な社会的過程が交差した場面で、エスニック専門職の社会集団がどのように形成されてきたかということに焦点を当てる。そのことにより、被植民者がどのようにこのような両義性に直面したのかを、アイデンティティ形成が行われた様々な時代（反植民地主義・その失墜・そして同化の時期）において見てゆきたい。

第二に、日本の科学的植民地主義についてのこのような読み方は、アメリカの社会学界では未だに完全に展開されているとは言い難い、専門職についての厳密で歴史的な研究という領域を前面に押し出すことになる。過去数十年で専門職集団の社会学は目覚ましい進展を遂げてきた。それは資本主義的な市場と国家の発展において、どのように専門職を位置づけるのが適切なのかを検討してきた。また、資本主義的な合理性の要諦を示すものとして専門職の集団をその代替えとしてみることができるのかという問題をめぐっても展開されてきた（Larson 1977）。職業的な専門家集団は、官僚制と市場に対する対抗的なバランスを作り出す第三の論理の保持者であるという見解もある（Freidson 2001）。これに対して国家の介入を可能とする仲介役として、制度化された専門家の代替えを担っているとするものもある（Larson 1984; Johnson 1995）。また現代的な自由民主主義において統治が不可能になるような危機に対しての好ましい解決方法として専門職の集団をみる見方もある（Haliday 1987）。さらにこの分野がアングロ－アメリカの観点が強いことを反省して、研究者はヨーロッパ大陸に注意を向け、それまで注目されてこなかった「上からの専門職業化」という視点に焦点を当てつつ、アングロ－アメリカ中心という理論的な偏向があったことを指摘している（Jarausch 1990; McClelland 1991）。これらによって、「専門職について民間（private）の領域に終始してきたアングロ－アメリカでの議論には終始符が打たれた」ともされている（Burrage 1990, p.13）。このような研究の動向の中で、歴史的な問題に対する鋭敏な感性をもちつつ、問題を多文化間での比較の観点から見てゆくことは、多様化する現在の専門職集団、市場、国家の間での変容しつつある関係についてのより豊かな理解を蓄積してゆく上での鍵となるものである。

しかしアメリカとヨーロッパでの民間の専門職業化についてのみ注目するような議論だけなら、私たちの理解はまだ十分だとはいえないだろう。専門職業化が他のマクロな社会的プロセスとどのような相互関係をなしているかを理解するためには、われわれは西洋のみの観点を超えた世界の他の場所において、近代的な専門職集団が、どのように植民地主義的な力関係の中から生み出されてきたのかについて問い返さなくてなければならないだろう。現在の専門職集団の理論は、専門職業化と植民地主義の相互関係を研究する上で、有効な枠組みを提示してくれている。しかし一方でこのような分析は、私たちに理論の主要なパラメーターを再考することを要求するものでもある。植民地主義下での専門職の社会的形成において、人種やエスニシティの問題が中心にあったことは避けられない。そのため、このような研究は、必然的に人種主義と専門職業化の関係性についての一般的な問題を検討しなくてはならなくなる。ほぼ同様な方法でフェミニストの行った諸研究は、専門職業化の「エージェントのジェンダー化」の必要性を社会学者に説いている（Wirz 1992, p.39）。植民地的専門職の分析は、

「エージェントの人種化」も必要としており、人種主義と国民の形成の歴史と構造の中で、専門職業化を位置づけることが期待されている。

三番目としてよりマクロな視点でみると、この研究は近代性を主張しようとする共同体の歴史の一部として、エスニシティと専門職の間にある複雑な関係を見てゆこうとするものである。そしてその観点から近代化の「エージェント」を、その近代性が現地に根づくプロセスの中で問題化している。もし科学が植民地に持ち込まれたとするなら、それが「誰によって」現地に持ち運ばれたのかということが、もっとも重要なことではないのか？　これは「東アジアの植民地的近代性」についての微妙な問題を多く含んだ理解の仕方や、もっと広くいえば近代性が形成される際の多様性についての理解に到達するための発問でもある。それは植民地において単線的で統一的な近代化が進行したというヨーロッパ－アメリカ的な想定や、文化相対主義の限りないモノローグを避けるためのものでもある。

これまでなされてきた日本帝国主義への批判の多くは、日本のみがアジアで唯一の近代化を発展させる正統なエージェントであるという想定の傲慢さを指摘している。歴史研究は、中国大陸へ「近代性」を持ち込んだ日本の努力の中にはある種の理想主義的な要素が存在していたことと、日本が自認した指導者的な役割についての自己検証が全くといっていいほど欠如していたことを同時に指摘しているが、最終的に日本の理想主義的な意図は傲慢で侵略的な帝国主義とは見分けのつかないものと変わってしまったとしている（Young 1998; Reynolds 1989）。日本によるエージェンシーの独占への批判は、エージェンシーを獲得しようとする被植民者の闘争についての理解を包括するところまで拡大されるべきである。台湾人医師がエスニシティと専門職の間で一貫したアイデンティティを作り上げようとした闘争は、矛盾と沈黙によって特徴づけられる。その一方でこの闘争が意味するのは、彼らが「近代性の主張」を試みるなかで独自のエージェンシーを求めようという軌跡が存在しているということでもある。またこれは台湾において、植民者によって近代性のエージェンシーが独占されていることに対して、間接的だがそれに挑戦しようとする試みでもある。この意味において近代化のプロジェクトは、科学や教育などを普及させることと同様に、特定のグループが想定する開発、社会統合そして正統性についてのものでもある。バーロウ（Barlow 1997）が述べているように、近代性は帝国主義より「優れている」存在だと想定してはならない。私たちが理解している通り、近代化は特定（例えば日本人もしくは台湾人）の価値やイデオロギーの枠組みの中で、特定のグループによって定義されてきた。近代化のプロジェクトが「常に・すでに」現地化《ローカライズ》されていたということが、台湾における日本の植民地主義の、そしてより広くいうなら、東アジアの植民地的近代性というカテゴリーについて学ぶべき最も重要なことである。

近代性は「万能の札（wild cards）」として適応されることもあるので、このような見方をすることは近代性についての私たちのパラダイムを時宜にかなったものに更新することに貢献するだろう。私たちの近代化のパラダイムは、「啓蒙主義運動の時代まで大きく遡って立ち現れる秀逸な系譜をもっているのだが、（中略）さらに無形的で動的な観点をもって更新される必要がある」（Tiryakian 1997, p.148）とされている。フーコーをはじめとする多くの研究者は近代化を規律的な制度（disciplinary regime）として分析することにより、啓蒙主義的な伝統をことごとく粉砕してきた。この段階をさらに進めてラトゥール（Latour 1993）は、「近代」が伝統的に概念化されたようなかたちで、我々は近代的であったことがないと主張した。ラトゥールにとって、このような近代についての概念化は、根本的に非歴史的で、人間（社会、政治、文化）に関する知識の領域と、非人間的な（自然）領域の根本的な分断に基づいているという。ラトゥールはこのような分断の非自然化と、科学の人間的な側面の歴史化を求めた。このような先行研究による到達点を踏まえて、近代性の「エージェント」の重要さを強調したい。近代性のエージェントを私は、科学の普遍性という強力な語りと、科学が普及され発展していった具体的な政治的・社会的な諸関係の間で、どのように社会集団同士が交渉してきたのかを明らかにすることによって見ていきたい。近代性は普遍的なものであるというフィクションによって権力についての視線を失うことなしに、「近代性」とは常に特定の共同体に根づいたものであるという認識に基づいた観点を提起したい。本書は「科学の普及者」とされていた特定の集団が置かれていた複雑に絡み合った関係性を検証することから、そしてローカルな文脈で近代に遭遇してその意味を見出す上で感じた困難さや創造性を検証することから、この観点を論じてゆく試みである。

分類論的（categorical）思考から関係論的（relational）思考へ

中間的な位置を占める社会集団の経験が既存の分類カテゴリーに位置づけられる時、それは周縁的で非典型的なものと見られ、学問的な注意を喚起しないことが多い。しかし人は与えられた分類カテゴリーの中だけで生きているわけではなく、また概念的に作り上げられたものだけから、自らの介在なしで生やアイデンティティの意義を導き出そうとはしない（Abbott 1992a, 1992b）。実際に人々の生きられた経験の大部分は、他者の社会的経験を語るときに使う概念的に作り上げられたものの間にこぼれ落ちてしまっている。社会学的に言う境界的カテゴリーという分野について、より体系だった研究が必要だという近年の議論は、以下のような声を生み出している。「世界の実体よ、関係せよ！」〔訳注6〕"Entities of the World—Relate!"（Emirbayer 1977,p.312, n. 47. 原典に強調）。台湾人医師たちの中間的な位置とアイデンティティに焦点を当てている私の研究は、「関係的な思考」を進める例証となるもので、この思考の潮流におけるいくつかの抽象的な概念をより具体的に示すことができると考えている。

関係論的な思考が古典的な社会学の諸著作の中に深く根づいていたことは注目すべきである。例えばマルクスは、「社会は個人により構成されているものではなく、相互関係の総体を表現しており、個人はその関係の中に存在している」（Marx, Emirbayer 1997, p.288）としている。ジンメルもまた、社会的相互作用の形成に対する関心から、個人を関係論的な文脈から位置づけようとした。パーソンズでさえも、「特に、彼の後期の『相互変化モデル』と『一般化されたメディア』の理論を発展させた後に、（中略）決定的に関係論的で相互作用の観点の方向に進んだ」（Emirbayer 1997, p.291）という。そのため私がここで述べたいことは、新しいパラダイムの発明ということではない。むしろ社会学の基本的な関心を出発点として、西洋社会学の主要なカテゴリーでは十分に捉えきれてこなかったこのような社会的な関係性について真剣に研究するべきだということを主張しておきたい。

この目的のためにまず、「関係論的（relational）」という概念に対して、最近の社会学の研究ですでに暗示的・明示的なかたちで与えられてきたいくつかの洞察を押さえておきたい。例えばブルデュー（Bourdieu 1977）、ギデンズ（Giddens 1985）などの研究者の問題意識を継承して、シーウェルは、文化を含む構造的な力の「諸関係」の網の中で、どのように人間というアクターを位置づけたらよいかについて、一般的な提案を行っている。[4] 彼が示唆するのは以下の点である。（1）多様な構造が、互いに他の構造と交差している。（2）資源は、異なる形の解釈や使用に供される。（3）人間のエージェンシーが変容する、もしくは構造的な力によって変容させられる[5]（Sewell 1992a, pp.16-20）。同様に、オートナー（Ortner 1989）の「実践の論理」は、人々の生が巨大な社会的構造の力によって制限されていることを気づかせてくれる。彼女はまた、個人と集団はマクロな社会的力の網の中で遭遇する緊張や交錯そのものから、想像力や権力を導き出していることを強調している。ブルデューと同じように、スウィドラーも、「社会的な構造の再生産（そして必然的に再定義）を行うなかでの、社会的エージェントが演じている積極的な役割」（Swidler 1996, p.2）を強調している。簡単にいうとこの一連の概念化は、構造的な環境に意味を見出すなかで社会的な構造と人間的エージェンシーの積極的な役割が相互に結びついていることを明らかにして、「関係論的」な社会学の在り方を暗に示しているのである。

シーウェルや他の研究者が構造的な力の交錯を強調することは、「社会」や「国民国家」などといった従来からの分析単位に疑問を呈する研究者により、さらに厳密に論じられるようになった。例えばマンによると、「社会」は「多層的で重なり合い、交錯する力の社会的空間のネットワーク」（Mann 1986, p.1）として認識されねばならないとしている。同様にソマースは、「社会」という用語を「関係論的設定」または「関係論的配置」と置き換え、それを「文化、経済、社会、そして政治的な実践の間での、パターン化された制度的関係性のマトリックス」（Emirbayer 1997, p.295, Somers を引用）

だと定義した。ここで重要なことは、このような観点は「国民国家や『国』の歴史的比較研究を否定するものではなく（中略）、それらの概念が、社会学的分析の単位として先験的なものとして想定されてしまうことへの重要な警告を意味している」（Emirbayer 1997, p.295）ということである。

さらにこのような関係論的な設定を、時間的な変化にそった流動的で動的な配置関係としてとらえてゆくなかで、ソマースをはじめとする関係論的な思考を提唱する研究者は、社会学的分析における時間的な次元について特に敏感になっていった。例えばソマーズは、「因果論的筋立て（causal emplotment）」の概念を発展させた。それは時間軸にそって関係論的な配置の「プロット（plot）」が展開するにつれて、そのダイナミックス、形態そしてパターンがどのように変わるかということに焦点をあてたものである。(6) ここでソマースは、比較歴史社会学の研究者にならって、「過程」と「変容」に焦点を当てた(7)（Abbott 1992a, 1992b）。歴史的過程を強調することは、分析を犠牲にして記述を優先させていると誤解されるかもしれないが、関係論的思考の場合においてそれは当てはまらない。「因果論的筋立て」または「説明的な筋道（explanatory plot）」（Abbott 1992a）と言及される概念をもって、この問題に関わる研究者は、歴史的過程を分析的に追跡してきた。その中で彼らは秩序だった連続性をもち理論的に理解される部分で構成される物語として、特定の社会的過程が成り立っているとしている。ここでスティンクコームが社会的説明を構成するために示唆したことを想起しておこう。「因果論的な理解を進めるために、スターリンを権力へ向かわせたユニークな連続性を、理論的に理解可能な小さな部分（theoretically understandable bits）に分解させなければならない。このような小さな部分が語り（narrative）に帰着して、理論的な解釈をされたときに、その語りは一般的な観念に基づいたものとしても進展させられるだろう」（Stinchcombe, 1978, p.14. 強調は筆者）。簡潔にいうと、このような研究者は、因果性と時間性の両方を強調しており、時間的な連続性の中で社会現象を位置づけるのと同様に、分析者が選択した理論的枠組みを通してそれらを解釈してもいる。時間的次元を包括することは、分析的次元を置き換えるものであるというよりもむしろ、分析的次元を洗練するものである(8)。

これまで論じてきたようにシーウェル他の構造化論の理論家（structuration theorists）は人間のエージェンシーを強調してきたのだが、このことは関係論的な思考を進めることにより自覚的な研究者によってさらに発展した。しかしより伝統的な見方によると、エージェンシーは、「一般的に『人間の意志』という活動的な認識と同一のものである」とされている。そうではなく「関係論的な観点は、エージェンシーを、さまざまな状況の展開してゆくダイナミックスから、特にそれらの状況の中で問題ある特色そのものから、切り離せないものとする。（中略）エージェンシーは常に『なにかに対するエージェンシー』である。それはその手段によって、アクターが取り巻く人々、場所、意味そして出来事との関係性に立ち入っていくことができる」（Emirbayer 1997, p.294. 強調は原典）と論じられている。ソマーズは「因果論的な筋立て」についての議論で、同様の見解を表明している。以前に説明したように、彼女にとって筋立てを作ること（emplotment）は、出来事の経時的な展開と、そのような展開についての理論的な意味を含んでいるだけではない。彼女の理論的枠組はある緊張関係の下で、人々が自分自身についての語りを記述する方法についても、大きな関心を示している。

この観点は人間のエージェンシーについての議論の焦点を、人間の意志からアイデンティティ形成へと移動させるものである。アクターは構造的そして文化的な関係性の網に組み込まれているので、彼らがどのように自身をこれらの異なった関係性の中に置いているのかについて理解することは、この文脈で自己のアイデンティティを彼ら自身がどう知覚しているのかに関する語りを理解することでもある。したがって社会的アイデンティティの形成は、関係論的な配置関係（configuration）の形成と並行する過程であると見なすことができる。[9] これらの過程において、社会的アクターの集団は「一個人より大きな、文化的で制度化した形成に結びついた『集団的な』語り」を生み出す。「その語りは、ある人の家族についてのものから職場についてのもの（組織神話）、教会、政府そして国家についてのものと幅がある」（Sommers 1994, p.619）。これらの集団的な語りは、社会集団の集団的なアイデンティティの一つの具体的な存在証明（manifestation）である。[10]

スウィドラー（Swidler 1995）の「外から中へ（from outside in）」という文化の社会学に関する提言は、集団の語りについてのこの概念を明らかにする手助けとなっている。個人は異なる文化的価値と観念をもっているかもしれないと認めながらも、それでもなおスウィドラーは、集団レベルで文化を研究することの可能性（と必要性）を主張している。様々な経験的研究から、ある社会集団の全体が強力な社会的文脈に直面しているなら、その社会的文脈は、集団的文化にその影響を具象化させているとスウィドラーは示唆している。彼女の論点を説明するために社会運動に関する研究における有名な例を引き合いに出しておこう。

例えば、ガムソンはその著書（W. Gamson, *Talking Politics*, 1992）の中で、言説を注意深く見ている。（中略）普通の人々が集団の状況に置かれた中で政治について考えるよう刺激されたときに、彼らが政治について何を言うかについて考えてみたい。（中略）話者たちが社会の過ちに対して知性と時折の憤慨を表明する一方で、彼らの情報は断片的で、対話は歪曲していて、そして彼らの世界観は多くの重複している枠組み（それらの多くは互いに矛盾している）が連なったものでもあるとしている。（Swidler 1995, p.38）

それではいったいどのようにしたら、集団的なアイデンティティだけではなく、集団のもつ文化を研究することができるのだろうか。スウィドラーはこのことに対して、以下のように答えている。「（おそらく）社会運動を支えるポピュラー・カルチャーに関するガムソンの研究は、出発点が間違っている。いかにして人々が彼らの下にある文化的資源を組織するかは、彼らが直面している制度的な挑戦の種類によって大きく規定されている」（同）。

したがって集団的な文化は、集団的なアイデンティティと同様に、集団の成員全員に等しく共有されたものではない。集合的な語りは単にその集合についての語りとされるべきではない。むしろ集合的な語りは集団の社会的な空間に存在するパターン化された思考様式であり、個人の主観的な意識の代わりとなり、ある集団が集合的に何かに直面するという文脈おいてのみ具体的になってくるものである。個人的な差異を否定することなく、集団的アイデンティティを（変化する）集団の語りと見るべきだろう。それはある特定の社会的な状況に対する反応としての公の声明を通じて、または文化的な象徴や共同体の儀礼を通じて、そして集団の組織などを通じて立ち現れてくる。集団の語りまたはアイデンティティを、社会的運動の組織によって産出される文化的生産物、隠れたネットワーク、もしくは共同体にとっての「評判を生み出すための起業家たち〔訳注7〕（reputation entrepreneurs）」）として機能する諸組織の中に見出す研究者たちもいる。これらの集団的な組織またはネットワークのすべてに等しく集団の成員たちが加わっているわけではない。しかし彼らは集団の社会的な空間から語っていて、集団の地位とアイデンティティを反映しており、彼らの語りは集団の文化的レパートリーに受け継がれるものとなる。(11) この意味で集合的な語りは具体的な証拠を与えるものであり、われわれが表層的には抽象的に見える集合的なアイデンティティの物語の軌跡を追うことを承認するものとなる。

関係論的アプローチは、支配的な概念のカテゴリーの外側もしくは周縁に追いやられている社会集団の経験を、私たちの視野の中心にもってくることを可能にしている。この観点は、構造的そして文化的な交錯点という社会的な場、つまり不安定で変化する「関係論的位置づけ」に注意を向けさせ、そしてまた社会的アクターたちが彼らの置かれた環境と、それによって明らかにされた彼らのアイデンティティとの間に意味ある関係性を見出そうとする闘いに注意を向けさせる。それは中間的な立場にいる人々の経験を解釈するために、適切な概念を与えるものでもある。これらを強調することを台湾人医師の歴史についての分析を行うための出発点としたい。つまり台湾人医師が置かれていた特定の文化的で構造的な交錯点での経時的な展開を追跡しつつ、これらそれぞれの場での彼らの集合的な語りを再構成することによって、私は彼らについて書いてゆきたい。

交錯の概念化

この概念的な視座から出発して、構造的な力が、アクターが置かれている場の関係論的配置をどのように形成しているのかを描き出す研究を計画した。この関係論的配置を同定するために重要なのは、専門職と（反）植民地主義に関する文献である。これら二つの文献の集積は巨大であり、多様な分野に及んでいるのだが、それらはおのおのの領域における経験の主要なパラメーター、つまり組織的、文化的、物質的なものに応じてそれぞれ収斂している。

第一に、専門職についての文献は、市場的な価値を高めることや集団的利益を守ることが専門職集団の主要な特徴であり、動員をかけるインセンティブであることを早くから同定してきた（Larson 1977; Jarausch 1990; Freidson 1994）。第二に、このような文献はまた、職業的な自律性を専門職のシステムの特徴としてきた。それは専門職と階級システムを区別する鍵であり、専門職集団の組織に与えられた行政的・知的そして道徳的な権威を通して蓄積されたものでもある[12]（Freidson 1994）。第三に、近年の研究の中には、専門職文化の重要性を探求したものもある（Hoffman 1989; Kennedy 1990, 1991; Haber 1991; Halliday 1987; Rothblatt 1995）。これらの研究は、専門職に就く者が特定の道徳観、世界観、文化的志向性を維持することは、彼らにとってアイデンティティ構築の過程でもあることを指摘している。

植民地主義そして反植民地主義運動の研究者の間で、経済的不平等が何をどこまで説明をできるかについてさまざまな見解があるが、経済的不平等が国籍の公式化における主要な変数であることは一様に受けいれられている（Gellner 1964; Hechter 1975; Narin 1977; Hechter and Levi 1979; Balibar and Wallerstein

1991）。同じように民族的な伝統は基本原理として考えられるかどうか（Smith 1986, 1991）、国家によって「発明」されたものであるかどうか（Giddens 1985; Hobsbawm and Ranger 1983）、さらに政治的な制度と文化的に固有の形をもつ絡み合った歴史の中からどのように現れるのか（Breuilly 1982; Hroch 1985, 1993; Brubaker 1992）などの論点についてもそれぞれに議論がある。また民族的伝統は近代的コミュニケーション・ネットワークを介して集合的に「想像」されるものであるのか（Anderson 1991）、地球規模の帝国主義によって導かれた創造物として考えることができるのか（Young 1985; Chatterjee 1993）などといった議論もあるが、植民地主義と国家主義において文化の重要性は否定することができない。「想像の共同体」（Anderson 1991）を支えるコミュニケーション・ネットワークに加えて、公式の運動組織と非公式の共同体ネットワークもまた、他の論議を巻き起こすための行動と同様に、反植民地行動が発達し動員される重要な場なのである。

専門職と（反）植民地主義の物質的、文化的、組織的な側面は、国家や市民社会といったものから独立して議論されることはほとんどない。専門職の自律性は国家の支配と対比され、またより批判的な観点からは、専門職の市民社会からの撤退という文脈の中でしばしば議論される（Marshall 1965; Habermas 1989）。国家の役割は不可避的に植民地主義と反植民地主義の議論に集約される一方で、市民社会は抵抗の一段階もしくは目的として、[13] もしくは「共同体」を裏切る傾向にある堕落した場として捉えられる（Chatterjee 1993）。

これらの文献を参考にして、私は以下のような関係論的配置を分析する。つまり植民地期の台湾における物質的、文化的、組織的な軸に沿ったエスニシティと専門職の交差について分析する。より明確にいうなら第一に、専門職の組織、その知識や文化システム、そしてその集団の利権（しばしばその市場的地位といった用語で議論される）についての分析である。そして第二に、台湾地域社会内部のエスニック・ネットワーク、台湾の文化的伝統、そして台湾人と日本人との間の制度化された、または制度化されていない不平等性についての分析である。さらにこの関係論的配置は、植民地国家と初期の台湾の市民社会という文脈の中に位置づけられる。この関係論的配置はこれらの二つのアリーナにおいて、変化する政策と新たな発展の文脈の中で開示されている。要するに専門職、エスニシティ、国家、そして市民社会は相互に作用し、交差しあいながら、私が研究しているアクターにとって歴史的に特定の状況を作り上げている[14]（図式1を参照）。

エスニシティと専門職の交錯点での関係論的配置において、医師は文化的・構造的な緊張と矛盾の中で自らをどのように位置づけてきたのか、そしてどのようにアイデンティティを構築してきたのかを検討する。違う言い方をするなら、医師が集合的で公共的なアイデンティティを「台湾の医者」として認識したり、またはソマーズの用語を使うならば「語り化（narrativize）」したりするやり方を分析する。ソマーズやスウィッドラーなどが示唆しているように、彼らは彼らを取り巻く構造的で文化的な交錯点に彼ら自身を関係づけること、そして自身の社会的役割を反映することによってアイデンティティの構築を行っている。医師が自らの社会的地位をどのように理解・解釈しているかを検討することで、本研究では（他者による認識との部分的な相互作用によって形成される）自己認識の過程やパターンを明らかにしてゆきたい[15]。

構造的な接合と語りのアイデンティティは、語りの分析についての構成部分、もしくは（もう一度

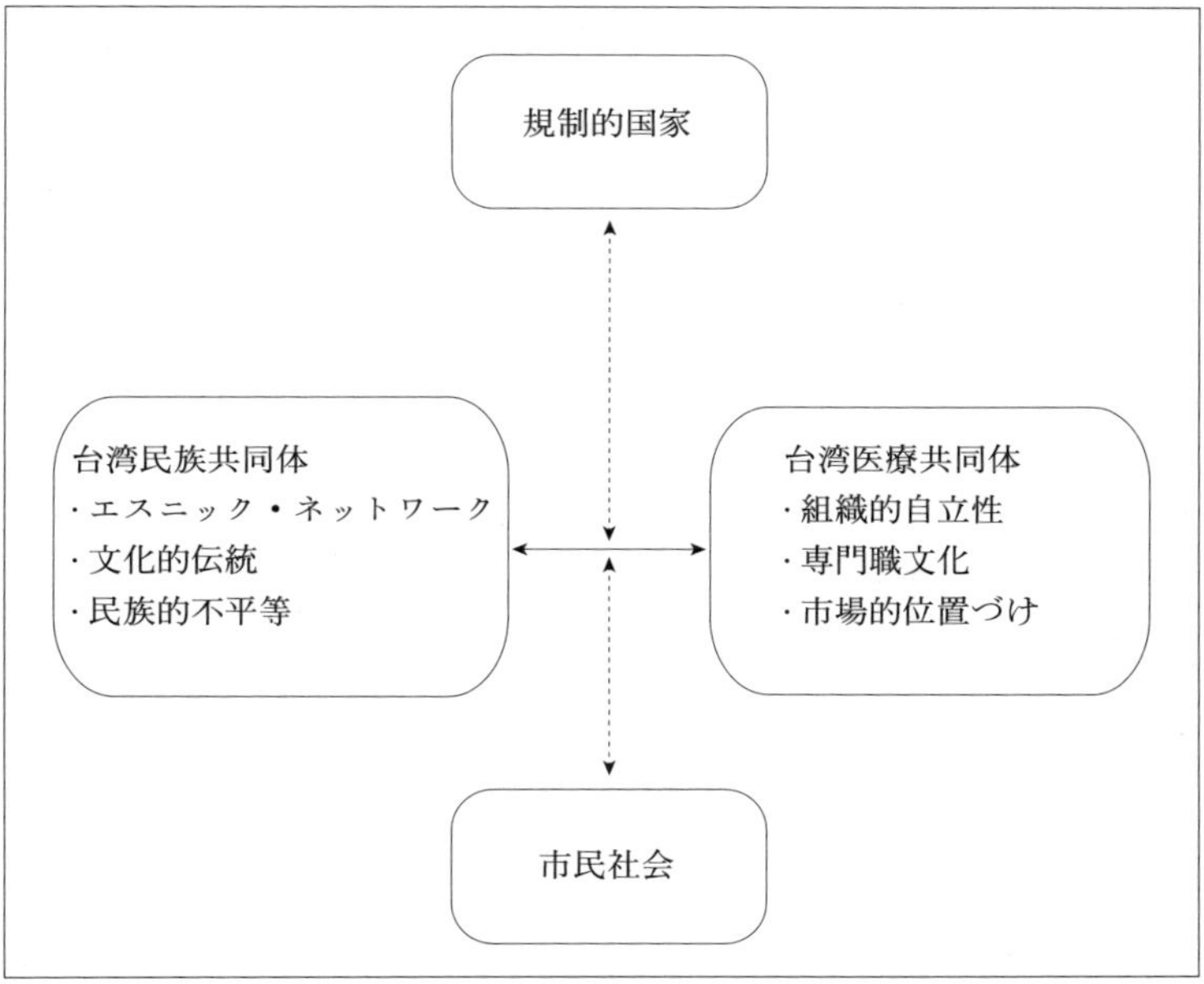

図式1 構造的な界面についての概念化

スティンクコームを引用するならば）「理論的に理解可能な小さな部分」を構成するものである。そのため歴史的実例の変容に焦点を当て時間に沿った内的比較を行う。私は三つの時代区分について、関係論的配置そして語りのアイデンティティには特定のパターンがあることを同定した。そのため次に、時代横断的にこれらのパターンの相違を議論する。これらのパターンを確立するにあたって歴史的遺産の衝撃を強調するが、それは時間を無視したマクロ構造があるという認識に挑むものである。これらの医師がどの程度まで政治的変化を成し遂げたか（もしくはほとんど成し遂げることができなかったか）は別にして、本書の冒頭で我々がみた二つの例によって示されるように、彼らの反植民地闘争への参加は台湾の医学専門職にナショナリズムという意義深い足跡を残しているのである。

方法論

私のデータは文書資料、仔細にわたるインタビュー、出版された口述史料やインタビュー、回顧録、そしてさまざまな二次資料からなっている。次に挙げる機関は本書で参考にした文書資料の多くを所蔵している。台湾においては、国立中央図書館台湾部門、国立台湾大学学術研究図書館。日本においては台湾協会、外務省外交史料館、国会図書館。データ収集過程において、私はいくつかの制限に直面した。歴史を明らかにしようとする私の努力は、資料を生み出した様々な条件によって制限された。戦争の期間中に南方に派遣された医師の名前を探し出すことはできなかった。資料を入手できなかったことから、医師に対する戦争期の国家統制についてのより詳しい分析は困難であった。同じように、職業文化の発展を記録する私の能力にも限りがあった。『台湾医学会雑誌』のほぼ完全なコレクションは、今日まだ見ることができるが、植民地期からのより小さな、ローカルの医学協会の出版物はほとんど入手不可能である。したがってこの時期の医学コミュニティーの職業文化を評価するために、新聞、回顧録、口頭インタビューのような資料によって『台湾医学会雑誌』の内容を補完した。

私は一〇人の医者にインタビューを行った。そのうち八人は台湾で、二人は日本で行われた。一〇人のうち九人は男性であって、一〇人すべてが中流から上流階級の家庭出身である。各インタビューは平均二―三時間に渡って行われた。私の研究に特に興味をもってくれたように思えた二人の情報提供者は最初の対談の後、さらに二―三回のインタビューに応じてくれた。これらの医師たちはインタビュー時に概して七〇代前半であったが、医師であった自分の父親についての情報を提供してくれた一人の医師は五〇代前半であった。

文書資料や口頭インタビューに加えて、戦前期の医師についての出版された伝記、自伝、回顧録、オーラル・ヒストリーなどを収集した。当時の政治的、経済的背景や活動を記録するために、英語、中国語、日本語で書かれた、豊富なそしてよく研究された二次資料を参考にした。特に断りがない限り、中国語、日本語からの引用は著者による翻訳である。私のデータの利点と欠点に関するより詳しい議論、そして現代台湾における植民地経験についてのインタビューの複雑性に関する考察は付録に収めている。

分類的な思考から関係的な思考への移行を完遂するため、本書は事例研究（case study）アプローチを採用する。レイジンとベッカー（Ragin and Becker 1992）が記しているように、事例は単に〝発見〞

されるものではない。むしろ事例とその境界線の輪郭を描くことが、理論的熟考と経験的調査の間にある相互作用の過程を表象することになっている。本書で扱う台湾人医師の話は、日本の植民地主義に関する研究への具体的、経験的貢献として、そして同時に二〇世紀における一般的な社会的傾向についての新たな理論的探求として構成されるものである。集中的な経験的努力を払うことによって、私はこれまで調査されなかった事例をより帰納的な方法によって定義したい。同時に私はそれが何の事例かということを定義するための一般的な理論的概念について検証し、これまで探求されてこなかった歴史を検討することを媒介として、型にはまらない方法によって既存の理論を熟考することを試みた。この意味において、事例の特定の輪郭は研究の過程を通してのみ立ち現れてくるものでもあった[16]。

本書は理論とデータが互いに支えあうように構成されている。すでに説明してきたように、医師を取り巻く関係論的配置の特性を同定するために専門職と(反)植民地主義に関する文献を、参考にしている。この歴史的研究はこれらの二種類の文献について、逆に新しい挑戦と疑問を投げかけるものでもある。なぜならこの研究は、「近代」(例えば専門職)と「伝統」(例えばエスニシティ)といったものが示すアイデンティティのカテゴリーが、どのように相互作用しあい統合されているのかといった問題に焦点をあて、それらを理論的に明確にすることを目指しているからである。この「近代的なもの」と「伝統的なもの」の混合に関する問題で、明確にしなくてはならない側面については以下の章で取り上げる。

第二章は日本統治期以前の台湾の歴史的な状況を概観してゆくことから始めたい。台湾において、多様な共同体と植民地的な諸権力との間でどのようなやり取りがあったのかを議論する。この島は小さな島であるが、台湾の位置は昔からマレー・インドネシア・フィリピン地域からの移民たち、中国や日本の海賊、オランダやスペインの帝国主義者、そして膨大な数の中国人移民を含む、多くの来訪者や移民たちを引きつけてきた。このような背景のうえで、日本人は台湾を支配することになる。そのめぐり合わせの中で、日本はヘゲモニーを際立たせるという困難なタスクにどのように立ち向かったのかを検証してゆく。それは翻ってみるなら、日本はどのように科学的植民地主義の理論を発展させ、実行したのかということでもある。

第三章では一九二〇年から一九三一年にかけて医師によって作られた「国家の医師（national physician）」というアイデンティティの成立について論じる。この国家の医師は、国家へ奉仕することを専門職の中心的役割に位置づけていた。この時期、医師は三つの矛盾を含む関係論的配置の中におかれていた。第一に彼らは国家によって厳しく規制されていたがある程度の職業的な自律性を謳歌してもいた。第二に彼らは医師共同体の内部で制度化された民族的不平等を被っていたが、彼らの職業的な文化はまさにこの不平等性に挑戦しようとしていた。第三に台湾人医師たちは彼らの民族集団との連帯的意識を共有していたのだが、市場的な地位によって他の台湾人から距離を置いた存在となっていた。当時の比較的自由な市民社会という文脈の中で、私は医師が複雑な構造的な状況の中でどのように自由主義的要素を強調していたのか、どのように反植民地的活動に自ら身を捧げていたのか、そしてどのように「国家の医師」という集団的アイデンティティを発展させていったのかを分析する。この章は専門職の社会的形成についての理論的な議論、そして日本植民地期を通じての反植民地的抵抗の可能性についての概念化で締めくくられる。

第四章はその後のナショナリズムと職業的専門性の分離、そして「国家の医師」の語りの終息について論じる。一九三一年の満州事変と一九三七年の日中戦争開戦〔訳注8〕の間の国家による弾圧と統制によって、台湾の市民社会を沸き立たせ特徴づけていた、医師の運動を含む反植民地主義の運動が雲散霧消した。その上医師は国家によって帝国の医療体系に動員されていった。職業的自律性は、目的と方向性の形成において、国家統制に譲歩していたのである。国家との間での連携がより強化されたことで拡大した職業的市場は、台湾の医学共同体を帝国の医療体系の中に確実に取り込んでいった。拡大した職業的市場は、植民地の他の新しい経済動向と共に、医師と台湾人一般民衆との間の階級的差異を持続的に拡大するものともなっており、職業的共同体と民族的共同体の文化的結びつきは薄れていった。この新たな中間的な位置づけに置かれるなかで、この専門職は集合的なアイデンティティの語りを維持することに失敗し、沈黙の中に留めおかれ、言説は断片的なものになっていった。この新しい展開は、この専門職が民族共同体から切り離されてゆく過程をあらわしている。

第五章では台湾人医師が一九三七年から一九四五年に「医学的近代主義者」というアイデンティティを形成したことについて検討する。この時期には徐々に混乱し緊張感をはらんできていたエスニシティに代わって、専門職を通して表象されてくる近代性が、彼らのアイデンティティの源泉として召喚された。台湾人医師の民族的・職業的共同体の組織的、物質的、文化的な次元よりも、植民地的国家支配の方が圧倒的に優勢である関係論的配置の中で、彼らはますます体制内に馴化されていった。しかしこの間、彼らが高い市場的地位を維持していたことと、民族共同体との文化的繋がりが弱まっていることは、以前からほとんど変わることがなかった。このような構造的条件の中に位置づけられてはいるが、それでも彼らはそのような状況についてのなにがしかのアイデンティティ形成をしようと試みていた。そのため台湾人医師は彼らのアイデンティティを職業的経験そして職業的文化に置こうとして、自らを「医学的近代主義者」とするアイデンティティをもつようになった。彼らは専門職の文化的レパートリーを通して、多くの場面で自らを「近代」の体現者と定義するアイデンティティの語りを構築し、「反植民地的な植民地主義者」という日本帝国における「自己」と「他者」の間にある深刻な混乱を処理しながら、近代性を非エスニックなものとして解釈していった。「国家の医師」の物語は職業的共同体の上に民族共同体の影響を示したものであったと考えられる。それに対して「医学的近代主義者」の物語は逆に、民族的な再編成が行われる時に専門職が担うことができる何がしかの役割が存在していたことを示しているものであると解釈できる。

第六章では中国で日本が出資して設立した病院での医療活動を、台湾との比較のための事例として取り上げる。この章では、台湾で行われていたのと同じ科学的植民地主義の信念によって導かれた日本人医師と植民地官僚が、医学を伝道するという信条を中国に輸出した過程を検討する。しかしこのような福音的行動にも似た姿勢の背後で、日本の医療スタッフは中国ですでに活動していた他の帝国主義的権力との主導権争いの場に直面させられていた。中国の事例は植民地医学の多様で複雑な役割に光を当てるものである。この事例はまた、近代性の一部が持ちきたすと約束しているものとは何かを明らかにすることができるものでもある。近代性が他の文化に移植される際に、ある専門職はただ単に公共の福祉という大義を喚起したりするだけではなく、彼らの立場における必要性に基づいて、近代性を生み出した国々とそれを受け入れる側の国々の両者の伝統・文化そしてその他のさまざまな関連性についての多くの見解も同時にもたらす。専門職のナショナリティを問うことは、「近代性」という概念がもついかなる普遍的な意味合いに対しても、強い反論を提供するものとなる。

第二次世界大戦後に日本人が撤退した後でも、台湾人医師は構造的、文化的支配の力関係を変革しようとして、新しいアイデンティティを決定しようとし続けてきた。しかし、本書は彼らの物語に一旦の時代的な区切りを与えなければならない。そのためにこの地域共同体の中に埋め込まれたエスニック専門職として創作されたアイデンティティをもって生きてきた、これらの台湾の医師の変わりつつある立場性についての理論的な意味合いを考察してゆきたい。そしてそれは日本植民地主義の緊張状態の真只中で、この専門職が伝えると思われていた「近代性」と呼ばれるものについての熟考の場ともなるのである。

第二章　台湾——植民地権力の結びつき

一八六八年の明治維新の後、大日本帝国はそれまでの長い鎖国政策を完全にひるがえし、世界の「近代」国家の中で、自分たちの地位の向上を必死になって模索しはじめた。[1] 明治時代のエリートたちが信じた近代的な国民統一が、「西洋列強との不平等条約による日本の屈辱に終止符を打つだろう。しかし彼らの長期的な目標はさらに遠大なものであった。彼らが目指したのは日本がヨーロッパ・アメリカと工業的・軍事的さらに植民地的な面でさえ匹敵するものになることであった」(Tsurumi 1977, p.1) とされている。

ヨーロッパとアメリカをモデルとして、日本は自身を強くするための「合理的な」道のりとして帝国主義的な拡大を選んだ。一八九四年から一八九五年にかけての日清戦争の結果、日本は初の植民地を獲得した。それが台湾である。明治時代の帝国主義が計画的なものであったのか、それとも偶発的なものであったのかどうかということについては大いに議論の余地があるが、[2] 一般的には日本は周到に植民地政策を計画して、台湾を「模範的植民地」とすることを目指していたとされている。この「模範的植民地」が日本の介入以前にどのような状態であったのか見ておこう。

台湾の初期の歴史

台湾は楕円型をしており、山岳部の多い島であって、南北三八四キロメートル、最も広いところで東西一四四キロメートルである。亜熱帯から熱帯にかけての気温と非常に高い湿度がこの島の気候を特徴づけている。島を南北に走る中央山脈により、島は大きく東西二つの地域に分けられており、ほとんどの開拓された土地は山脈の西の地域である。一九四四年にアメリカ海軍が、台湾の地理について以下のように詳細に述べている。

島の三分の二が山地である。島の中央と東部は、南端から〔ガランビ岬とビョビート岬〔マオビートウ峠〕〕から北緯二五度のタイホク（台北）まで続いている中央山脈を形成している険しい土地である。（中略）その北部、東部、そして南端では、海から急峻な山が突き出している。（中略）北緯二四度一五分から二四度三五分にかけて〔訳注：緯度で約二〇分なので一五〇キロメートル弱〕続く海岸の崖は、世界で最も高く、また最も垂直に切り立っているものである。それはほぼ垂直に九〇メートル以上、海から切り立った崖をなしており、そのまま標高二一〇〇メートル強にとどくまで急峻な傾斜をもっている。

(Office of the Chief of Naval Operations〔以下、OCNO〕1944, p.4)

島の面積は小さいが（三五七六〇平方キロメートル。これはオランダより少し広い程度）、台湾の地理上の位置は、早くから訪れる者たちを魅了した。中国の南東の海上に位置し、福建省から台湾海峡を挟んで二四〇キロメートルほど離れている。「南を望めばフィリピン諸島、（中略）北を望めば琉球諸島があり、日本への足掛かりとなっている」（Davidson 1988, p.2）。最も早く台湾に辿り着いたのは、この周辺の地域から来た人々であったとされている。

早くからこの島に住みついていた人々は、紀元前三〇〇〇年には文明の跡を残している。後に中国大陸からやってきた移住者によって、初期から台湾に住んでいた人々は一般に「蛮人（savages）」とされていたが、実際は中国系とは異なった種族に属しており、全く違う言語と習慣をもっていた。シェパードは「台湾がオーストロネシア族（マレー・ポリネシア語族）が中国南部から東南アジアや太平洋への移動する上において、足掛かりとなっていた」（Shepherd 1993, p.27）としている。台湾の先史またはその初期の歴史においてさまざまな民族や文化が頻繁に往来したことは、多くのそして様々な遺産を台湾の原住民共同体に残している。例えば「オーストロネシア族の言語の系統樹を構築している言語学者たちは、台湾の言語を最も古いそして最も複雑に分岐したものであると述べている」（Shepherd 1993, p.28）という。何世紀もの間原住民たちはこの島に住みつき狩猟・漁労や農耕を行っていた。

歴史家は台湾の主権が公式の権力によって主張されるはるかに前から、中国と日本の海賊や船乗りたちが台湾に立ち寄っていたとしている。一五世紀になると中国と日本の海賊がそれぞれ台湾南部と北部に拠点を設営している。「このようにして海賊によって始められた貿易は、（日本）国により期待視され、最後には政府によって許可をあたえられた。（中略）これらの商人たちは台湾を、というよりも高雄から安平にかけての一帯を高砂とよんだ。それはその風景が日本の播磨の高砂にとてもよく似ていたからである」〔訳注9〕（OCNO 1944, p.162 に、竹越から引用）。日本人は貿易においてより活発であり成功していたのだが、中国人は数において日本人にはるかに勝っていた。これまで知られている中国人による最初の定住は、明朝の衰退期である一六世紀から始まったとされている（向山 1987）。

次の世紀になると台湾はまずはオランダの、続いてスペインの帝国主義的拡大の過程で占領された。しかしこのころ台湾を表していたフォルモサという名前は、実はポルトガル人が付けた名前である。それは彼らが島の西岸を航海しているときに「その美しさに感動してこの島を『イラ・フォルモサ（Ilha Formosa）〔麗しき島〕』と名づけた」とされているからである。ポルトガル人に雇われていたオランダ人の航海士が、自分の地図にその名前を書き残しており、ヨーロッパで台湾はフォルモサという名前で知られるようになったという（Davidson 1988 p.10）。台湾を支配したヨーロッパの二つの権力の中で、オランダはスペインよりも長く支配を続けた。そして一六二四年から一六六二年にかけて台湾を徐々に「オランダの世界的な貿易ネットワークにおける重要な中継点」（Tsurumi 1977, p.4）にしていった。スペインは一六二六年から一六四二年まで期間に、台湾の一部に支配を確立したにすぎない。一六四二年にスペインが台湾を離れると、オランダ東インド会社は全島的な支配権と貿易の独占を確立した(3)（Cooper 1993）。

一六六二年にオランダ軍は明の総督鄭成功によって駆逐された(4)。台湾に拠点を築いた鄭成功は明朝復興という大義名分をかかげ、失敗に終わったものの中国大陸の清朝を転覆させようとした。鄭家の支配化の下、中国式の学校が開かれ、中国型の法治システムが採用された。また彼らは日本、フィリピン、インドシナ、シャム、そして東インド等の外国との貿易を奨励した。この期間には「沿岸部の居住者を内陸部に強制移住させたり、台湾との接触を禁じたりする清朝の海禁政策にも関わらず、国姓爺(鄭成功)の王国には、中国の政治的な問題と飢餓から逃げ出した多くの難民が大挙やってきた」(Tsurumi 1977 p.6)という。その結果、台湾の中国人人口は増加し続けた。しかし一六八三年に鄭成功の孫の時代、台湾は清朝に降伏し、その支配の下に服することになった。[5]

正式に清朝の版図に組み込まれた後、台湾は、政治的には中華帝国の周縁に位置していた。この島の歴史は混乱に満ちており、暴動もたびたび起こっていた。そのためこの島に住む者は、後に中国政府が台湾を日本に割譲する際にその住民たちを描写したように、交戦的であり「化外の民」(国家統治の及ばない人々)であるという悪い評判まで与えられていたのである。中国が台湾での公的な支配を確立した後でさえ、中国の皇帝は「いまや明の遺臣たちは脅威ではなくなった」という理由で、台湾を放棄しようとさえしていた(Tsurumi 1977, p.256, n.17)。一七二九年から一七六〇年にかけて、中国政府は台湾への移民を禁止した(Cooper 1993; Tsurumi 1977)。一八八七年になり台湾はやっと中国の省となった。しかしそのわずか八年後、日本に割譲されたのである。その間台湾は帝国の「文化的な」周辺になっていた。小さな学者郷紳階級(scholar-gentry class)が一九世紀までに登場し、こうした階級の人々が科挙を受験し始め、台湾でも中国古典を読むことが奨励された。しかしこうした階級は少数派に留まっていた。一八一〇年になっても「文人階級(literati class)の全体は、人口全体の〇・五%にも満たない」(Tsurumi 1977, p.8)ものであった。もちろんこの移民社会では科挙でさえ成功への道であることとは程遠かったので、多くの移民たちは農業や貿易を通して土地や財産を蓄えていった。特定の氏族たちはこうした方法で何代もの時間をかけて富を蓄積し、台湾の地主商人階級

(landlord-merchant class)を作り上げた[6](涂 1991?)。シェパードは清朝の台湾支配について、以下のように簡潔にまとめている。

台湾人の社会は(中略)混乱しており暴動が一九世紀を通して続いていた。(中略)それにもかかわらず、最悪の蜂起を抑え、清朝に忠誠を示す私兵たちを雇い入れるためというだけの理由で、[清]国は科挙の合格者(資格を持った者たち degree holders)が必要であるとしていた。しかし辺境の地では倫理的な影響力を行使する儒教的統治の実践にふさわしい環境がないために、科挙の合格者(もしくは、軍人の数に比する文官〔civil officers〕の資格保持者の数)の増加は、台湾における社会秩序の安定を意味するものではなかった。その代わりに中央政府は平均以上の密度で文官と軍事官僚を配置することで、戦略上重要な周辺地域である台湾を支配した。このように台湾は[清朝の]宮廷から「見放されて」いたわけではない。後期中華帝国によって採用されていた支配の方法(そして支配するための財政の手段)は、台湾というフロンティア(frontier)に、安定したそして非暴力的な社会的秩序を作りあげるには適切なものであった。(Shepard 1993, pp.213-14)

日本占領以前の台湾について歴史的な説明をするなら、台湾の上で展開されてきた様々なコミュニティと植民地勢力の間の交流の意味について論じなくてはならない。日本占領以前の台湾は激烈で頻繁な抗争の段階にあると位置づけられていた。例えば、漢人移住者が武力的な略奪により原住民部族の土地を手にいれると、原住民部族は漢人移民者に報復する。「ある程度の売買や交易、協力は成り立っていたが、漢人と原住民の関係の歴史は長く血生臭い闘争の歴史である」(OCNO 1944, p.141. また Shepard 1993, chap.4, 5, 9)。漢人移住者はオランダ軍入植者との衝突も経験し、一六三〇年にはオランダへの最初の反乱を組織している。この反乱の最初の行動はキリスト教化した原住民の手助けによってオランダ人によって鎮圧された(OCNO 1944, p.163)。漢人とオランダ人の間の緊張はオランダ支配が終わるまで続いている。

原住民部族とオランダ植民者の対立関係に加えて、漢人コミュニティは内部的に深刻な分裂を抱えていた。おのおの福建省と広東省を祖とする定住者のグループが、対立する主要な分派を形成していた。後にこれらのサブ・エスニックな確執は福建省の泉州と漳州の出身者の間にも広がった。彼らの間では強い移民が奉仕と恩義との引き換えに弱い移民への援助と保護をすることになっていたが、それによって複雑な関係性になっており、忠誠と分裂の深い線引きが作られていた。最終的に一八六〇年代以降に民族間の争いはほぼ終息を告げ、生活スタイルや方言の差異は残ったもののより安定的な郷紳主導の社会へと移行していった[7]。

一八九五年に日本がやってきたとき、彼らは台湾の社会秩序を安定させ、全島でのヘゲモニーを単一化するという未完の作業に直面し、そしてこれに引き続く五〇年間で、この作業をやりとげたのである。実際に日本支配の末期に行われていた日本の支配への評価の中で、アメリカ海軍は、日本が台湾において行っていた安定した社会秩序と単一の政治的主権の確立という「健全な」仕事を果たしたことを適確に認識していた(OCNO 1944, p.162)。これは一体、どのように達成されたのだろう? アメリカ海軍は、そのほとんどが警察的支配の手法によるものだと主張しているが、この章では日本が台湾をどのように支配しどのような現地のリソースを徴用したのか、そして「科学的植民地主義」と呼んだ諸政策の下で、台湾における安定した秩序と単一の政治的主権の確立をどのように目指してきたのかについてより仔細にわたる叙述をしてゆきたい。

日本による社会資源の接収——支配と徴用

日清戦争の後、中国と日本は一八九五年の下関条約の締結へと結実する一連の交渉を始めた。中国の代表者たちは日本に台湾を割譲したが、他の要求については日本に妥協することを求めた。中国の代表者は台湾の住民について、同情も配慮もほとんどみせなかった。双方が台湾の件についての条約を締結する際も、中国代表は、「統治されざる（unruly）」台湾の人々からの襲撃を怖れ、台湾での会見を拒否した[8]（井出〔1937〕1988, p.216; 黄 1989, p.49）。また中国側の代表は日本側に、台湾では人々が非常に好戦的（belligerent）であり、統治の範囲に入らない「化外の民」ということを考慮しなければならないと助言をしている[9]。

中国政府は台湾を放棄したが台湾の郷紳階層の間に存在していた中国との政治的・文化的な秩序との一体感が即座に根絶されたわけではなかった。台湾の郷紳階層は、清国が台湾を放棄するという決定を知ると、一八九五年五月二五日に公式に独立を宣言し、当時の台湾省の知事を台湾民主国の大統領であると宣言した。そして彼らは元号を、永遠に北京の清朝に忠誠を誓う意味で、「永遠に清」という意味の永清とした。しかし民主国大統領は日本軍が五月二九日に上陸するやいなやすぐ大陸に逃げてしまい、民主国は同年六月七日までしか続かなかったのである。

日本は台湾民主国の崩壊の後も現地住民の抵抗に遭い続けた。紛争の長い歴史の遺産があったので、中国朝廷にたいして郷紳階層がもっていた忠誠心はおそらく共有してなかったにせよ、移民集団も原住民の諸部族も日本支配を失敗させせようと模索していた。様々な台湾人グループが自ら反日軍事勢力を形成し、日本軍は台湾を占領するための五ヶ月の作戦の中で手強い抵抗を受けた。公的には一八九六年四月から台湾において日本による行政が始まったとされているが、反乱はその後も長く続いた。一八九五年から一九〇二年にかけて、五〇件以上もの地方反乱が起こっており、台湾人ゲリラが日本の役所や警察署を襲撃している[10]（林 1993）。そのため東京の帝国議会においても、台湾における公共秩序が問題になっている（向山 1987, p.234）。

最終的には第三代総督の児玉源太郎とその民生局長の後藤新平が一八九八年に台湾に赴き、警察システムを効果的に改革した[11]。彼らは一九〇二年までに現地の武装勢力の解散を強要し、それにより民政の基礎を完成させせた（Tsurumi 1977; 呉 1922）。一九〇二年以後大きな反乱は、一九〇七年に起こったのだがすぐに鎮圧されたものを除けば、十年ほど平和が続いている。しかし一九一二年から一九一五年の間には一九一一年に中国大陸で起こった革命に影響を受け、台湾の反体制派は九回の大きな反日行動を組織している。これらは全て日本の警察により速やかに鎮圧されており、一九一五年以降「幾分か平和が広がった」（C. Chen 1984, p.220; 林 1993）とされている。地下武装レジスタンスは徐々に日本政府との改革と交渉を目指した政治的・社会的運動へと変わっていった。

児玉と後藤の警察システムの改革はまた、日本の統治を台湾全島へと広げるための基礎となった。いくつかの遠隔地では警察が植民地政府の唯一の代表者であった。他の地域では警察がさまざまな行政面で日常的に現地政府の補佐を行っていた[12]。一九〇一年の行政改革により台湾は二〇の庁に区画され、それぞれ警察と他の公共行政を監督する庁長によって治められた。それぞれの庁はさらにいくつかの支庁に区分けされ、またそれが街庄に分かれていった（Chen 1967; 呉 1992）。一九〇九年に総督は台湾を一二の庁に改め、市町は区にまとめられた。しかし児玉が施行した一九〇一年のシステムは一九二〇年まで本質的にはそのまま引き継がれたのである（図式2参照）。

一九二〇年には初の文官総督の田健治郎が一九〇一年に施行された行政システムを改革している。田の改革は、台湾人からの自治の要求と、総督府の負担を現地で分担してほしいという本国からの要求の双方に応えるものとして、主に警察と行政の分離を目指したものであった（Chen 1967; 呉 1992）。この改革では台湾を西台湾と東台湾に分け、その中でさらに西台湾には州、東台湾には庁を設置した。西部の州は郡と市によって構成される。郡長は行政と警察組織の両方を監督するが、一方で市長は行政権しか行使できなかった（Chen 1967）。東台湾はやや古いシステムを引き継いだ。その二つの庁はさらに五つの支庁に分けられ、それぞれの警察長官が行政と警察の両方の事柄について責任を負っていた。街庄は、西部でも東部でも最も基本的な行政区分としてそのままに留められている（図式3参照）。これらの行政単位の長は台湾総督によって選任された。建前上、台湾自治政府のための準備とされていた一九二〇年の大きな変化は郡、市、庁、街庄での協議会の設置だった。しかしすべての協議会議員は地元の住民によってではなく政府により任命されるものであって、しかも彼らの現地行政

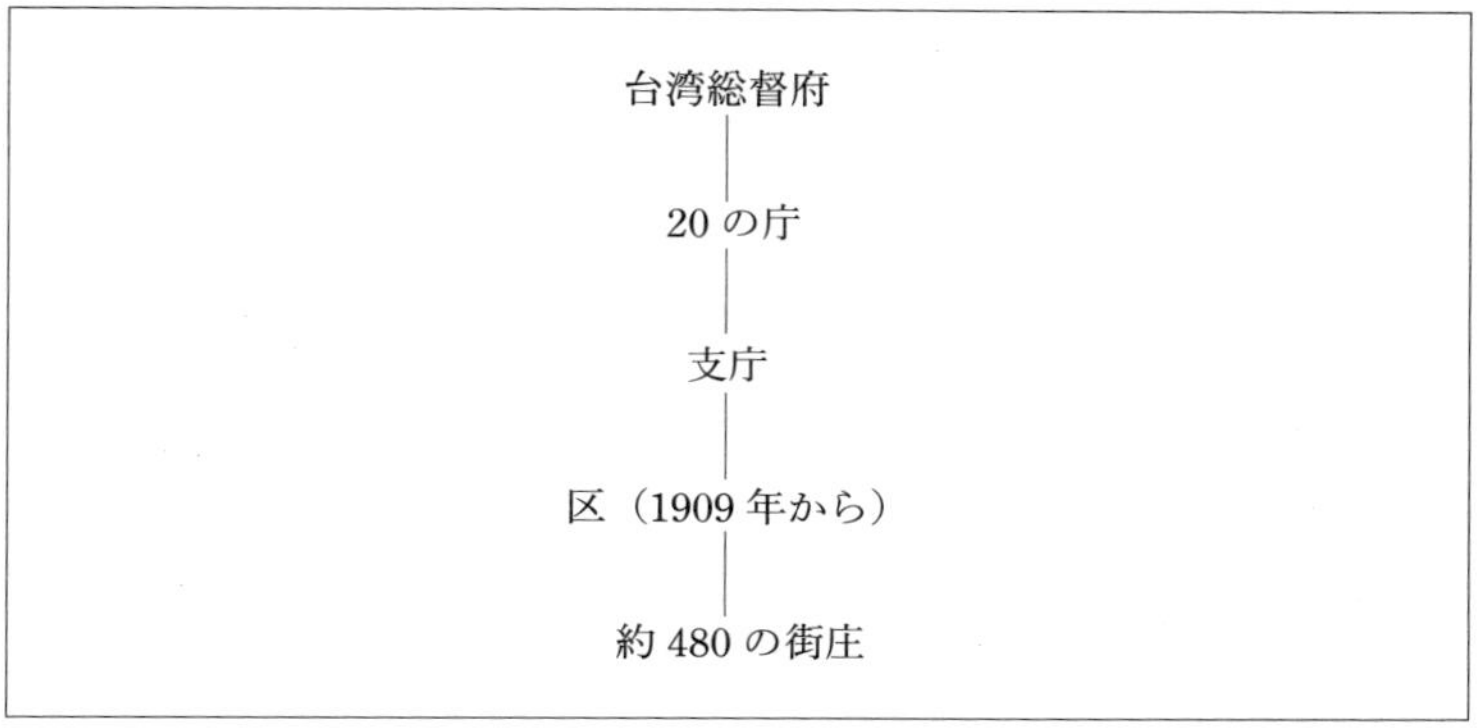

図式 2　1901 年–1920 年の台湾での植民地行政構造（出典：Chen 1967 p.150）

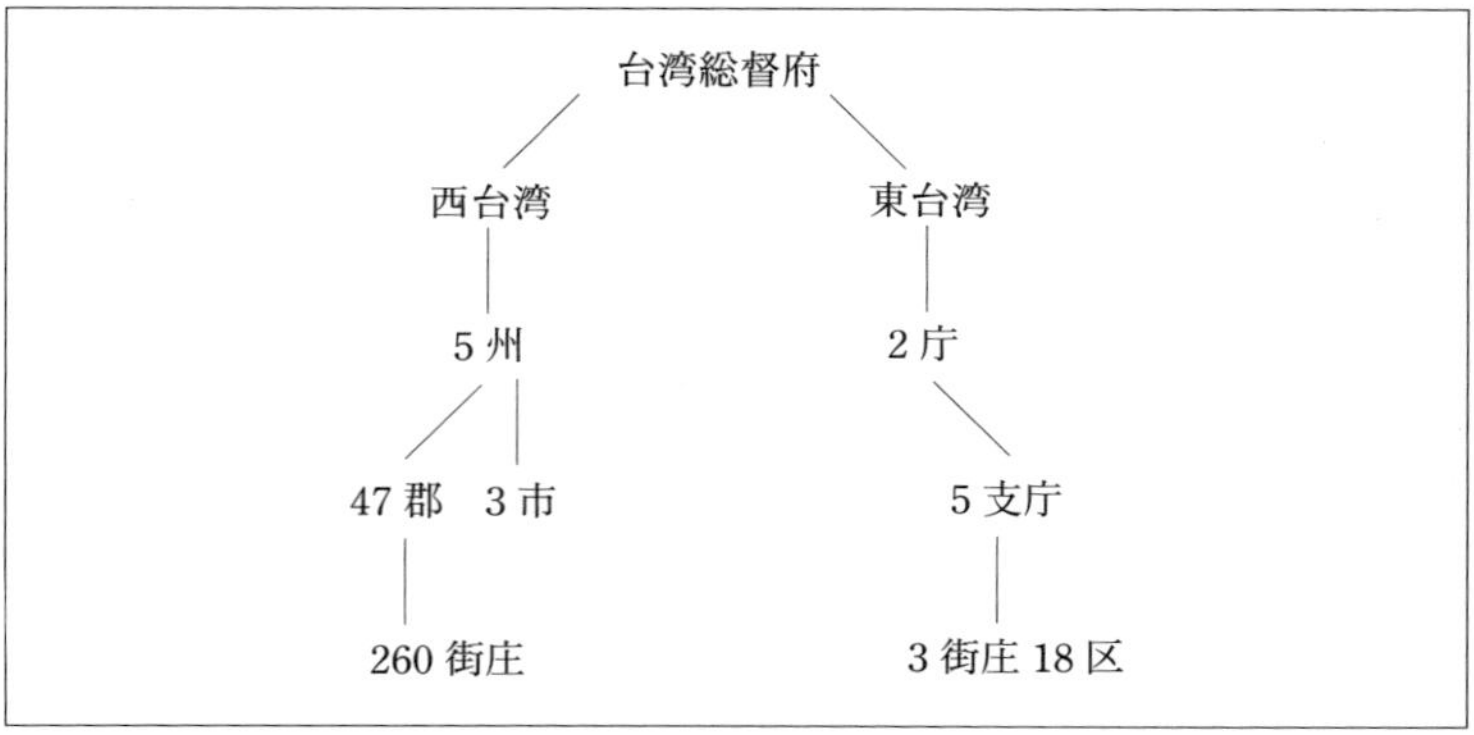

図式 3　1920 年から 1945 年の台湾での植民地行政構造（出典：Chen 1967 p.15, 呉 1992, pp.222-223）

組織への影響は非常に限定されたものであった。[13] 台湾総督はこれらの改革に大いに自信をもっていたのだが、教育を受けた漢族系台湾人たちはこれを「歪められた自治政府」または「偽の自治政府」のシステムだと非難している（呉 1992）。

台湾総督は地方支配と同様、徴用の仕組みも大いに活用した。植民地下の住民の「体制内化（domestication）」を容易にするために、「日本政府は日本支配下に残ることを望まない住民が条約の批准が取り交わされた後の二年間の間に財産を放棄し中国大陸へ移民することに同意した。〔下関条約〔第五条〕によれば、〕その期限を一八九七年五月八日と定めそれ以降台湾に残っている住民を日本国民と見なす」（E.Chen 1984, p.245）とした。驚くべき事に台湾を離れることを選んだのはほんの少数でしかなかった。当時の台湾の人口は二八〇万人程度とされていたが台湾を離れたのは五四六〇人だけである。しかし台湾住民が台湾に居残るのは新しい政府に対してではなく、自分たちのルーツと財産があるからだということに日本政府でさえも気づいていた。だから植民地支配の当初から、台湾総督は郷紳や地主といった有力な漢族系台湾人グループを徴用するための様々な方策を打ち出した。

日本政府は郷紳や地主階級の登用を試みた。彼らは教育と財産により高い社会的地位があり、コミュニティにおいて影響力をもっていたので、助言者や低い地位の役人に取りたてたのである。そして統治者側は尊敬を集め影響力の大きいこれらの階層の賛同を得るために、彼らの社会的正統性に認証をあたえた。植民地支配の初期に漢族系台湾人エリートの一部は政府の役職を断り、完全に公共生活から身を引いていた。彼らは自分たちだけの漢詩の集団や中国語学校を作り、日本の支配下においても中国式エリートのスタイルを貫こうとした。[14] しかし一般的に言えば総督府による徴用策は成功していたといえる。一九〇一年までに四九一七四人もの漢族系台湾人エリートが地方政府の低位の役職や助言者の地位を受け入れ、郷紳という名誉称号を授与されて政府が主催する会議や活動に参加していた（呉 1992, p.67）。一九二〇年代までに、地方政府での地位は漢族系台湾人エリートの中で強く欲されるものとなっている。彼らはこのような地位自体が植民地での民族的不平等の現われだと批判する声を代弁するより、これらの地位を競うことに熱中していたのである。[15]

原住民に対する行政は、漢族系台湾人に対する行政とは大きく異なっていた。原住民行政は、彼らの完全な支配を目指し、主に暴力的な手段によって遂行された。日本は漢族系台湾人の中に存在した「隘勇」というシステム[16]を利用し、隘勇線を作って原住民が住む山地と漢族系台湾人コミュニティとを隔離した。彼らは山頂への道を断ち、道に沿って約一〇〇メートルごとに警備所を設け、日本人警備員、漢族系台湾人の「隘勇」、医者そして他の者を配備した（C.Chen 1984）。反抗する部族に対しては容赦なく暴力が振るわれた。アメリカ海軍の記録によれば、「［日本］海軍は海岸から居留地に砲撃を加え、［当時一万二千人を超す］陸軍は強力に抵抗していた集団の全滅を目指した作戦に参加した（中略）抵抗分子を追い出すために、毒ガスの使用が行われていたということも時折主張されていた」（OCNO 1944, p.142）とされている。一九三〇年に至って、少数部族の住民が日本の公式行事を襲撃して一九〇人の日本人を殺害し、日本中を震撼させた。霧社事件として知られているこの事件では、日本はその報復として村の強壮な成人男子全員を殺害している（向山 1987）。

ほとんどの漢族系台湾人と同様に、日本人も部族地域に存在する異なった文化にほとんど注意を払うことなく、彼らを全て「高砂族」と呼んだ。日本政府は台湾という中国名を全島の呼称として採用したため、原住民コミュニティには日本からみた台湾の古い名前である高砂を当てたのである。このカテゴリーの中で、隘勇線に囲まれた蕃地行政地域と呼ばれる山地に居住している者を「生蕃人」(uncivilized savages)、そして平地に居住し漢族系台湾人と同化した者を「熟蕃人」(文明化された蕃人civilized savages, もしくは文明化された部族)とに区別した。「熟蕃」すなわち「文明化された部族」の人々は漢族系台湾人と同等の扱いを受けるとされたが、「生蕃」すなわち「未開部族」は警察に監督され、別の法律や規則によって支配された(向山 1987, p.140)。一般的に日本政府の部族住民に対しての政策は圧迫と孤立を強要するものであった。植民地時代全体を通して、「未開部族」は厳しく監督され、漢族系台湾人とは完全に異なったコミュニティとして支配された。

このように漢族と少数部族との間に一線を画していたので、蕃地行政地域の状況については、本書の扱う範囲を超えている。そのためこれより後は、特に記述がない限り、台湾社会を議論するに当たっては蕃地行政地域以外の地域を指すものとする。

「科学的植民地主義」

支配と徴用を併用する戦略により、日本は台湾における社会的秩序を保つ方策を確立した。しかし台湾を「模範的な植民地」へと真に転換させるために、植民地政府はより複雑な政策を必要としていた。すでに日本支配の最も初期に、その作業の困難さが明らかになってきた。「植民地を領有した伝統、それに関する文献、もしくは政策さらには熟練した官僚たちをもたずに、自己満足的な宣言を効果的な植民地政策として実行することは難しい。その事実が、台湾を統治するための混沌としたそして乱雑な初期の試みの中で全く憂鬱な形で明らかになってきた」(Peattie 1984, p.83) からである。それでも最終的には一八九八年の児玉源太郎と後藤新平の着任により日本政府は模範的な植民地の建設にむけて、「科学的植民地主義」政策を開始したのである (Peattie 1984, p.85)。

ドイツで教育を受けた医師でもあった後藤は、ドイツの植民地政策についての知識を基にして、「科学的植民地主義」という理論を展開した。[17] 彼は台湾を「実験室」であるとして、台湾の開発のためには系統的で調査志向のアプローチを用いるべきであると主張した。植民地の自然や社会、そして政治的な環境についての調査は、社会的な変化と進化の方向性についての理解をもたらすと想定していたのである。彼の計画である科学的植民地主義を実行し、台湾の慣習や法律を慎重にかつ広範囲にわたって研究するために、後藤は優れた学者たちを招聘した。東京大学は彼の提唱に従って一九〇八年に植民地学講座の教授ポストを設けている。[18] 最大限に自然で簡便な形で領土の「近代化」と「日本化」を始める政策を立案するためには、本質的に深く学術的な植民地の理解が必要であると後藤は信じていた。「科学的植民地主義」という考えは、日本が植民地に向かう態度に明確な形を残すことになった。これは家父長主義的指導 (paternalistic guidance) の形式の一つとして、台湾や他のアジアの植民地を支配するための正当化を与えるものになっていた。日本の植民地主義思想の主流にある人々は、「植民地政権の綿密な監視の下で、日本の臣民には病院、鉄道、電信、基礎教育といった近代文明の恩恵が導入されるべきである」(Peattie 1984, p.94) と主張している。

台湾を支配すると決めてから日本は近代インフラを構築する計画を広範囲かつ綿密に立てた。台湾総督府は鉄道、港湾、道路、倉庫の建設そして銀行の設立に多く投資を行った。植民地時代を通して「総督府の投資の多くは、一貫して交通と通信のためのプロジェクトに費やされ」（Ho 1984, p.352）ている。総督府はまた経済政策も主導しており、その結果一九〇五年には中央政府からの補助金なしで独立採算がとれるようになった（Ho 1984; 黄 1989）。一九〇六年から一九一五年の佐久間佐馬太が総督の時代（井出 1988; 黄 1989）に行われた原住民の「有和」政策を除けば、「科学的植民地主義」の基礎のほとんどは、児玉・後藤時代すなわち一八九八年から一九〇六年の間に作り上げられたものである。

現地のインフラと経済の開発に加え「科学的植民地主義」は現地住民の漸次的な変容を目指した。また植民地当局は教育を通して未来の現地エリートの世代を作り上げることを、十分な注意を払いながら試みていた。台湾における日本の教育政策はヨーロッパやアメリカの植民地での教育政策を仔細に観察することによって錬り上げられたものである。ツルミが指摘するように台湾総督府は、他の植民地で何が避けられるべきであったかということをつぶさに観察し、それらから学習していた。日本は「非常に鋭く、比較植民地主義から学ぶ学生であった」という。他の植民地的な状況を比較研究することを通して、植民地当局は「母国からシステム、特に教育システムを導入してくることは、悲惨な結果を生むことになる。個人主義的な精神を助長するような知識を普及することは、社会的秩序を乱すことになる」（Tsurumi 1977, pp.47-48）ということを確信した。日本人は現地人エージェントの訓練に取り組むのと同じぐらい、植民地での教育の生み出す問題をあらかじめ避けようとすることにも熱心であった。それに応じて政府は、台湾におけるカリキュラムと学校における生徒たち全体を厳しく統制したのである。

植民地体制はよく計画された教育政策を開発していた。漢族系台湾人の郷紳と地主階級を支配し徴用することに成功していたので、台湾総督府は郷紳や地主出身者を優先的に公学校に入学させた。そして公学校の卒業生からほんのわずかの傑出した者たちだけに、医学校や師範学校への進学が薦められた（呉 1992）。これらの卒業生である医者と教師は、植民地時代を通じて二つの主要なエリート集団を形成していった。公学校の他の卒業生は商業や農業に戻るように奨励された。一九一八年以前には「教育者になることと医学に進むことは二つの主たる（唯一の）安全弁であって、このことによって少数の台湾人が正当な社会的上昇を望むことができた」（Tsurumi 1977, p.77）のである。さらに植民地当局は台湾における高等教育の拡大を、その要求が増してきていたにもかかわらず大きく制限していた。全植民地期を通しても、台湾にはたった一つの医学校しか存在していなかった。一九一九年以降にはいくつかの専門学校が設立され、最終的に大学は一九二八年にやっと開設されたのだが、それも主に台湾における日本人を教育するためのものだった。高等教育の拡大の速度を抑えることに加えて、植民地政府はほとんどの学校への入学を厳しく制限しており、多くの学生枠は台湾人ためではなく、日本人生徒のために割り当てられていた。

このように国家によって綿密に作成された教育システムは、台湾人エリートの構造に大きな転換をもたらした。一九一〇年代には（「旧エリート」として知られている）地主・郷紳が、植民地的な機関の中で教育を受けた新興の職業集団に道を譲るようになってきた。一九三〇年代初頭までに、このような新エリートが数の上でも旧エリートを上回り、新エリート層の成長は植民地時代が終わるまで続いた。このことについてこれまでの文献の中では、呉文星（Wu 1992）が最も効果的に旧エリートから新エリートの転換をとらえている。[19] 呉は一九一六年版の『台湾紳士名鑑』の分析をしているが、それによると郷紳と地主階級はまだ社会的影響力を保っており台湾人エリートの四八・三％を占めていた。一方で植民地教育を受けたエリートの多くは地主や郷紳の血縁者であり、依然として社会的名声は教育にではなく血縁に頼っていた。台湾のエリートのうち医者が二三％以上占めており、六・六％が教師であった。他の教育を受けたエリートには公学校や中等学校の卒業生、そして日本の大学に留学した者がいた。教育を受けたエリートの多くは商業や行政機構の末端の役職といった、学んできたこととは関係のない領域で活躍している者であった。

呉はさらに三つの『台湾紳士名鑑』の追加版も分析した。一つは一九二九年に発刊されたもので、他の二つは一九三四年に発刊されたものである。呉はこの時代までに、教育を受けた新エリートの数は全エリート数の六四％を占めるまでになり、一方旧エリート層は二三・九％までに減ったと分析している。医者と教師は依然として最も重要なエリート層で、それぞれ台湾人エリート全体数の一七％と一八・九％を占めていた。日本で大学や専門学校を卒業した者も一六・七％に増加した。一九一〇年代とは異なり、社会的な地位は、教育と血縁の組み合わせによって得られるものとなっていたといえる。呉による一九四三年の『台湾紳士名鑑』の分析においても、この流れが続いていることを示している。この時点において、医者はエリート全体の一七・九％、教師は一六・六％だった。この時、日本の大学や専門学校の卒業生は全体の二四・二％にのぼっている（表1参照）。

表1　1920、30、40年代の台湾人エリート

	旧エリート層	新エリート層	出自不明
1910s	48.3%	43.4%	8.3%
1930s	23.9	64.0	12.1
1940s	4.1	83.9	12.0

（出典：呉 1992, pp.151-57.）

二つの専門職の存在が、新たな教育を受けたエリート層が社会進出をしている主な理由である。それが医者と教師だった。彼らのような専門職集団は植民地当局が期待したとおり、旧エリート層を崩壊させずに、ほとんどが郷紳や地主階級から出現している。新たなエリート集団の社会的な系譜が概して旧エリート層の系譜と調和していたことは、この転換期においての社会的安定に寄与したものであるといえよう。

植民地医学

日本は「科学的植民地主義」を誇りにし、この概念を他とは際立った日本植民地主義の特色であるとしていた。台湾併合の三〇年余り後になってから、この概念の提唱者である後藤新平は日本の植民地主義の優越性を示す例として、台湾について誇らしげに言及している。後藤は日本の植民地経営は台湾における日本の経験を基礎として行われており、それは様々なヨーロッパ植民地列強よりも優れたものであって、植民地主義についてのユニークな洞察を発展させたのだと主張している。

我が最初の植民地である台湾統治の如きも然りである。其急速なる開拓業は別国の驚異とした所である。(中略)即ち余は最初から日本の植民地政策は生物学に基礎を置くべしと主張した。即ち人為的な不自然の行政方針を一掃して善しい慣習を重んじ植民地人の能力並び性格に応じ人間心理の本源に基ゐて行ったのである。(「浅見教授日本移植民問題序」、国会図書館に引用された後藤の演説)

台湾での「科学的植民地主義」の理論的な検証と実践的な施行の両面で、コスモポリタン医学が特に重要だとされていた。それは植民地的な計画のための基盤であるともされていた。日本の植民地官僚は「台湾において医学は健康状態の改善と社会の発展のための基礎となる」(同上)としている。より一般的なレベルでは、医学は政治的福祉のための鍵であり、医師たちは近代的な文明化へのエージェントであると主張されていた。後藤によると社会衛生学は「政治の上からも人民の生命を保護するの策を建づるのことは酷だ必要である」(「後藤民政長官演説筆記」、国会図書館)と理解されるとしていた。台北帝国大学の医学部の前学部長であった小田俊郎は一九〇一年の台湾での公医会議での後藤新平の演説について、戦後に以下のように報告をしている。

外国の植民政策をみると、いずれの国も宗教を利用して統治の助けとしている。これは人情の弱点に乗じて布教し、その迷妄をとき、人身の統一を期するにあった。しかるに我が国では、未だ完全な宗教がない故、同じく人間の弱点である疾病を救うの途もまた統一の一策であると認めて、公医という方法を採用したのである。この方法は、まだ今日では、果たして外国が採った宗教政策に及ぶほどの効果があるかどうかはわからぬが、それに比して決して劣るとは考えない。（小田 1974, pp.51-52）

まさにこの考え方にしたがって、医学は植民地の人々を文明化し植民地体制を正当化するための一つの道具であることが意図されていていた。それはここに続く章が示すように、効果的な道具でもあった。

日本が台湾においてコスモポリタン医学を体系的に制度化する以前にも、西洋の宣教師が日本の三〇年も前からコスモポリタン医学を台湾に伝えていた。一八六五年には、イギリスの長老会派教会によって、キリスト教を伝えるのと同時に台湾での医療サービスを供給するためにジェームス・マクスウェルが台湾に派遣された。彼は台湾での「教会医学（church medicine）」の時代の扉を開けた（謝 1989）。マクスウェルは台湾に病院を設立し、それに続く年にはカナダの長老会派教会のジョージ・レスリー・マッケイと、イギリス長老会派教会のカルヴァン・ラッセルが淡水と彰化に病院を創設した（写真3）。

これらの病院は教会のようであって、当初は不信と敵意が向けられたが宣教師はそれに耐えた。徐々に彼らは多くの漢族台湾人と同様に原住民部族の患者もひきつけていき、それらの患者をキリスト教に改宗していった。例えば一八八〇年代に、ラッセルの後任であるディヴィッドは一日二百から五百人の患者を診察したという（李 1989, p.118）。これらの教会病院は台湾人医療アシスタントのト

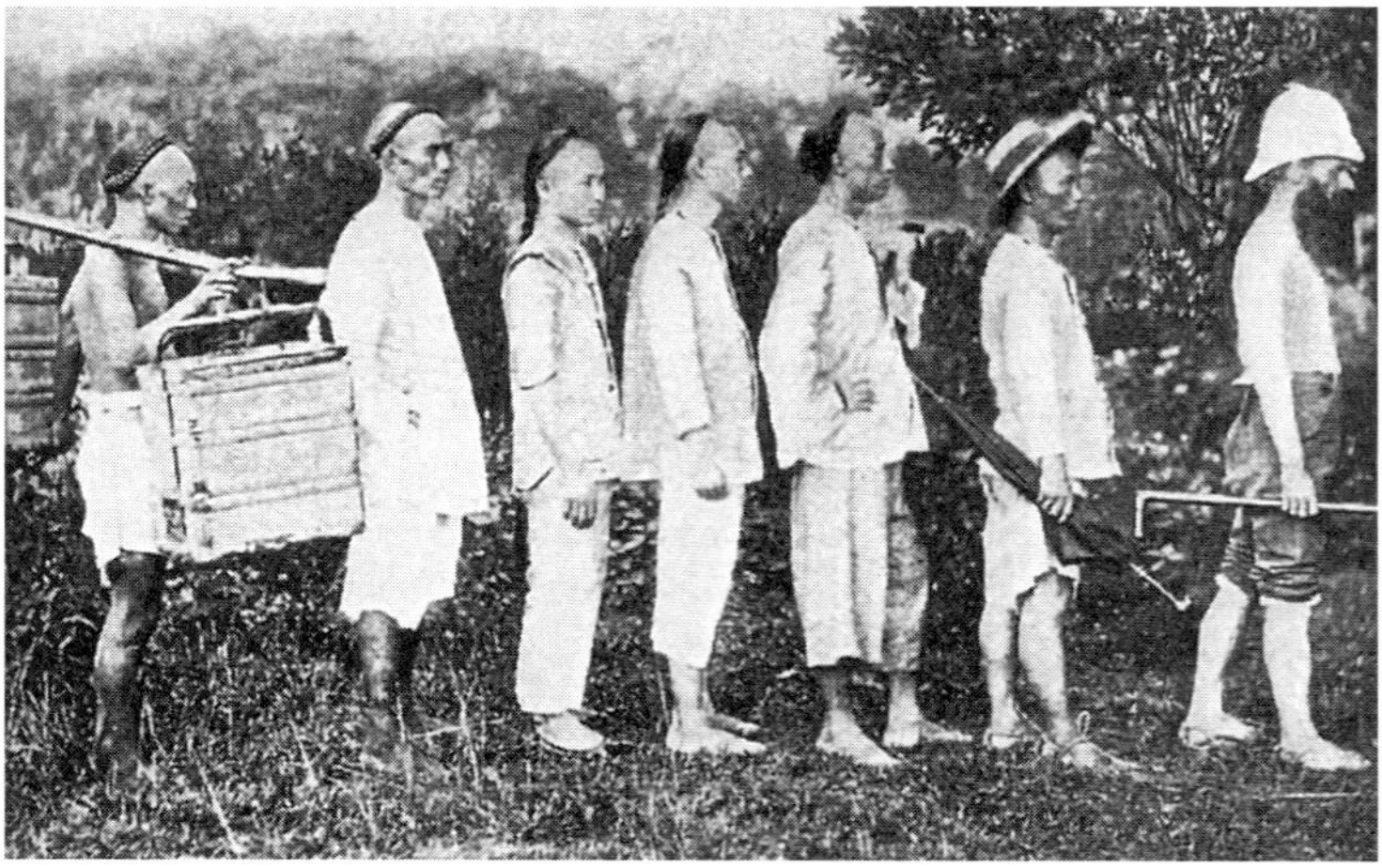

写真3　マッカイ医師（一番左）と彼の台湾人助手たち（出典：国立台湾大学医学院敷設医院、台湾）

レーニングも行っている。彼らはまさに台湾のコスモポリタン医学の第一世代であった。キリスト教徒が彼らの宗教的使命を遂行するために医学を「利用」していたのであろうとなかろうと、彼らはコスモポリタン医学による医療サービスを多くの台湾人にもたらしたのである（李 1953; 小田 1974）。

一八九五年に日本が台湾を占領した際には、戦闘で死亡したよりも多くの日本人兵士が病気によって死亡している。そのため植民地政府は、台湾を帝国にとって「居住可能な島」に転換するために、この新しい植民地の衛生状態を改善する必要があることを早い時期から認識していた（陳 1992; 小田 1974）。日本は教会による病院を不十分なものであるとし、台湾に独自の医療プログラムを持ち込んだ。[20] 併合直後の一八九六年、政府は医療に関する一連の規則と規定を速やかに公布しており、そこには台湾総督府製薬所官制、台湾医業規則、伝染病予防規則、台湾阿片令そして台湾中央衛生会規則などが含まれている（台湾総督府、『台湾総督府民政事務成績提要』〔以下 MJST〕、vol.2, 1896, pp.240-58）。これらの規則や規定は、病気予防から阿片禁止にいたる公衆衛生の様々な局面に照準が向けられたものである。その業務が三つの地域（台南、淡水、彰化）に限定されていた教会病院とは対照的に、植民地政府の施行した衛生プログラムは台湾の隅々に及び、住民の生活の様々な面に影響を与えるものであった。

自身が医学博士でもあった後藤新平が台湾で民政長官の執務にあたっていたとき、彼は植民地のための衛生計画をさらに発展させた。特に彼は島全体にまたがる最初の上下水道システムを建設し、港湾における検疫システムや他の検疫のための方策を作り上げた。さらに彼は、「警察医（police physicians）」や「公医（public physician）」のシステムを設立し[21]、阿片禁止の漸進政策を首尾よく実行した。後の植民地官僚らは後藤が作った基礎の上に植民地制度を構築していった。一九二〇年までに医療専門職に関するよく練られた国家規則が作られた。日本が設立した医学校と病院は台湾人の役に立っていたし、個人住宅、屠殺場、墓地、公衆浴場、公園、そして他にも公衆が集まる場所の衛生状態は警察医や公医によって管理された。そして腺ペスト、マラリア、コレラといった重大な伝染病はおおむね制御されていったのである（謝 1989; 井出［1937］1988; 李 1952）。

一九二一年から一九三六年にかけて、日本は台湾での医療サービスと衛生状態の質を継続的に高めていっている。国家はすでに広範囲にわたって衛生システムの制度化を行っていたので、台湾の公衆の間に一般的な医学知識と「近代的な」衛生に対する態度を普及することに尽力した。しかしその努力は第二次世界大戦によって妨げられることになる。大戦開戦の前年、小林総督は日本の南進のための礎石と再定義された台湾の開発政策を正式に宣言する。戦争期に台湾の医学についての資源のほとんどは、熱帯医学を研究するグループによって、そして後には中国、満州、東南アジアの日本占領軍によって吸収されることとなる[22]（謝 1989）。だが概して植民地期の台湾で、日本は目に見えて衛生的な環境を創り上げていた。台湾における近代化の重要な指標として考えられるこの功績は、政府のみならず教育を受けた台湾人、そして最終的には台湾の一般住民をも満足させるものであった（陳 1992）。本書の後の章で例証するように、日本政府は台湾を植民地として統治している期間において、帝国主義的な医療システムの内部で、台湾についての記述を根本的に改めている。日本の見地からすると、台湾は「病地（sick zone）」から「健康地（healthy land）」に変容している。そして最終的に台湾は、「熱帯医学の中心的基地」とされるほどの変容を遂げている。この意味においては台湾における衛生状態の改善は、後藤のいう「科学的植民地主義」の成功を具現化しているかのようである。

コスモポリタン医学の制度化の努力とは対照的に、国家は伝統的な中国医学に対しては体系的に反対し、それを抑制さえしている（陳 1992）。植民地政府は一九〇一年に、伝統医学の開業医に対して免許を取得するための試験を実施している。これは全植民地期の中で政府がそのような免許を発行した唯一のものであった。したがって伝統医学の免許を持った開業医の数は激減している（一九〇一年には一二二三人であったが、一九四二年には九七人にまで減少）。免許を持たない開業医の多くは漢方薬局を装って秘密裏に患者を診察し続けたが、もし警察に見つかると罰金そして投獄という危険を負っていたのである。ただし一部の免許を持たない開業医たちは、ある決められた地域だけで診察を行うことが認められていた。〔訳注10〕コスモポリタン医学の開業医とは違い、彼らは地方公務医たちの監督のもとで働いていた。国家規定の違反は彼らの免許の効力停止、または免許剝奪という結果につながるものだった（台湾総督府府令第四七条、『台湾総督府府報』1901）。

これらの伝統医の中には子供を医学校に行かせることによって変化に対応した者もいたが、大抵の者は植民地システムの中で育成された医師との間で広がりつつあった収入や社会的地位の格差に苦しんだ。彼らの体験は明治期の日本で伝統医が置かれた状況と非常に近いものであった。それゆえ日本の伝統医が東洋医道会を創設したとき、台湾の漢方医はすぐに同様の行動を起こし、一九二八年に東洋医道会の台湾支部を創設している。この組織のメンバーは伝統医学への人々の関心を再度呼び起こすために、独自の雑誌を出版し講演などを行っていた。しかし台湾支部は一九三三年に強制的に解散させられている。この短い闘争で、台湾の漢方医は医療専門職のメンバーとしての認知を得ることに失敗したのである（陳 1992）。

台湾人意識と市民社会

日本統治下の台湾では「自然な」ペースでインフラストラクチャー建設や公的教育その他の近代化に向けての努力が払われた。このような「科学的植民地主義」の実践には統制と徴用の手段が巧みに組み合わされ、台湾には強固で単一の政治・社会秩序が確立されることになった。日本は台湾社会をかなり同質化した。それによって台湾人意識の発展を育成したのである。黄は「台湾住民は日本占領時代まで『台湾人意識』をもつことがなかった」(黄 1989, p.40) と述べている。つまり黄は日本人を明らかな部外者として認識し日本人の存在に反応することで漢族系移民たちの間には台湾人としての自覚が芽生えたと指摘している。その意識は日本人に対して行われたゲリラ戦の中で成長したのだが、日本人の手で建設された島中をつなぐ道路や通信のネットワークにより可能となった日常的な社会的相互作用を通して最終的に成熟したものである。また他の研究者は公式の日本語教育が共通の言語を提供したことで、教育を受けた福建と広州出身の台湾人の間で協働活動が促進されることになったと指摘している(陳 1992, chap.5)。台湾人意識は台湾の人々に「想像の共同体」の開始を告げるものでもあった。一九二〇年までに軍事統制が文官政府に引き渡された時、この想像の共同体の空間は、少なくとも表面的には、法によって制限されると同時に法によって保護されてもいた。台湾は植民地統治の最初の二五年間で、生成期の市民社会を発展させたのだということができる。

一九二〇年代にリベラルな空気が高まりつつあるなかで、この生成期の市民社会は、近代的社会運動として認識されるような社会的活動の新しい形を育成している。地域の漢族系の地主や土着の部族長に支援され、限られた民族集団に訴えかけていた初期の反日蜂起とは対照的に、これらの新しい運動は全ての台湾の民衆を動員することを意図しており、自律的な連合体として発展していった。これらの近代的な社会運動は二つの大きなカテゴリーに分類される。市民社会への完全な発展を目指すものと、市民社会の資本主義的で帝国主義的な要素への疑いをもつものである。前者には六三法[訳注11]への反対キャンペーン、自治運動、そして地方自治達成キャンペーンなどが含まれる。後者には台湾共産党や他の左翼集団の運動が含まれる。これらの組織の中で最も影響力をもっていたのは台湾文化協会で、この組織はこれら両方の潮流の特徴を併せもつものであった。

市民的な動員に関してのこの二つの潮流は、両者とも一九二〇年代初めに東京で活動していた台湾人学生組織から発展したものである。自由主義的で社会主義的な思想が第一次世界大戦後の日本の知識人の間で流行するにつれて、これらの思想は日本にいる台湾人学生にも影響を与え始め、彼らの間で新民会、台湾青年会といったような政治的団体を形成するに至った。新民会は一九二〇年に裕福な台湾人の商人で地主であった林献堂の援助を受け、論争の的となっていた六三法の廃止を訴えた。この法は明治憲法によって拘束されない立法権と行政権を台湾総督に与えるというものである。この六三法が「真の」日本人市民には認められていた台湾人の権利のいくつかを否定していたため、台湾人はそれを違憲で差別的であると批判していた。彼らのキャンペーンが失敗に終わった後、新民会は平等性の追及から差異の強調へと方針を変更した。一九二一年になると彼らは台湾と日本で台湾での議会設立の請願のための署名活動を行っている。一四ものそのような請願が、一九二一年から一九三四年にかけて東京の国会に提出されたのである。[23] 請願はすべて棄却されたが、自治を求める運動は植民地台湾におけるすべての社会運動の中で長く存続したのである。

一九二一年に、台北医学校の卒業生が台北で台湾文化協会を設立した。この協会は台湾人の文化的改善に貢献することを宣言している。しかし実際その活動範囲はひろがっていた。この団体は自治運動の拠点として機能し、公衆向け講義シリーズを企画し、新聞、研究グループの文化的活動のスポンサーとして活動した（蔡他 1983, chap.6）。一九二七年には社会主義革命の信奉者が文化協会の主導権を握り、労働者や小作農民の抵抗を積極的に支援した。そのころ自由主義者は分裂し、一九三一年の解散まで自由主義的・革新的な綱領の促進を続けた台湾民衆党を創設している。一九三〇年には、急進派と自由主義派との間の緊張がまたも民衆党を分裂させた。改革的アジェンダを主張するメンバーは党を離れ、独自に台湾地方自治連盟を創設する。この台湾地方自治連盟は一九三六年まで存続している。

一九二八年には、上海の台湾人左翼グループが台湾共産党を創立している。この党のメンバーは中国と日本の共産党から影響を受けていたが、彼らの台湾での活動はそのどちらの側からも支援を受けてはいない（盧 1989）。国家による抑圧と不十分な動員力のために、台湾共産党は一九三二年には崩壊へと追い込まれている。

自由主義的改革をとるか社会主義革命を選択するという点で差異があったという問題に加えて、これらの運動は国民（ナショナリスト）的な運動方針についても意見を異にしていた。台湾人は日本人ではないという国民アイデンティティを公に採用することを許されていなかったので、彼らの国民感情は暗黙の内にしか表現されなかった。更にこれら暗黙のうちに表現されたナショナリズムは、彼らが認めたどのような単一的なアイデンティティよりも、より複雑に混じりあったアイデンティティ（日本人、台湾人そして中国人）を推奨することになっていた。例えば自治運動は、日本帝国の内側で台湾を明確な行政単位として他と際立させるために苦闘していた。彼らの請願は、この島の固有の歴史的・地理的背景に基礎を置く、台湾国会の必要性を強調していた。しかし一九二一年の台湾地方自治の請願活動が示すように、この運動はそれ自身を日本の憲法の下にあるものとして正当化しており、日本の統治の正当性を認めてしまっていた。この文書の重要な部分は、以下のようなものである（これはTsurumi 1977, pp.186-187からの訳出)。

序文

我々は、大日本帝国は立憲君主国であり、台湾はその帝国の統合的な一部分であるということを恐れ多く申し上げる。それゆえ、台湾の行政は立憲政府の原理にもとづくということはいうまでもない。(中略)

この重大期に、東洋の平和維持を託されたこの帝国は外国との友好関係を追求し、国内では国家の土台を固める協力関係を深めねばならない。それゆえこの新しい領土、台湾の行政について、新生的思想の世界的潮流の一部であるこれらの人々の熱望が認識され、立憲政府の規準に合致するように、人種は平等に扱われなければならない。台湾住民によって公的に選ばれたメンバーによって構成された台湾議会が設立されるべきである。そうすることによって、台湾民衆は平等な扱いについての帝国の神聖な勅命を享受することができ、立法政府の恩恵を得ることもできる。上記の方法を通して、最も急がれることは、台湾人が固有の地理的そして歴史的使命を皇国の臣民として遂行するのを許されることである。

もし彼らの願いが実現されず、現在の体制が続くのであれば、もしくは市民権が抑圧され、市民の意思が押しつぶされるのなら、これらの新たな臣民は日本の統治に疑問を抱くことになるであろう。我々の国家のために、署名をした請願者である我々は切実な懸念をもっている。もし、署名をした我々請願者の願いが認められ、台湾に対する固有の法律制定のための、そして台湾に対する予算制定に関する権限を有する台湾議会が設立されれば、幸なことである。（中略）このことは台湾民衆に幸福をもたらすだけではなく、新しい領土を統治するという日本帝国の歴史において偉大なる業績ともなるであろう。これが、我々がこの請願を提出する理由である。我々は恐れ多くもこの請願に思慮深い留意が払われることを懇願する。

請願

上に述べたように、我々は台湾住民によって公に選出されたメンバーで構成された台湾議会の設立、そしてこの議会に、台湾の法律制定と予算制定に関する権限を与える法が制定されることを懇願する。

上記の請願は貴族院議員江原素六氏、衆議院議員多川大吉郎氏の好意で、署名者によって提出される。

一九二一年一月

この請願は、台湾は日本帝国に統合された領土であるという認識から始まっているのだが、日本とは切り離された議会の召集を請願することで終わっている。このようにこれは、台湾人の「ナショナリティ（国籍・国民性）」を伴ったかたちで、完全なる日本人の「シティズンシップ（市民権・公民権）」を要求するという二つのことを組み合わせている。いうまでもなくこの戦略はどちら陣営からも批判を招くものとなっていた。日本国家はこの運動を独立運動の隠れ蓑になっているとして弾劾した。一方、より急進的な台湾人は、この運動は抑圧者との妥協の産物であると非難したのだ（周 1989)。

文化協会も同じように、相反する意見をもっていた。日本文化に対する台湾文化の独自性をはっきり公言してはいたが、中国人と台湾人との間に明確な線を引くことはためらいがちであった。「台湾文化協会は中国文学、中国語、中国史、中国の地理についてのサマースクールとナイトスクールのスポンサーであった。（中略）しかし他方では、出席者に経験に合わせてその協会の劇やオペラは台湾方言で行われていたし、人気のあった公衆向けの講義も台湾方言であった」（Tsurumi 1977, pp.197-98)。実際に文化協会の活動家は台湾の文化的実践によって解釈された中国の「偉大なる伝統」というテーマを頻繁に表現しており、中国文化に憧れる傾向にあった。

台湾共産党と台湾地方自治連盟ははっきりした立場をもっていた。共産党は台湾に独立した社会主義国家の建設を目指していた。中国人支援者が台湾共産党の努力を激励していたのだが、その際も、台湾人を中国人の副次的な人口集団としてとらえるのではなく、日本の帝国主義者たちによって抑圧されている少数者の集団であるとしていた（盧 1989, chap.7)。連盟はそれとは全く逆で、日本の地方政府の体系を台湾へ拡大することだけを目的としていた（呉 1986)。これが実践的な戦略であろうとイデオロギー的な選択であろうと、連盟のメンバーは台湾が文化的そして政治的に日本に統合された部分であるという前提を決して疑わなかった。どちらにしてもこれらの二つの運動は、台湾の反植民地主義的な活動の中で自治要求運動や文化協会の活動ほど大きな影響をもったものではなかった。

反植民地エリート――なぜ医者なのか？

政治的根拠や国家主義に対する活動方針において違いはあるものの、これらの運動は時には地主の援助を受けてはいたが、主として教育を受けたエリートによるものであった。矢内原（1929）はこれらの反体制派を「中流階級と知識人」、若林（1983）は「土着地主と国家主義的知識人」、そして周（1989）は「新生の知識人」と定義している。ツルミは反植民地主義における教育を受けた台湾人エリートの役割を以下のように要約している。

保守的なもしくは急進的な台湾の反植民地主義は日本の教育の産物である。台湾人にとって近代日本はもはや謎ではなかった。彼らの支配者、学校での教師、そして印刷された世界は、かつては異郷であったが今となってはあまりにも良く知りすぎている社会を台湾人に熟知させた。教育を受けた台湾人はこの社会が成り立っている前提を受け入れていたが、競争の中で一流のパフォーマンスをやってのけていた彼らは、自身が二流市民として扱われていることにすぐに気づいたのである。この発見は多くの知識人を反植民地主義者へと変えていった。（Tsurumi 1977, p.211）

これらの観察を出発点とし、私は日本の教育を受けた台湾人エリートの二重の役割を強調したい。台湾の反植民地主義が主として知識人の運動であったことは事実である。しかし他方では、日本によって生産された台湾人エリートはまた、植民地システムの協力者にもなっていた。

先に議論したように徴用されたエリートには、郷紳・地主階層と教育を受けたエリートが含まれていたが、時間の経過とともに、後者の数が前者を大きく上回っていく。現地人エリートは植民地システムを順調に遂行させるための訓練を受けていたが、植民地教育の皮肉な結果として、彼らは国家が予想もしなかった方法でその力を使用した。植民地台湾で教育された現地人の存在は、植民地における両義的な社会的権力の在り方を示すものとなっていたのである。

教育を受けた現地人とは主に医師、教師そして公立学校の卒業生であった。最初のそして主要な専門職集団として台湾に登場した医師や教師は、公立学校の卒業生よりも影響力を持っていた。中でも医師は植民地化の面でも反植民地主義の面でも高い地位に就いていた。初めから医師は教師よりも植民地システムの内部に深く統合されており、同時にそのシステムから自律的でもあった。医師は植民地システムから多くの利益を得ていたという意味において、深く統合されていたといえるであろう。彼らは教師よりも長い期間にわたって教育を受け卒業後ははるかに多くの収入を得ており、よりエリート的な地位に就いていた（陳 1992; 呉 1992）。統制が軽かったという意味において、彼らは比較的自律性を享受していた。教師は日本人の厳格な管理のもとで政府の被雇用者だったのに対し、多くの医師は個人向け開業医という比較的自由で自律的なキャリアを選んでいた。同様に医師は日本人と台湾人の両方から肯定的な評価を受けていた。日本人は台湾における公衆衛生の改善への現地人医師の貢献を高く評価していたし[24]、次の章で説明するように、台湾人もまた反体制活動における台湾人医師のリーダーシップを賞賛していた（陳 1992）。それとは対照的に台湾総督でさえ台湾人教師が植民地教育の目的を促進する情熱を欠いていると指摘していたし、同時に台湾の民衆も教師は台湾の公共圏で組織された活動にほとんど貢献を見せていないと不満をもらしていた（呉 1983）。

要約すると台湾人医師は植民地主義の遂行と反植民地主義的な活動のどちらにおいても、他のエリートよりも英雄的に表象されていた。彼らの逆説的な地位は、おそらく植民地台湾において現地人エリートの社会的権力が両義的で矛盾した性質をもつことを顕著に示すものとなっている[25]。なによりも成熟した専門職をもつ人々として、医師は特徴づけられている。すなわち彼らは教師や他の教育を受けたエリートに比べると、植民地医療衛生体制という高度に制度化された基盤の上に、（現地人）専門職という明確な社会的位置づけを確保していた。このように台湾人医師のために制度化された基盤は、植民地システムに挑戦できる物質資源（市場的価値）や組織的自律性そして明確な文化を彼らに与えるものであった。すべての知識人は当時の近代主義や反植民地主義といった支配的語りにさらされている一方で、近代主義的で反植民地的な医師の思想と行為には、専門職的実践という基盤が備わっていた。しかし同時に医師は、植民地システムの主要な部分をなす制度的基盤を守り、それをさらに発展させなければならない立場でもあった。それでは彼らはどのようにこれらの相反する力関係の間を切り抜けていったのだろうか。これ以降の章では三つの時代区分を行い、変容しつつあった医師の構造的な位置づけと彼らの両義的な社会的アイデンティティの分析を行うことによってこの問題について検討していきたい。

第三章　国家の医師（一九二〇年―一九三一年）

台湾において、植民地主義と専門職業化は共に日本の植民地統治の中で推進され、緊密な相互作用をともなって発展してきた。これら二つの社会的プロセスは相互に作用して、影響力は強いのだが多様で矛盾した構造を作り出していた。そのためそれがどのような社会的な結果を生み出すかについては、容易に推定したり予測したりすることはできないものであった。この章ではこのような意図されていない結果のひとつである一九二〇年代の台湾人医師によるリベラルな反植民地主義の展開について分析する。

ここでは最初に、医師集団のもつ様々な社会的要素（組織的な自律性、職業的な文化、市場での位置づけ）と、植民地台湾における台湾人エスニシティのもつ様々な要素（民族的な団結を支えた共同体ネットワーク、しばしば論争の対象となる「民族文化」、そして民族間の不平等）が相互作用をした結果生じてくる構造的な結合がどのようなものであったのかについて論じる。私はこの構造的な結合を、権力的な秩序を保とうとし、文化的なヘゲモニーを確立しようとしていた植民地国家の文脈の中に位置づける。第一章で示したように、構造的な結合を形成する全ての局面で、これら全ての要素が等しく重要であるとは限らない。私の議論は「変数の中の一貫性」よりも、歴史的な文脈における変容を優先して考えている。

次に台湾市民社会におけるリベラルな反植民地主義的運動において、医師が重要な参与をしていたことを例証する。医師が、彼らを取りまく構造的な緊迫状態をどう認識していたかについては、初期の台湾市民社会が決定的な要因となっていた。第三節では医師がどのように意識的な社会グループになっていったのか、そして自分の置かれた環境についてどのような理解を展開してきたのかをみていく。また医師は与えられた構造的な位置づけだけから、社会的で公共的なアイデンティティを形成したわけではない。彼らがどのようにアイデンティティを形成し広めようと努力してきたのかを辿っていく。その過程においてそもそも日本の支配戦略のために訓練されていた医師には多くの制限があったのだが、彼らは国家による植民地的な計画を変えるために民族共同体を代表して社会運動を展開していたことを論じていきたい。

「中間」の医師、構造的な矛盾

台湾におけるコスモポリタン医療は、植民地の被統治者を文明化するため、そして植民地体制を正当化するために、日本の植民地体制によって制度化されてきた。しかしこれらの計画を遂行するには多様な社会領域をまとめあげることが必要であった。それは新しくそして将来像が想定できないような方法で多様な社会領域を融合させていく必要があるものでもあった。国家は衛生計画を促進するために台湾人の医師を養成し雇用してゆき、彼らは医学の専門職集団に徐々に組み込まれていった。つまり医師集団は台湾人医師を同化することを意図していた。同時にその中で国家は彼らを統制しようとしていた。これらの同化と統制の試みはある程度は成功していた。その一方で、台湾人医師の社会的アイデンティティは台湾人集団の中に根づいたままだった。したがって後藤による「医学ミッショナリィ」の計画は、意図に反して台湾のエージェントを国家、医学の専門職と彼らの民族集団の中間的な領域に位置づけることとなった。

台湾医師の中間的な立場を考えるとき、三つの構造的な矛盾が特に顕著となる。一つ目は国家統制が医学専門職の組織的自律性と競合したことである。二つ目は医師集団の中で職業的な「組織」は、日本人と台湾人との間の民族的不平等を制度化していたのだが、職業的な「文化」はこれらの不平等に立ち向かっていた。そして三つ目は、台湾医師は台湾人の共同体の中で彼らの民族集団と文化的伝統と連帯感を共有していたが、彼らの職業的な文化と階級的立場によってこの集団から時折距離をおくことを余儀なくさせられていた。

専門職と国家の対峙——組織の自律性と国家の統制

医療プロジェクトは、科学的植民地主義のプランの中心となっていったので、植民地体制は植民地において医療を直接統制し、その効率と手段（instrumentality）を磨こうとした。植民地時代の最初の数年のうちに国家は医療についての二つの制度を整備した。その二つの制度とは「警察医・公医」制度と医療教育・免許試験の制度だ。国家は前者を用いて直接、医師に仕事を割り当て監督し、後者を通して医師に規制を与えた。

一八九七年に日本政府は台湾現地政府の官僚制度に「警察医」の機能を加えた。警察医は、現地の共同体の中で衛生政策を実行する国家のエージェントであった。それに加えて彼らは、公衆衛生の管理から医療法制の実践まで、健康に関する幅広い事案を監督することを任されていた（李 1952, pp.57-60）。一九〇九年には、地方政府で強制権のある役職として警察医を確立する法律が通過した[1]。警察医は多くの側面で植民地警察と類似していた。これら二つは似たような名称を分かち持ち、植民地を統制するという役割と公的情報ネットワークを共有していた。

これより少し前の一八九六年に植民地国家は、台湾における「公医」に対する規則と規定を公布している。その時当初の目標は台湾全土で一五〇名の公医を雇用することだったのだが、まずは八十名の公医が日本から雇用された。そして当時台湾でマラリア、コレラそして腺ペストのように住民の生命を脅かしていた病気に対する免疫を得るための処置の方法や基本的な台湾語について三ヶ月間の特別な訓練を受けた。公医は国家の直接の雇用者ではなかったが国家の助成金をもらっており、台湾の管轄地域での医療実践を任務としていた。彼らは地域の一般的な公衆衛生、予防接種そして検死が任務として与えられ、薬局方と中国医学を監督する国家のエージェントでもあった（謝 1989, pp.53-55; 小田 1974, p.52; 李 1952）。

警察医と公医に指定した地域での任務を与えることに加えて、植民地政府は植民地での医療政策を完全に遂行するためには開業医の協力が不可欠であることを認識していた[2]。台湾の開業医のほとんどは台北病院付属医学校[3]の出身である。この学校は台湾総督府によって一八九七年に創設されたもので、台湾人にコスモポリタン医学の基礎的なトレーニングを与えることを目的としていた。この医学校の卒業生は台湾全土での医療の免許が与えられた[4]。この医学校の設立にあたって台湾総督・児玉源太郎と民生長官・後藤新平をはじめとする植民地官僚は、この医学校での教育は体制の政治的設計の手段の範囲内に留まるべきであるという点で一致していた。ツルミは「台湾人による押さえきれないような高等教育への希求は職業教育へと方向づけられることになった。それは植民地が必要としていたある種の教育を受けた現地人を世に送りだすことになったのだ」(Tsurumi 1977, p.214) と論じている。医学校の設立後、植民地官僚は日本政府に対して、インド、インドネシア、アルジェリアそしてフィリピンで見られたように、医学校が現地人の政治的なエンパワメントの源泉になっていると警告している (呉 1992, pp.97-98; 陳 1992, p.27)。これらの警告に敏感に反応して、植民地国家は医学校の生徒を募集する際に厳密で政治的バイアスのある選考を行っている (Tsurumi 1977)。これらのことを通じて医学専門職は植民地行政官にとって効果的で従属した道具として確立されていった。植民地体制側は警察医・公医そして医学校卒業生を含む広い範囲にわたる医療システムを維持するために人材確保、トレーニングそして予算的な保障を行っていたが、同時に職業的分業を調整するための権限は常に国家が保持していた。

しかし職業的な権威が政治的な権威に従属することについては、国家が期待したように、論争を生まずに留まっていたわけではない。医療専門職が拡大するにつれて、不可避的にその専門職内部での独自の論理を育んでいった。この分野の発展と進歩が定常的に続くことが医療専門職の内部での駆動力となり、医療実践と教育をより良いものとすることが、国家政策を達成することよりも優位な課題となってきた。この傾向の徴候となっているのは、植民地国家の政策と、日本から台湾医学コミュニティの指導者になるように任命された者たちの示した課題との間に見られた差異である。例えば国家には被植民地側の人々に対して限られた教育しか与えないという明確な意図があったにも関わらず、台北医学校の初代の校長である山口秀高は一八九九年に台北医学校の単純化されたカリキュラムはあくまでも一時的なものであり、適切な時期をみて医学校の教育は本格的なものとすべきであると宣言している（専門学校校友会 1924, pp.16-20）。実際に山口は、このことを実行しようとしたことで記憶されてもいる。同年、彼が東京を訪れた際に、山口はさまざまな分野に渡る大量の書籍を購入しており、当時すぐにも創設されると信じられていた台湾での大学の図書館のためにそれらの本を送りだそうとしていた。しかしこのようなことを言ったり実際に行動したりすることは、彼の経歴を汚す恐れがあるものであって、現実に山口の経歴は事実上の停止を余儀なくされる結末を迎えることになる。彼は台湾に帰る前日になって突如、医学校校長の任務を解かれるという電報を受け取っているのである（大鶴 1995, p.5; 陳 1992, p.28）。

医学校の教授であった堀内と吉田も同様に、日本人・台湾人の医学生の間の民族的な対立について発言をしている。当時唯一の国立病院であった台北病院は日本人の患者のみを受け入れており、台湾医学校の生徒たちには研修の機会が与えられていなかった。これに対して堀内と吉田は、台湾人の患者のために二つの病棟を設けることで、台湾人生徒の研修のための場を用意した。医療研修のために遠隔地に毎日通わなければならなかった生徒にこれらを個人的に行ってくれた教授は学生たちから慕われ、後々まで記憶されているのである（国立台湾大学医学院附設医院 1995, p.16）。またその間、医学校の第二代校長であった高木友枝は政府の方針である民族別の教育に反対し、台北病院が台湾人生徒の研修を受け入れるように交渉している（専門学校校友会 1924, p.78）。これらの試みが失敗した後も高木は日本赤十字が台北に病院の支部を作る際に交渉し、台湾人生徒の研修受け入れに成功している（杜 1989）。日本の医師は植民地における「政治的」条件の改善には一切の見向きもしていなかったが、「職業的」なトレーニングの質を向上させることには強い意志を見せている。これらのことは医療コミュニティの中で、職業的な自律性を希求する強い志向性があったことを示す事例であるとも考えられる。

医療行政の初期の制度化にともなって、台湾人医師は一定の専門職的な自律性を享受し始めるようになる。一九〇〇年代から一九一〇年代に国家が焦点としてきたのは、予防接種そして遠隔地の町や村への医学知識の普及であった。これらを進める中で日本人は公共的な病院で日本人医師が「他者」であるために、台湾人患者が診察を忌避しているという事実に気づき始めていた(5)。つまりコスモポリタン医学が植民地に根づくためには現地の人々にとってそれがより身近でなければならないことに気がついたのである。そのために国家は医学校の台湾人卒業生を招請してこれらの任務にあたらせたが、後には医院を開業させることを勧めた。事実上これらの医院が公共的な医療システムの中で重要な拠点となっており、国家はそれに依拠するかたちになったのだ。一九一一年には開業している台湾人医師は国家に雇われている医師の数を上回っており、この状況は植民地期を通じて続くことになる。表

2に示したように開業医の数は増加しており、彼らは（相対的にではあるのだが）自律的な社会的勢力を構成することになった。

短くいうと一九一〇年代までに台湾の医療専門職は分業を調整する権威をある程度獲得しており、その意味で国家からの組織的自律性をある程度もっていた。後で見るように医療における専門職の自律性は、その専門職を作り上げた植民地政治的権力との競合関係に入り、相互にチェックし合い、時には対抗することになったのである。

医療コミュニティの内部における緊張

日本の「科学的植民地主義」は「拡散主義モデル（diffusionist model）」によって正当化されている。そこでは帝国主義の帝都拠点（metropole）が全ての近代化の中心として想定されている。このモデルで植民者は善良な教師や助言者の役割を占めており、被植民者は熱心な生徒の役割を割り当てられ、台湾を近代化するという共通の目標に向かって結合しているとされている。医療システムは植民地的ヘゲモニーによく合致するものである。後藤新平は台北医学校の最初の卒業式におけるスピーチで、教師と生徒という明白な比喩を用いて、医学校と台湾における植民地的ヘゲモニーの関係を描写している。

今や台湾我帝国の版図に入りて旧同胞四億万人の群を離れて帝国の恩恵に浴し、卒業諸君の如き

表 2　1909–1942 年の台湾における開業医の割合

年	公的病院・医院での医師の数	開業医の数	公医の数	全医師数	開業医の割合
1909	120	154	77	351	44%
1911	107	197	84	388	51
1913	118	251	89	458	55
1915	108	329	94	578	57
1917	108	399	103	610	65
1919	155	462	104	721	64
1921	173	542	101	816	66
1923	180	570	132	882	65
1925	154	649	169	972	67
1927	207	717	188	1,112	64
1929	171	805	209	1,185	68
1931	200	897	225	1,322	68
1933	208	1,017	241	1,466	69
1935	323	1,103	248	1,674	66
1937	333	1,240	272	1,845	67
1939	411	1.382	279	2,018	68
1941	422	1,513	293	2,228	68
1942	492	1,665	284	2,441	68

（出典：陳 1992, p.39）

は殊に三百万人中に於て異数の待遇を受け日新の学説を聞き之を究明し且之を行ふの人となれり。豈愉快ならずや亦光栄ならずや。是総督の恩なり抑亦国家の恩なり。此等異数の光栄を荷ふて卒業せられたる諸君は自から其恩に報ひざるべからず。（専門学校校友会 1924, p.25）

台北医学校と病院の組織的構造は、この師弟関係を「理想」として具現化したものである。一九一九年以前に台北医学校においては全ての教授は日本人であり、全ての生徒は台湾人であった。彼らは卒業後には病院や国家によって組織されたプロジェクトで働くことになっており、日本人医師や政策決定者の下での徒弟の役割を継続的に果たすことが想定されていた。[6] 公共的な病院において台湾人医師はほとんど常に、日本人同僚のアシスタントという低いランクに置かれていた（范 1993）。

このような家父長的（paternalistic）で階層的な関係性が日本人と台湾人の間にあったにもかかわらず、日本人の教授から発せられ、徐々に台湾人の生徒の間でも育まれていたリベラルでヒューマニスティックな専門職の文化が広く存在していた。当初から台北医学校の校長はみなリベラルな思想の持ち主であったように思われる（杜 1989）。前にも例示したように、彼らの専門職における自律性の追求は比較的リベラルな態度を示すものであり、そのような自律性を追求するなかで植民地国家によって保持されようとしていた民族的な階層制に対して、彼らは通常は少なくとも気にしないような態度をとり、またある時はあからさまに批判的でもあった。その中でも最も顕著な例は高木友枝校長が取った役割で、彼は熱心にヒューマニスト的な考え方を推奨する人物であった。高木は日本語をしゃべらなくてはいけないという植民地での学校規則を無視して、彼の生徒たちが台湾語をしゃべることを許していた。そのことは生徒たちの記憶の中によい思い出として深く刻まれている。「医師たる前にまずは人であれ」というのは彼の有名な言葉であるが、この言葉は彼の台湾人の生徒によって繰り返し言及されており、非常に影響力が強かった(7)(杜 1989; 陳 1992)。

驚くべきことに、階層的な権力構造とリベラルな職業的文化が医学コミュニティにおいてしばらくの間、実際に共存してきた。台湾の学生は日本人の指導者に与えられた権力を受け入れていたのと同時に、日本人指導者のリベラルでヒューマニスティックな方向性を賞賛していた。当時の台湾人の医学生が日本人教授をどれほど賞賛のまなざしで見ていたのかは、数多くの文献が例証している。台北医学校における日本人教授については繰り返し記述されており、この専門職の集合的な記憶の作成に貢献している。一九七八年に『医望』という医学雑誌に掲載された、「八十代の医師」によって行われた座談会において、数名の参加者が強調していたのは、「医師たる前にまずは人であれ」という教えが彼らの医師としてのキャリア全体に渡って彼らを導いてきたという点である(「高齢医師座談会」、『医望』1978)。戦後台湾が強力な反日姿勢をとっている権威主義的な体制下で、このような発言がなされていることが重要である。これとは対照的に一九九五年に国立台湾大学(以前の台北病院)が百周年を迎えた際、二巻にわたる記念論集が出版されている。これは編集委員会とともに台北病院に関連していた数多くの医師個人によって書かれていて、これらに寄せられた文章は彼らの歴史や記憶について詳細を述べている。このときは台湾が民主化を達成してより多くの自由を享受することできた後であり、制度的な歴史を再訪することは喜ばしいこととして多くの寄稿者を招いている。これらの変化にもかかわらず、同じ主題が浮かび上がってくる。一九三二年に医学校を卒業した台湾人は、クラスメートたちは常に「堀内次男博士（第三代台北医学校校長）に慈父に対するがごとき敬意を抱いていた」としている（曾以標 1995, p.269）。

ここで医師の言葉が、専門職の集合的記憶へと収斂していっているさまが見て取れるだろう。ある台湾の医師は、彼の自伝の中で、「よき」日本の教授との思い出について、以下のように述べている。

一九九一年に私は台湾病院で働きはじめました。当時の病院長は明石博士で、私が尊敬する日本人の一人です。（中略）彼は決して台湾人を差別しませんでした。「当時の病院の規則によると、医療助手としての」私の役割は、処方箋を写すこと、検査を行うこと、そして患者のカルテをチェックすることに限られていました。患者を治療することがそこに含まれていないことで、私は仕事に興味をもてませんでした。最終的に明石博士は私の要求を聞き入れてくれて、多くの初診患者に対しての責任のある立場に就けてくれた。私の仕事は私に診察を受けたいという患者を診る実践を含むようになってきたのです。「明石博士の決定は」これまでに前例のないものだったのですが、そのことで日本人スタッフからの数多くの不平の声が相次ぎました。（韓 1966, p.25）

制度化された民族的な不平等に直面したほかの台湾人医師と同様に、この韓医師は公的な病院を離れて自らの医院を開業している。しかしこのような私的な開業医は公的な病院における差別的な組織に直接対抗していくようなことはなかったのである。

一九一九年以降、この状況は変化をし始める。皮肉なことに総督府が民族統合的な教育のシステムを作り上げようと努力を始めたことが、リベラルだがそれ以外の点では立派な学生の間でさえ不満を爆発させる引き金を引いてしまうことになったのだ。植民地政府は一九一九年に共学令（医学校での日本人学生と台湾人学生の共学を許すもの）を発布し、医学教育についての政治的な規制を緩めようとした。[8] 一九二二年の共学令では民族的な統合教育の実践を他のレベルの学校にまで広げようとした。これらの新たな政策は台湾人のための教育を改善しようという意図の下で行われたのだが、植民地官僚によって、台湾に居住する日本人の利権を保護するために利用されることになった。[9] この状況は医学コミュニティの中でのリベラルな文化と民族的な不平等の間にある矛盾を際立たせるものとなった。台湾人の学生は学校当局が民族的に統合された教育を打ち出す一方で、両方の民族に対して平等な教育が与えられていないと主張するようになったのである。

例えば一九二四年に医学校は民族で別々になっていた教育システムを改めるように約束している。その結果台湾人学生のための予備教育（予科）は四年から五年に延長され、台湾での日本人学生がそうであったように五年の予備教育を終えたものには医学校に入学試験免除で入学できる資格が与えられた。しかし新たに設置された台湾人のための五年の予科の卒業が近づくと、学校側は突如、台湾人卒業生は古くからある入学試験に合格しなくてはならないという決定を下した。全ての卒業生がこの入学試験に合格したのだが、学生たちは深刻な不満を表明しており、医学校側を厳しく批判している（『台湾民報』〔以下、民報〕vol.2, no.6, p.12）。同様に台湾人医師も不平等な扱いに対して批判の声を挙げている。例えば彼らは、昇進、昇給そして研修の機会などについて民族的な割りあてがあることを公の場で批判している（同 no.261, p.4; no.408, p.13）。

他にも民族的な不平等とリベラルな思想傾向の両方を自らのものとしていた共同体が発した不満の声の例がある。一九三〇年に医学校を卒業した台湾人の医師は、以下のような記憶を記している。「医学校には二つの寮があって、ひとつはわれわれのもの、もう一つはわれわれとは言語や習慣の異なる日本人学生のためのものだった。（中略）その双方は、一般には仲良くやっていてOKだったのだが、時には対立もあった」（何 1995, p.76）。彼の同期の日本人学生は、このことについて（やや間違っているかもしれないが）別の角度からの見方を述べている。それはこのような対立があった時に、校長によるリベラルな裁可があったというものだ。彼によると「堀内校長の指導の下では、日本人学生と台湾人学生の間で起こったいかなる対立も、日本人が悪いとされていた」（菅谷 1995, p.262）というのである。

一九二〇年代は、医学コミュニティの内部で矛盾が高まっていた時期であると言えるだろう。一方で民族的な不平等と既存の共同体からの分離は医療コミュニティの中での規範になっていた。もう一方で平等という理想がこの構造を切り崩しにかかっていた。一九二〇年代までに台湾人の医師と彼らの日本人の上司との関係は、両義的なものになっていた。台湾人の医学生と医師にとって、彼らに相対する日本人は、抑圧者であると同時に助言者であるという二つのアイデンティティをもつ者となっていた。この逆説的な関係は、植民地期を通じて解決されないものであった。

台湾人コミュニティ内部での緊張

矢内原忠雄は、彼の名著『帝国主義下の台湾』で「台湾はその植民地的事情に基き階級運動が同時に民族運動性を帯ぶる所以を見るべきである。而して他方に於いては又その民族運動性が階級的運動性を帯ぶ」（1929, p.117.〔ここに引用した一九八八年版ではpp.196-197〕）と論じている。つまり植民地台湾での階級的相克と民族的対立は、相互に作用する力であり、そうであるにも関わらず、これらは相互に深く関連している。医師は高い市場的な立場のために、このような二つの力の間にある矛盾を生きなくてはならなかった。

医師と非エリートの台湾人が日本人という共通の抑圧者に直面して、植民地支配に対しての抵抗において一定の地点で団結する一方で、医師は非エリートからは「典型的な現地人ブルジョア」と見なされていた。彼らは特権的な市場的地位を得ていた。それにつれて低所得者階層は医療費の低減を求めた。収入の格差は大きく、例えば一九〇八年に台湾人開業医の月収は二〇〇円から五〇〇円であったが、もうひとつの教育を受けた現地人エリート層である教師の給与でさえ一二円から四五円であった（陳1992）。医師は植民地の現地人の中で、明らかに特権階級を形成していたのである。

植民地台湾における専門職層形成の歴史は、医療エリートの階級的地位を強めるものだった。第二章で述べたように、総督府は戦略的に郷紳や地主の子弟を二つのエリート教育制度である医学校や師範学校に入学させるための標的にしていた。一九二〇年代には古いエリート層の子弟が教師や特に医師として、新たな専門職による社会的エリートとして立ち現われている。多くの医師のエリートとしての親族的背景は、資本や社会的地位と合致して、彼らの市場的地位をさらに高めるものであった。そのために植民地システムにおいて台湾人の医師は、非エリートの台湾人共同体との連帯感を分かちもつ者であると同時に、その共同体の利害とは矛盾する階級的な立場をとる者でもあった。

さらにこのグループの社会的形成は彼らの専門職の文化と民族的伝統の間に発生してきた矛盾を強化するものでもあった。郷紳や地主層の家族の出身である多くの医師は、中国の伝統的文化に対しての深い素養があった。なぜなら植民地化の初期から、現地エリートの家系では日本人の「野蛮な学校」よりも中国式の私立学校である「書房」で子どもたちの教育を受けさせることを好む傾向があったからである（呉 1992, p.315）[10]。そのため植民地的制度における彼らの教育に加えて、一九二〇年代の多くの若い医師は「書房」での経験を持ち合わせており、詩文といった中国の伝統文化について多くを学んでいた（陳 1992; Tsurumi 1977, p.168）。しかしこれらの医師はまた台湾の住民の中でももっとも「近代化」された人々である。科学教育と明治以降の日本の近代主義的言説の洗礼を浴びることによって、多くの医師は台湾社会のもついくつかの伝統に対して批判的になってゆき、それらが反動的であり後進的であると否定してゆくようになる（陳 1992）。

医学校に入学するに当たって、多くの台湾人の学生たちはリベラルな考え方を発展させることに加えて彼らの衣服や外見も変えていた。弁髪と中国服の代わりに、彼らは髪を短く切り、日本式の学生服を着用していた（写真4、写真5）。儀礼や伝統についての彼らの考えも同様の変化を受けていた。韓は彼らの多くの同級生らとともに、古い台湾の慣習に反対して、一九二六年には創造的で目を見開かせるような結婚式を開いている。当時一般的であった家族によって設定される結婚ではなく、韓と彼の妻（伝統的な結婚式で花嫁は従順で沈黙を守るものとされていた）は結婚式に集まった宴客たちの前で、二人で書いた自由恋愛と個人の選択の精神を推奨する以下のような誓いを読み上げたのである。

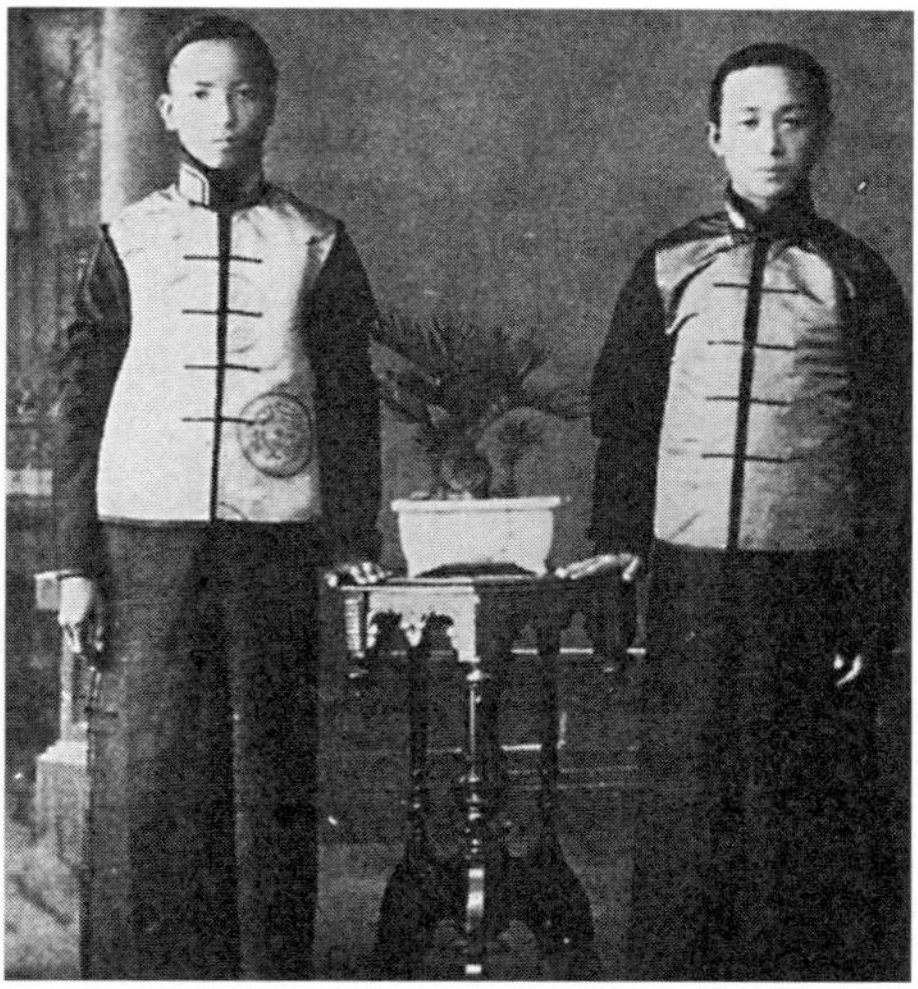

写真 4

1910 年の劉（左）、弁髪を結い中国式の長衣を着ている医学校入学前（写真 4）と 1913 年の劉（左端）、髪を短く切り、台北医学校の学生として日本式の学生服を着ている（写真 5）。
（出典は双方とも国立台湾大学医学院付属医院 1995）

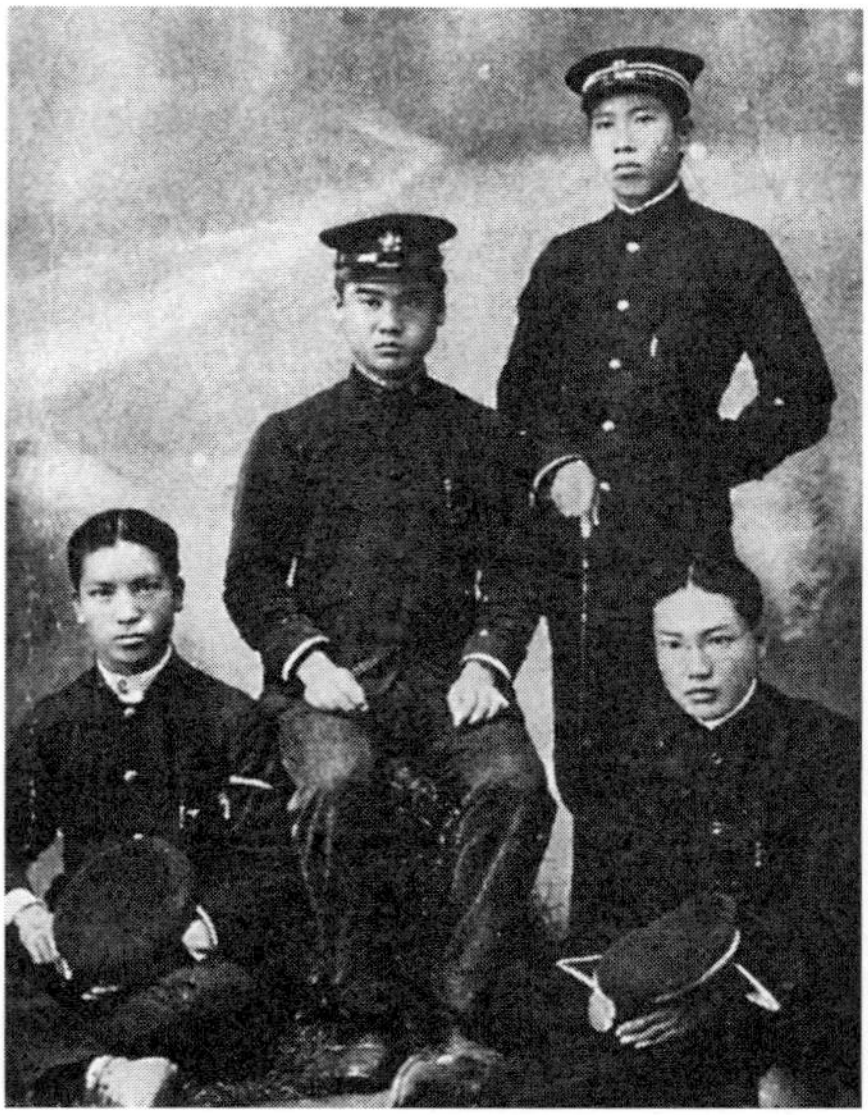

写真 5

われわれ二人は、一九二一年六月二六日から四年十ヵ月の間、互いに自由にひかれあってきました。われわれが遭遇した多くの試練も、われわれの気持ちを変えさせるものではありませんでした。今日、われわれはこの聖なる機会において、結婚することに同意いたします。今日から永遠に、われわれは「家族とともに」責任を共に負い、互いを愛し慈しみます。夫と妻として、われわれは素晴らしい家族を築き、この不完全な社会を改善していくことにわれわれを捧げることを望みます。それを通じてわれわれは人間としての責任を満たすことができるのです。これがわれわれの誓いです。熱意のある誠実さをもって、われわれはこれをみなさまの前で告白いたします。

（韓 1966, p.39）

いうまでもなく彼らの「近代的」な精神は、当時は新しく普通ではないこととされていたのだが、数年後に『台湾新民報』で称賛されることとなる。

彼らは伝統的な文化を継承してはいたが、リベラルで近代主義者的な方向性もまた発展させていた。それは台湾人の共同体とは複雑な文化的な関係性を生み出すにいたった。事実、台湾人共同体とは、両義的な関係性をもつことになった。彼らは抑圧という共通のシステムの下で団結してはいたのだが、同時に矛盾した市場の利害と文化的な伝統を展開していたのである。

市民社会への参入

ここまでで植民地国家、医学の専門職、そして台湾の民族性《エスニシティ》が植民地期の前半に関係論的な配置をどのように形作ってきたかを簡単に描いてきた。第二章でみたような一九二〇年代の初期の市民社会の発生にともなって、これらの相克する構造的な力は、医療システムと地域共同体の境界を超えて、より広い公共圏で働くようになってきた。この新たな市民社会におけるリベラルな反植民地主義にむかうさまざまな動きは、多くの医師に中間的な立場からのリベラルな側面を表出することを促させたし、反植民地的な活動において主要な担い手になることを勧めるものであった[11]。

第二章でみたように、一九二〇年代の様々な社会運動の組織の中で、台湾文化協会が台湾の文化的・政治的活動の中心的となっていた。この組織は数名の台湾人医師によって設立され、幾人かの地主によって資金的な援助を受けたもので、大衆の教育を最終的な目標としていた。教育を通じて台湾社会を近代化すること、国際的立場を改善することを望んでいた。これらの目標は植民地体制側と同調したものだったが、植民地警察はこの組織を反植民地主義的で反政府的な団体であるとして密接な監視をしていた（台湾総督府『台湾社会運動史』［以下、総督府運動史］1988）。

医師の大部分は運動の指導者としてではなく、支持者として巻き込まれていた。参加者については警察も足取りを押さえていない一方で、活動的であった医師の参加についてはいくつかの史料がその動向を示している。挿話的によく語られているのは、多くの医師が資金的な寄付を行っていたこと、文化協会などの組織に発言者として参加していたことである（陳 1992, p.152）。林坤元のケースはその典型であるだろう。警察の記録や新聞には掲載されていないが、彼は一九二九年に逮捕され、その後釈放されたと自伝に書いている。当時台北医学校の学生だった林は夏休みに故郷の町での集会に招待され、発言を求められた。この時のスピーチは、教育における民族的な不平等を批判し、台湾の人々の苦難を悲嘆したものであったために、会場に居た警察によって中断され彼は逮捕された。彼のコメントは「台湾の雄鶏は特別な声で鳴く。それは余りにも大きな声なので、多分中国に居ても聴こえるであろう」（林 1978, p.44）という比喩的なものを含むものだったという。林は他の台湾人医師が、この言葉は知的なコメントであっていかなる政治的な意味合いもないと警察に訴えたことでやっと釈放されたと記している。

文化協会は共同体のネットワークを稼働させ、文化振興の方向性をアピールすることで林のような医師に活動への参加を募っていた。蔣謂水が文化協会の設立者の一人でもあるので、この組織は医学校の学生や卒業生たちと密接な関係をもっていた。警察の記録によると、「蔣謂水の影響下において、医学校の学生や卒業生が、文化協会の中心的な勢力になっている」（総督府運動史 vol.1, p.227）という。警察は医学校における民族的不平等に反対する度重なる学生の動向に関心を示しており、彼らの秘密記録には、医学校は「文化協会の浸透が最も進んでいる場所である」（同、p.231）と書かれている。共同体のネットワークを稼働させることに加えて、文化協会による「人々の福祉」の推進は、多くの医師の文化的な志向性に関連づけて進められていた。多くの台湾人医師が共通してもっていた中国的文化遺産は、政治と医学を結びつける長い伝統があり、それら双方とも公共の福祉を増進する手段と見なされていた。学のある者にとって医学は社会的に有益な職業であり、長いこと特権的な地位を占

表 3　文化協会の主要メンバーの職業

職業	比率
地主	28.54 (15)
医師	26.92 (17)
ジャーナリスト	13.46 (7)
小規模ビジネスオーナー	9.61 (5)
法律家もしくは教師	5.77 (3)
その他	15.38 (8)

(出典：林 1993, pp.77-79)

めてきた。中国古代から諸葛一族に伝わる言葉に、「不為良相、便為良醫（良き宰相になれないのなら、良き医者たれ）」というものがある。これは教育を受けたものにとっては慣れ親しんだものであって、韓は医学校入試の際に、志望動機としてこの言葉を引用しさえしている（韓 1966）。

この文化的志向はコスモポリタン医学の導入とともにあったリベラルで近代主義的な考えによって変容を受け再強化されている。台湾人医師にとって、医師としての役割と政治活動家としての役割を関連づけるために中国的伝統の遺産が、文化的枠組みを与えていた。またリベラリズムと科学に親しむことは、医師が台湾の近代化を推進するという考えに大きな影響をもつことにつながった。そして「文化的スタンダードを改善する」という公に宣言した目標を充足するための文化協会の努力は、近代化のプロジェクトに貢献するものだった。例えば文化協会は当時唯一の非政府系の新聞であった『台湾民報』[12]のスポンサーであったし、読書会を組織したり、また重要なことに（それは国家にとっては問題であったのだが）、全島に渡る連続的な公開講義の企画をしたりしていた。医師はそのような公開講座で最も活動的であった。このような公開講座のテーマは近代化についてが中心で、医師は科学者として、そして西欧と明治以降の日本の社会に親しんだ者としての役割を果たさなくてはならなかった。なぜなら話題として取り上げられていたのは、「諸外国への一瞥」、「明治維新と日本」、「医学からみた理想的な文化生活」など、一般的な医学知識をカバーするものと、科学と民主主義の重要性を訴えるものであったからである（林 1993; 蔡他 1983）。

これらの講演でなされた医師の議論は新しい情報の普及と近代科学の推進をめざしているものだったが、そのいくつかは挑発的な話題を含んでいる。たとえば韓による「台湾の政治——無視される公共的な意見」などがあり、他にも「権威主義的な支配の下にある台湾」、「台湾の改革の展望」、「リベラルな運動への道」、「時代の誤ちと植民地主義」といったテーマが選ばれている（荘 1995, p.87）。警察はその話題に関わらず、これらの公開講演を脅威のあるものとして以下のように訝しんでいた

これらの公開講演が文化協会の中で最も深刻な問題である。現在の台湾の教育のレベルは甚だ低いため、［文化協会は］彼らの政治的な課題を書いたもので広めることはほとんどできない。そのため公開講演が大衆の支持を得るための主要な手段となる。（中略）文化協会の地域のメンバーは機会があるたびに［台北の本部から］講演者を招待する。彼らは地域の住民を動員し講演者を歓迎しているのだが、しかしこれは実際のところ政治的示威《デモンストレーション》の一形式となっている。（総督府社会史、林 1993, p.117 に引用）

これら講演会の多くの内容を再現するのはほとんど不可能であるのだが、警察の記録に残るいくつかの例を見るなら、この懸念は当たっているといえるだろう。例えば「諸外国への一瞥」という講演で王は台湾の人々に対してドイツによるフランスの二つの州、アルザスとロレーヌ地方の占領の物語りを「紹介」している。そこで彼は「ドイツはこれらの二つの州の人々に、彼ら自身の言語であるフランス語の代わりにドイツ語を使用することを強制した。その結果、ドイツの占領の期間、彼らの文化的発展は阻害されてしまった。われわれ台湾人はこのことが何を意味するかを考えるべきであると思える」（陳 1992, p.155）と結論づけている。この話は、タイトルが示唆しないような政治的な内容となっているのは明らかである。

医師としての比較的自律的な専門職の実践は、医師の文化協会と一般の台湾の市民社会への貢献の特徴となっている。貧民層に医療を施そうという試みに対して、文化協会は低額医療を行う地域の診療所を資金的に支援している。文化協会の影響の下、多くの開業医が「実費巻（shifei juan）」と呼ばれる、実質的に格安の医療サービスを受けられるシステムを提供している。貧困は植民地における際立った特徴であった。医学知識の欠如とコスモポリタン医学に対して広く行き渡っていた不信も、貧困層を適切な医療から妨げさせる要因となっていた。文化協会だけではなく医師も、地域の診療所、「実費巻」などのやり方でコスモポリタン医療へのアクセスを増加させることは、台湾社会から医師自身を防衛することにつながると考えていたのである。

これらの組織的な活動以外にも、医師の日常的な実践は政治に巻き込まれていた。植民地体制下における専門職の実践の特徴は、医師の客観的な判断が、国家の権力の日常的な行使についての批判・

反駁になっていたことだ。もっとも顕著な例は、医師が患者の病状についての科学的で中立的な記述を行ったとすると、ある特定の場合においては警察の暴力の記録となっていたことがあげられる。植民地警察は台湾社会での生活の隅々にまで行き渡っており、国家の監視エージェントとして機能していた。彼らは嫌疑をかけられた台湾人を虐待することで悪名が高かったのだが、医師は警察の暴力を科学的に「計測」し記録することができた。もし医師が警察の犠牲になった被疑者に対しての診断書を出したら、被疑者はそれをより高次の検察に訴えることができる。医師は頻繁に警察と被疑者の間に立つために呼び出されており、彼らは被疑者への賠償と引き換えに記録された診断書を留保したりした。多くのそのような例が、『台湾民報』に掲載されている。[13]

医師は台湾の共同体の中にある彼らのネットワークや中国の伝統、そしてリベラリズムと科学による教育の、両方の要素に育まれた文化的志向性によってさまざまな形の社会的動員を受けることになった。彼らの比較的自律性のある専門職の実践が、一九二〇年代を通じて成長し開花していた台湾の市民社会への貢献となっていた。反植民地主義的活動と市民社会の諸側面に巻き込まれることは、医師にとって専門職グループとしてのアイデンティティを考察し明確にしていくための機会を与えるものとなった。医師個々人は台湾の医療コミュニティの自覚的な一員として市民社会に参入したというわけではなかったのだが、彼らは市民的な活動に参加する過程において、徐々に社会的集団としての自覚をもつようになり、グループアイデンティティを発達させるようになったのである。

「国家の医師」――アイデンティティの語り

医師の構造的な位置づけが彼らのグループ形成の上で大きな影響をもつものとなってはいるが、それは彼らの「アイデンティティ」を直接形作るものではなく、その条件を示しているものである。同様に創成期の市民社会に動員されたことは、このグループの自覚のために決定的な文脈を与えてはいるが、医師は自らで、自分の置かれた環境を経験し解釈しなくてはならない。自らの経験によってのみ、彼ら自身と他者に認識可能なアイデンティティ形成が可能となる。構造的な環境は医師の個人的および集団的な生活に実質的に統合された時にのみ、十分に意味をもつものとなる。医師個々人が彼らのアイデンティティをこれらの構造的緊張や個人的な生活の他の多くの条件と関連させて構築するには多様な方法がある。しかし私はここで「集団《グループ》」としてのアイデンティティ形成に焦点を当てたい。専門職業化と植民地化という二つのマクロな社会的トレンドの界面を追跡する試みを継続しながら、医師が彼ら自身を集団として認識し、彼らの集団的アイデンティティを形成してきた語りについてここからは記述してゆきたい。

複合的なアイデンティティ――エスニックの出身で専門職に就いている者たち

当初から医師のグループアイデンティティは複合的なカテゴリーであり、医師は彼らの出身民族に関する役割と専門職としての役割を組み合わせようと努力していた。一九二〇年代初期には台湾の医療コミュニティのメンバーの何名かは、公の場で自身を「台湾医師」もしくは「民族医師」と名乗り始めている。この呼称は日本人医師と自分たちを差異化するためのラベルでもある。いくつかの都市では文化協会の影響下で台湾人医師は日本人医師と台湾人医師の両方が所属していた既存の地域の医師会からは分離して、独立した台湾医師会を形成している（総督府運動史 vol.2, p.173）。一九二五年には台北医学校の卒業生で、日本に留学してより高い学位を得ようとする者たちが公式の集会を開き、「台湾医師」の集団を代表する者として、日本の医療コミュニティとの接触を取ろうとしている（『台湾民報』no.84, p.13）。一九二七年には四〇名以上の台湾人医師と東京の医学生、および数名の京都からの医学生が新東亜医学会という新たな組織を発足させ、そのメンバーは、「台湾医師の義務を果たす」べきであるということが公式に宣言されている（『台湾民報』no.149, p.5）。このような組織の形成は、自覚的な社会集団の誕生を示すものである。

これらの医師は自らをただ台湾人で医師であるというように見ているのではなく、「台湾国家のための医師（国家の医師）」であると見ていた。貧困層に無料もしくは安価な医療サービスを提供することに加えて、数多くの台湾人医師は自発的に新聞に健康問題についての記事を書き、公開講座で医療問題についての講演を引き受けていた。これらの経験が彼らの集団的アイデンティティに組み入れられた。たとえば地域の医師会はその憲章に台湾人共同体の健康状態を改善する責任を担うと宣言している。

この時期多くの医師が物理的な疾病と社会的な病理との間には関連性があると信じるようになった。いくつかの医師会は、医師であった中華民国の「国父」である孫文と彼ら自身との間に明らかなアナロジーを引き出すようにさえなっていた。彼らは「台湾医師としての役割を全うするには、肉体の病気を治療することに『加えて』、国家の社会的な病理も治癒することが必要である」(『台湾民報』no.179, p.4)と宣言している。このように肉体の病気と社会の病理の間のアナロジーがどのようなものであったのかを示す非常に有名な例がある。それは文化協会の創設のメンバーである蔣謂水が診断書の型式で書いた台湾への社会批判である。彼はこれにまさに「診断書」というタイトルを与え、一九二一年に文化協会会報で出版している。これは以下のようなものである。

患者：台湾
姓名：台湾島
一、年齢：現在の住所に移ってから二七年
一、原籍：中華民国福建省台湾道
一、現住所：日本帝国台湾総督府
一、職業：世界平和のための第一の関門の守衛
(中略)
一、既往症：幼年時(鄭成功時代)、身体はすこぶる強壮であり、意志は強く、品性は高尚であった。清朝に入り、政策的な害毒を受けて、身体はだんだんと衰弱し、意志薄弱、品性卑劣となり、節操も劣化した。日本帝国の下に入ってもまだ治療は不完全であり、若干の恢復をみるも、二百年の長きにわたる慢性中毒により、簡単にはこれを癒すことはできない。

一、現在の症状：道徳の頽廃、（中略）精神生活の貧窮化、迷信を信じること、衛生を顧みることなし、　腐敗、堕落怠惰、などで意気消沈して、生気がない。
（中略）
一、療法：原因療法によって根本を治療する。
処方：正規の学校教育　最大量
補習教育　最大量
幼稚園　最大量
図書館　最大量
情報を扱う企業　最大量
これらの各製剤を調合の上、迅速に服用すれば、二十年で根本から治療できるだろう。
（蔣渭水、『診断書』、一九二〇年）

この興味深い文書は、台湾の反植民地主義の中で非常に重要なものとなり、多くの機会で引用されている。台湾の医師による植民地主義への近代主義者的な非難の中で、肉体的な疾病と社会的な病理の間のアナロジーをこれほど明白に引き出した文書は他にはないだろう。彼に続く多くの医師がこの文章が提示したテーマにさらに改良を加えたので、医師の医学における責任と社会的な責任の間のアナロジーについての公共的なイメージを確立することになった。[14]
一九二〇年代の後半までに、台湾の一般大衆も「国家の医師」というラベルに含まれる意味を広く受け入れるようになっていた。例えば『台湾民報』に掲載された記事を概観するなら、台湾の医師の活動について、新しい診療所の開院、台湾人学生の医学学位の取得などをかなりのスペースを割いて報道しており、これらはコミュニティのニュースと考えられている。台湾の公衆は医師を大きな尊敬と注目に値する公共的な存在であるとしていたのである。

植民地国家権力への挑戦

ひとたび台湾の医師が「国家の医師」というアイデンティティを明瞭に宣言し、そのように認知されるようになると、彼らは直面していた他の構造的矛盾の存在理由を理解するために、このアイデンティティを使用し始めた。このアイデンティティは植民地国家と彼らの所属する民族的共同体の間での彼らの地位を問い直させるものともなっていた。

前にも書いたように個々の医師は警察の暴力を医学的に記述しており、それは少なくともある程度の範囲において、制度的な権力による虐待の責任を問うことができるものであった。このような場面に遭遇することは台湾の医師の間に芽生えていたグループとしての意識の成長を促すものであって、集合的なレベルで対抗的な自律性を獲得することと、植民地国家の暴虐行為に対抗する知識を動員することになった。特に警察や法規制当局が診断書を認めなかった時には、地域の台湾医療グループが彼らの専門的な知識の正統性を防衛するために速やかに対応した。例えばある時、警察がある診断書が無効だとして台湾人医師を逮捕した。後にこの医師は釈放されたのだが、地域の医師は逮捕に不同意であるという見解を表明するために集団として行動していた（『台湾民報』no.389, p.8）。
一九二八年のチフス流行時に起こった事件は、台湾人医師が植民地警察（広く言うなら監視国家総体）を批判する集団的な努力を示した例である。現地人医師は台北と台南でこの疾病の蔓延を制御するための国家の計画は不十分であり、国家の計画の不備は「軍隊的であること（militancy）」にあると批判していた。警察が健康状態を改善するための主体となっていること、日本人医師が国営病院で現地人の患者を見る時にきわめて不親切な態度をとることなどが批判の対象となっていた。台湾人医師はこれらの二つの問題点があるため医療制度への信頼が失墜してゆき、チフスに罹患した患者たちが適切な治療を受けることを忌避する要因になっていると指摘している（民報 no.225, pp.11-12; no.238, p.3）。このような状況の中で現地人医師は、国営病院におけるより大きな役割を与えられることを要請するとともに、国営病院の外に別の診療所を設けて、現地人の患者が彼らの文化に沿ってより親切な形での治療を受けられるようにしたいという要求を行っている。[15]
その他の場面でも、警察の暴力を「計測する」という使命が、台湾における人権問題を広めるための社会的団体に多くの医師を連携させる結果になった。例えば一九二八年に『台湾民報』で掲載された記事は、ある検死結果によると被疑者が拘禁中に暴力によって死に至っているということを報じている。しかし政府によって統制されている『台湾新聞』の記事では、拷問もしくは肉体的な虐待の痕跡は見られないという記事を掲載している。この『台湾新聞』の記事を読んですぐに、検死を行った二名の医師は再度検死を行うようにという要請を行っている。一年後にもこの二名の医師は警察の暴力によると考えられる別なケースの検死も行っている。そこで彼らは人権侵害が存在すると確信して台北弁護士会に懸念を伝えている。彼らはこのケースを『台湾民報』紙上にも報告しており、これらのことが結果として、短命に終わった台湾の政党であるが、台湾民衆党が警察の暴力と人権についての公開講演を組織することにつながっている（民報 no.246, p.10）。

このように市民社会でさまざまな論争が起きていたなか、一九二〇年代終盤には阿片論争と呼ばれる事件が発生し、警察の暴力に対してそれまでは個別に直面していたことが、集団的なものに変ってゆく決定的な契機となっている。阿片の禁制は植民地体制にとっては支配の当初から大きな目標であった。しかし一九二九年に総督府は禁止条項を一部緩和した新しい阿片政策を施行しようとした。それらの新しい政策はより現実的で人間的であるというのである（劉 1983, pp.159-60）。しかし日本政府が阿片の独占権を握っていたため、日本政府が台湾人に阿片を吸い続けさせようとしており、それで財政的な利益を得ようとしているのだと民衆党は疑っていた。そのため民衆党は一年に渡って公式の請願を行い、またそれだけではなくいくつかの国際組織に訴えかけることを通じて、この新しい阿片政策に反対を唱えてきた。国際組織に訴えたことが、この党の活動禁止を政府に決意させることになったとされている（同、pp.170-171）。

台湾の医師は阿片論争が台湾の国民的な健康の危機であると見てきた。台湾全島で各地域の医師会は民衆党を支持し、総督府および植民地警察局の長官に対しての抗議文を提出している[16]。彼らによるこの抗議文はこの課題についての「科学的」な枠組みに立ち、専門文献からの豊富な引用を踏まえて作成されたものである（民報 no.296, p.12; no.298, p.10; no.300, p.10; no.302, p.11）。つまりこの時医師は新たな政策の「人間性」を検証するために、職業的専門性を最も正統性のあるツールとして召喚しているのである。このような科学的な立場を選んだ彼らの阿片政策に対する評価は、国家の政策に対する強烈な挑戦として機能したのである（劉 1983, p.162）。

当時の台湾人の文化人で活動家であった謝春木は一九三〇年に「医師会は「新しい阿片政策に対して」専門家の立場からの反対意見を宣言し、国家を完全にうろたえさせることになった」（劉 1983, p.211）と記している。謝はその中でも一つの典型である台南地域の医師会が総督府に提出した「提言」が以下のようなものであったと記録している。

1. 新たな「阿片購入のための」許可証は、医療的な判断に基づいて、患者の更生のための努力が患者の生命を危機にさらすようなケースのみに、厳しく限定すべきである。
2. 現在の阿片購入許可証の所有者たち全てに医療的な検査を受けさせるべきである。中毒の治療が必要とされると診断された患者は、更生のための施設に強制的に収容されるべきである。
3. 政府は国家によって運営される阿片吸引所を設置すべきである。全ての阿片中毒患者はこのような場所に監禁され、他の場所に置かれるべきではない。もし許可証の所有者がこれらの政府の設置した阿片吸引所以外で阿片を吸引したなら、彼らは「法律によって」不法なる阿片の吸引で処罰されるべきである。
4. 私的な阿片の取引は完全に禁止すべきである。阿片はこれら国家経営の阿片吸引所においてのみ売買されるべきである。（劉 1983, p.162）

嘉義医師会も同様の請願を提出しており、さらに国家は台湾を「教育し文明化する」努力を強化する必要があり、反阿片の意識を高めるべきであると指摘している。この医師会は新しい版の教科書から「社会的な悪」としての阿片の記述が消えていることについて、国家からの説明を求めている。政治的戦略を示すかもしくは直裁な意見を表明するかについて、嘉義医師会は戦略的に近代主義者的な枠組みを採用している。近代主義は植民地国家が台湾における支配の正統性を主張するために利用された概念であるため、国家はこの協会からの批判の言葉の前に、難しい立場に置かれることになったわけである。

しかし医師と民衆党の努力にも関わらず、新しい阿片政策は施行されることになった。それでもこれに反対する者は重要な影響力を及ぼした。まず彼らは彼らの見解を国際連盟に打電し、国際連盟はそれに応えて一九三〇年二月一九日から三月二日渡って台湾への調査団を派遣している（同 1983）。このことは台湾と東京の日本政府を狼狽させ、公共圏での議論の白熱化をもたらし、実際に体制側に阿片中毒患者を治療する計画を施行させる圧力をかけることとなった。より重要なことに、医師と民衆党によって展開された批判的言説はメディアに広く行き渡り、大きな影響をもつことになった。そのため新しい世代の目には、阿片の吸引は国家の阿片濫用の結果であって、単なる伝統的な慣習の継続には見えなくなってきた（劉 1983）。このような言説上の変化の方が、阿片中毒と戦うためには、国家の政策よりもより効果的であったのだ。

阿片政策に対しての反対運動を行う過程で、台湾の医師は彼らのアイデンティティについても議論を重ね、アイデンティティを固く構成してゆくことになった。彼らは国家の規制に沿った形で行動すべきで国家の阿片政策を尊重すべきなのであろうか、それとも自律的な専門職として彼らの民族共同体に適切であることを防衛すべきなのかと自らに問うたのである。医師はこれら二つの立場の間で引き裂かれ、議論は白熱した。そして事実上、ほとんどの台湾の医師会は植民地国家からの制裁のリスクを冒しても、国民の健康を守る責任があるのだと結論づけたのである。これらの議論は国家の医師としての彼らのアイデンティティがもつ政治的な含意を鮮明に打ち出すものだった[17]。台湾の医学共同体はこれを契機に、自らの役割を阿片そして植民地国家から国民の健康を守る者と想定し、それを実現しようとしたのである。実際に阿片論争の間、医師は彼らの専門職の自律性と知識を民族的共同体を守るための対抗的な形態として、植民地当局の代替えとなるような政治的な正統性と組み合わせてもいたのである。

その上さらに、彼らは郷紳階級と近代科学共同体の二つの文化的な遺産に直面していた。阿片吸引は植民地期の初期までは郷紳階級と地主階級で一般的な慣習であったため、医師は彼らの父親や年長の兄の世代に対して、この慣習を棄て去るするように働きかけなければならなかった。屏東医師会ではこれについての具体例が挙げられている。あるメンバーの父親が阿片の商人でありまた中毒者であるために、新たな阿片政策についての批判を取り下げるように説得しようとしたのである。この課題は長い議論を誘発したものであって、この医師会のメンバーは立場を決めねばならなかった。最終的にほとんどのメンバーは阿片中毒者を父親にもつメンバーには同意しないということになり、集団としての彼らの役割は近代的な改革者であるということを主張するに至っている（民報 no.303, p.11）。同様の議論がさまざまな地域の医師会で行われたが、それらは「国家の医師」という集団的なアイデンティティの近代主義的な方向性を強化する形で展開したのである。

しかしこの集団的アイデンティティに疑問がもたれ、解決されなかった側面も存在している。特に台湾での台湾人医師会と日本人の医師会の関係は重要なものであり続け、また定義することが難しいものでもあった。既に論じてきたように、日本人医師は多くの台湾人の医師にとっての助言者であり同時に抑圧者でもあった。そしてこの関係のもつ両義性は、全植民地期を通じて、解決されないまま続く。阿片論争の間、台湾医師会は日本人の同僚や助言者たちによる民族間の専門職的な結びつきに訴えかけられると、混乱し臆病になっていた。例えば台北医学校の校長であった堀内が台北医師会を数度にわたって訪問した際、台北医師会は阿片問題についての「提言」を撤回するという決定をしている。前の章でも論じたように、堀内はほとんどの台湾人医師の恩師であり、非常に尊敬を集めていたので、彼がこの問題に関与してくることは、それだけで多くの台湾医師会のメンバーに、彼らの主張の調子を和らげるべきであるという感情的な義務感を催させるものとなっていた。しかし同時に、この医師会の他のメンバーはそれに同意せず、そのようなことは「優柔不断」であると批判していたし、医師会を分裂させるとさえしていた[18]（民報 no.300, p.10）。

阿片論争への関与によって示されるように、台湾人医師が市民社会の動員に巻き込まれることは、彼らが「語る」文脈を与えることである。もしくは彼らを取り巻く関係論的な配置の多くの次元を経験し、結合させ、解釈する文脈を与えることにもなっている。彼らはこれを通じて、「国家の医師」のグループとして明確な政治的意識を発達させ、植民地国家（[colonial] state）に対抗する、民族的国家（[ethnic] nation）に連携する者として自らを規定したのである。[訳注12] 医師会内部での議論は、多くの場合近代主義的な枠組みを採用していて、そのために彼らの近代主義的な志向性を強化するものであった。しかしこのグループは、日本人の医師とどのような関係にあるかは鮮明にできていなかったのである。

専門職市場の防衛

このように近代主義的で政治的に高い意識をもったグループが阿片論争の中で民族共同体を守る側に立ってすぐに、この専門職のメンバーは別の問題に直面しなければならなかった。つまり彼らにとっては、彼らの国家の医師としてのアイデンティティを、台湾人共同体の中での民族的連帯と階級的差異の間にある矛盾と関係づけることが課題として立ち現われたのである。医療的な専門職と台湾の公衆がこの課題を議論するようになるにつれて、医師は自分たちの市場的な特権について意識するようになり、彼らの集団的なアイデンティティに階級という次元を加えるようになってきた。

一九二〇年代終盤の不況の時期に、医師と低所得階層の患者の経済的な格差は増大し、医師は「慈善的なエリート」という両義的な立場をとることに居心地の悪さを感じるようになってきた。彼らは特権的な市場的立場に到達しており、同時にまたボランティアで低価格の医療サービスを与えることができた。貧農、労働者そしてコミュニティの組織がボランティア的な慈善事業の不十分さを指摘し始めており、医療サービスの分配においてシステマティックな改革を要求するようになっていた。これらのグループは医療サービスの商品化に対してそもそもからの疑問を呈しており、医師の慈善事業に感謝をするだけではなく、医師の市場での利権追求を集団として抑制するようにという要求をするようになった。このような声が国家の医師に、彼らの「国民」との階級的な矛盾に直面させる大きな圧力となったのだ。

『台湾民報』で一九二六年に掲載された記事は、「国手先生」を訴え、医師は「医学はヒューマニスティックな実践（仁術）でありながらも、今日の医師は金銭的な利益を得ることに専心している」（no.120, p.10）と批判を込めて論じている。不況の最中の一九三〇年には、医療費の軽減を求める全島的なキャンペーンが行われている。『台湾民報』は、阿片論争の後には特に、国家の医師は民族的な共同体を守ることを、公衆が期待していると伝えている。編集部は高雄医師会が、医療費の軽減のための動議を通過させることに失敗したのを報じた後に、「高雄医師会は［台湾の医師会の中で］、この春の新たな阿片政策に対しての公式の抗議を最初に提出している。医療費の軽減のためのこのキャンペーンでも再度先駆者たることは素晴らしいことのはずではなかったのか」（no.333, p.8）と主張している。また別の一九三〇年の記事は医療サービスの本質について、以下のように論じている。

資本主義者的な組織が優位を占める社会では、市場的利益を上げることが医療実践を行っている多くの医師にとっての重要な目標となっている。しかし社会は医療を公衆の福祉を増進するための職業だと見ている。（中略）職業としての医療は一般の公衆から敬意のまなざしで見られ尊敬を集めている。なぜなら社会が医療を公共の福祉にたずさわる職業であると見ているからである。今日医療を実践する者たちは、本質的な義務を忘れ去っているのではなろうか？　彼らが医療費を軽減することを忌避していることを見るなら、「彼らの本質的な義務についての」いささかの誠実さの兆候も見出すことができない。（民報 no.324, p.2）

これと同様に、多くの労働者階級と貧農の組織が、医療費の全面的な軽減を求めて、台湾人医師に「社会的責任と覚醒」をもつようにという主張をしている（民報 nos. 120, 220, 237, 334, 335, 337）。

多くの医師は個人的に、低価格で医療を受けることのできる「実費巻」をより多く発給することでこのような要求に対応していた。その他に、慈善団体の支援を受けて非営利的なコミュニティ病院を設立した医師もいる（陳 1992）。しかし専門職集団としては医療費の軽減を制度化することに腰が引けていた。阿片論争での挑発的とさえいえるような彼らの立場とは対照的に、個々の医師が適宜医療費を安くすることを奨励しているようではあったが、全ての台湾医師会は体系的に医療費を軽減することには拒否の姿勢を表明していた。一般の人々も、一部の医師の医療費の軽減を、ある時点までは讃えつつ受け入れていたが、徐々にそれが医療サービスの分配についての有効な解決法であるというより、一般の人々の不満のはけ口になっているだけだと見なすようになってきた。一九三一年のある新聞記事は医療クーポン券について「これらのクーポンは慈善的なものとして提供されているのだが、一般的な医療費の軽減というわれわれの要求とは何の関係もない。これはただ、公衆の怒りをなだめるための慰みである」と厳しい批判をしている（『台湾新民報』〔以下、新民報〕nos. 328, 338, 348, 362）。またある記事では、基隆に非営利の診療所が新しく開院されたというニュースは、「医師会が医療費軽減を拒否したために、非営利の診療所が開院した」（新民報 no.336, p.3）と報道されている。他の記事も、これらの非営利の診療所を、「医療費軽減のキャンペーンの副産物」であるとして、さらに以下のような疑問を呈している。「新竹の医師会は一ヶ月以上前に、医療費の軽減に合意している。それなのに彼らはなぜ何もしないのだ？　彼らはこっそりとこれらのことから逃れようとしているのだろうか？（中略）もちろん、このような状況下で出現した新しい慈善病院は、私たちの多くの人々にも非常に歓迎されるものであるのだが」（新民報 no.341, p.3）。

究極的にこの議論は、医師会と医療費軽減を要求する側とが医療サービスのシステムについての異なる想定をしていたことを示すものであった。医療費低減を要求した側にとっては、必要に応じたものとして医療サービスを分配するシステムを構想していた一方、医師会側は既存の市場を基礎とした分配システムに基本的に依拠したものの存続を想定していた。国家の医師という集合的なアイデンティティをもった医師は、民族コミュニティの一般的な福利厚生に対して責任ある立場になり、このようなキャンペーンが提出した要求に応える義務を感じるようになっていた。しかし彼らは個人の慈善活動によって市場の在り方を若干変えることをしただけで、医療サービスの分配システムを改革することは拒否していたのである。

一九三〇年の二つの新聞記事が、この基本的な立場の差異を鮮明に示している。台北医師会の代表が新聞のインタビューに答えて、台湾人医師が貧民層に対して同情を禁じ得ないということを強調している。彼は「この島で日本人医師が設定した医療費よりも、われわれの医師会は通常は二〇パーセントも低額での診療を行っている。われわれは常に、貧困層の福利厚生を気にかけているし、彼らへの特別な治療を試みてもいる」（新民報 no.335, p.2）と述べている。それに対して民衆党は別の記事で、貧困層のための「特別の治療」は、医師が自慢する低額の医療クーポンの型式で行われているものであって、より多くの医療クーポンを発給するということで社会からの要求に答えようとしているが、それはさらに以下のような多くの問題を作り出していると指摘さえしている。（1）クーポンをもらうことは貧しいと示されることになり、恥ずかしいという認識がある。（2）そのためほとんどの人々が医療機関での診察を受けることを嫌がるようになっている。（3）『特別な診療』を受けるものは、通常医師から差別的な診察を受けている。（4）医師はこのような患者に対してはしばしば恩着せがましい態度を示している。（新民報 no.340, p.2）

多くの医師会はこのような批判に全く同意していない。彼らは同じ民族の人々の福利厚生に強く関与しているので、適切な利益を得る資格があると主張している。このような社会的必要性の論理と市場の論理の基本的な差異は、相互に交渉の努力を払ったが、解決されないままであった（新民報 no.324, p.2; no.336, p.3; no.341, p.3; no.337, p.9; no.377, p.4）。これらの医師は利益の一部を譲歩したが、国家の医師として公衆の期待に添うことには失敗したと認識されていた（民報 nos.174, 371, 383）。彼らは反植民地主義的な活動に参加することによって民族の共同体を守ろうとしていた一方で、専門職市場を守ることにも同様に固執していた。この過程において、医師と一般の公衆の両者が国家の医師を特定の階級（階層）として認識するに至ったのである。

科学的植民地主義者、国家の医師——専門職の権力とハイブリッド・アイデンティティ

本章では一九二〇年代の、台湾人医師の中間的立場とアイデンティティの分析を行ってきた。私は医師を取り囲む構造的矛盾を分析し、市民社会でのリベラルで反植民地的な動員について論じてきた。彼らが自分の置かれた環境をどのように解釈し行動してきたのかを追跡することで、「国家の医師」という集団的アイデンティティの発展を見てきた。非西欧の植民地の事例として、この国家の医師の物語は専門職の社会的な形成に関する近年の社会学的議論に、比較の観点からの展望をもたらすものとなるだろう。植民地主義と専門的職業化の交差面に位置する集団形成の歴史として、彼らの物語は日本の「科学的植民地主義」において、両義性がどのように発現したのかということについての好適な例を与えるものでもある。

一九七〇年代にこの領域のスタンダードワークであるフリードソンの *Professional Dominance* (1970)〔邦訳は新藤雄二・宝月誠訳『医療と専門家支配』、一九九二年、恒星社厚生閣〕とラーソンの *The Rise of Professionalism* (1977) が出版されて以来、専門職に対するアメリカの社会学者たちの理解は、主として専門職、国家そして市場の関係性を問う問題をめぐって進展してきた。フリードソンは専門職のもつ権力の起源を、国家による免許制度と証明書を通して得られる専門職の自律性または労働の支配にあるとした。この理解では、専門職のもつ権力は専門職の「市場シェルター」が拡大するなかで確立されてゆくものとされる。「市場シェルター」の中では、専門職の法的支配がおよぶ範囲で、専門職が供給と需要を独占するという。フリードソン (2001) はその後の批評に答えるかたちで、国家によっ

て認可された市場の独占は実のところでは専門職の制度化にかかわっているという「不愉快な真実」を認めている。それでも彼は、専門職業化を複雑な社会の組織的な問題に対する解決方法であると見ており、その原理的な批判ではなく、適切な実践を乱用から守ることが合理的であるというところに立場を見出している。

ラーソン（1977）は専門職は抽象的な中立性をもつということに疑義を呈している。専門的権威を資本主義発展の歴史的潮流の中に位置づけ、知識を資産に転換する市場的な誘因が存在してきたことと、能力主義というブルジョワ的イデオロギーを正当化することに専門職が一定の役割を果たしてきたことを強調している。その一方で、専門職は自身を国家のエージェントとして構成してきており、消費者の要求を明らかにして提示する役割も担ってきた。フーコー主義者たちの意味するような「権力を貫通させるテクノロジー」（penetrating technology of power）」をディシプリン（規律訓練）の新しい型式として発展させたのが専門職でもある（Larson 1984）。

フリードソンとラーソンの対話は過去二〇年間の議論の枠組みを形作ってきた。研究者は専門職と国家、専門職と市場の関係の微妙さを検討し続けている。例えばハリディ（1987）は、専門職の国家への貢献を調査するために、独占権の点から検討している。彼は「専門職の営為において独占権が中心となっているのは、発展の一段階を示している」（p.350）としている。専門職が確立されてくるにつれて、その集団的な活動が独占権を維持することが中心ではなくなり、政治的方針を定めることにより集中してゆくと考えられる。アボット（1988）は個々の専門職からシステムとしての専門職に焦点を移すことによって専門職業化という概念自体を覆している。彼が論じる法制度上の競争の概念は独占権の概念と基本的には違いがないかもしれない。専門職は国家だけとではなく他の職業とも駆け引きをすることを示すことで、ラーソンの分析範囲を広げるものとなっている（Macdonald 1995）。クローゼ（1996）はアメリカ、イギリス、フランス、イタリア、そしてドイツの比較研究を通して、専門職の「ギルド的権力」が消滅しつつあるという全体的な傾向を見出だしている。クローゼが出した総括的な結論は、フリードソンの主張する専門職の優越性に対する早くからの批判を強めたものとなっている

これらの議論を通じて、歴史的な状況に大きな注意が払われるようになってきた。バルザーはそれを以下のように簡潔に述べている。「専門職業化は近代社会という織物を貫通する唯一本の糸ではない。（中略）それは社会史のより広い文脈の中で考察されなければならず、さもないとそれはただ見ているのではなく、誤った見方になる」（Balzer 1996, p.5; Larson 1990; McClelland 1991; Burrage 1990）。この歴史的認識は、国家‐市場‐専門職という枠組みを乗り越えることを我々に要求する。つまり我々が資本主義や国家形成の中に専門職がどのように埋め込まれているのかについて、変容するパターンを精査するためには、専門職と他の社会的なプロセスとの交差を無視するわけにはいかない。このような認識に基づいて、以前には非公式な排除のメカニズムであると考えられていた人種、エスニシティ、ジェンダーなどが、専門的職業化のパターンを形作る社会という複雑な構成物の要素とされるようになってきた（Freidson 1986）。

アメリカの専門職に関する一九九四年のブリントの調査は、この方向に沿って行われたものである。彼は専門職の人々の態度は、専門職に内在的な価値と同じくらい、専門職の人々の出自の人口学的な

背景に由来するものだとしている。専門職に就いている人々は共通の価値観を所有している。なぜなら彼らは「比較的若年層に所属し、高度な教育を受け、都会的で無宗教的な傾向がある」（Brint 1994, p.102）からである。[19] ウィッツは専門職内部での閉鎖的な戦略の分析を通して、専門職が家父長制とどのように交差しているのか、そして一般に想定されているように「ジェンダーや人種を口実とする排除は、証明書を発行することについての『非公式な』要素である」ということを否定し、「むしろジェンダー的排除のメカニズムは、証明書発行のプロセスに公式に埋め込まれている」（Witz 1992, p.195）という警告を発している。デイヴィースは排除の議論を超えて、社会学者は専門職の世界への女性の包摂についての特定の型式をより深く理解する必要があることを指摘している（Davies 1996）。

このような交差面についての考察を広げるのと同様にこの議論をもう一歩先に進めて、我々は人種主義や植民地主義といったようなマクロの社会的プロセスと専門職との交差を考察するべきであろう。そのために専門職は社会的な地位を示すカテゴリーとしてだけではなく、アイデンティティ形成の場所としても概念化されなくてはならないということを私は主張したい。社会的な要因の交差面を強調することは、専門職がどのように二つもしくはそれ以上の制度的な場にまたがっているかということを問題化することである。例えば人種やジェンダーという概念は、ウィッツ（1992）が議論しているような排除のメカニズムを発現させるものを、部分的にだけ示しているものである。人種とジェンダーは、専門職とは競合する制度化されたアイデンティティとして、別のレベルにおいて相互に作用している。その中で専門職業化を進めるエージェントは調停や統合を促されている。そのため人種・ジェンダーと専門職は相互に構築的であって、相互作用的なプロセスにおいてそれぞれが他方によって形成されている。

この意味において国家の医師の物語は、エスニシティと専門職の間の交差面の事例として重要な理論的な意味合いをおびたものであることが分かるだろう。この事例は、民族的もしくは専門職な文化・関心・組織のどれもが社会集団の形成において支配的な部分を形成してはいないと示すことができるものである。つまりこの事例は、民族的な専門職の中間的な位置を強調するものである。たとえば、この集団の社会的形成の過程において、医師の近代主義者的な専門職の文化は、医学と政治を密接に結合させていた中国の伝統的な文化と混合していた。また彼らの市場的な利益の追求は消費者との民族的連帯という意識によって制限されていた。そして彼らの組織的自律性は彼らの専門職市場を守るために役だっていたが、同時に彼らのエスニック・コミュニティのための反植民地主義へ参加するのにも役に立っていた。最終的に意義のある集団的アイデンティティは、彼らが中間的立場からこれらの経験を識別する集合的な想像力によって、国家の医師というアイデンティティの語りにさまざまな要素を選択的に組込むことができるようになるにつれて、出現してきていたものなのである。民族的な専門職の中間的な立場についての台湾人医師の事例は、専門職の社会的形成についてのこれまでの研究が特定の歴史的な文脈の中に置かれたものであって、その構造的位置づけの分析が集団的アイデンティティの分析と適切に組み合わされた時にのみ十分に説得力をもつということを示している。

植民地的な文脈での国家の医師の事例は、彼らが構造的な中間性を示す立場で、どのような反植民地主義的な抵抗の潜在力をもちえたのかについての理解を得ることができるものでもある。[20] つまり植民地的なシステムの外部にのみ反植民地主義的な抵抗の場を見出すことができると主張するのではなく、植民地内部に存在していた緊張関係が、植民地システム全体を覆すほどものになっていたことは、すでに多くの研究が示してきている（Chatterjee 1993）。例えば反植民地闘争におけるインド人の医師の果たした役割の重要性については高く評価されている（Arnold 1993）。抵抗運動の形成は、より抽象的なレベルでも、不平等ではあったが植民地的な中心と植民地の間で相互に影響しあっていた過程として研究されている（Sahlins 1989）。多くの植民史やポストコロニアルの研究者が、コロニアルなハイブリッドの存在は、植民地にとって創造的であり同時に霍乱要因でもあったことを指摘している。ハイブリッドが体現した矛盾は新たなアイデンティティのイメージを刺激し、植民地体制に古くから存在していたカテゴリーを不安定にさせるものであった（Bhabha 1994; Cooper and Stoler 1989）。

日本は人種的な均一性を誇っていたが、日本の植民地主義は多くのハイブリッドを産出していた。国家の医師というアイデンティティが示しているのはそのような例のひとつとして、日本植民地主義の理論的支柱は何だったのかを例証するものであり、同時に日本植民地主義が目指していたものを覆す可能性をもつものでもあった。植民地化の初期からの医療の制度化、台湾人医療コミュニティが全島をカバーするまで大きくなってきたこと、そして高い専門性を身につけてきたことなど専門職のもつ権力の基盤は日本が自然な形で台湾に植えつけようとしていたものであった。前で論じたように日本の植民地主義は西欧とは異なって、彼らの階層的な区分を失わずに植民化するものとされるものの類似性を強調するものだった。そのため植民地における自己と他者の区分は、サイードが提唱しさまざまな論者がその多様なパターンを検討したようなオリエンタリズム的な二分法で裁断されたものに比べると、より両義的なものとなっていた（Dirks 1992）。このような両義的なエスニック・イデオロギーが、科学を「自然な」形で分配することを植民地化の大義としていた科学的植民地主義の政策と結合した時に、日本の植民地行政は、自立しており潜在的には反抗的な要素を含んでもいる現地人エージェントを必要とするという論理的帰結を生んでいた。この期間の台湾人医療専門職の成長は、植民地行政官たちが被植民者を選択的に「日本化」しエンパワーするために努力を払っていたことを示している。それは彼らに一定の制度的な基盤を与え、彼らのために矛盾する構造的な立場を与えてしまった。日本の両義的な民族政策と科学的植民地主義は現地人専門職、この場合には台湾人医師層の形成を促した。彼らは国家のエージェントであると同時に、市場では自己利益を追求するものだという限界があったが、台湾民族の共同体を守る役割も果たしていた。

日本の植民者自身、西欧の植民者に効果的に抵抗するために彼らを模倣しようとしていたという意味で「ハイブリッド」カテゴリーである（Robertson 1995; Tanaka 1993）。台湾の医師は、植民地化のある特定の制度的・文化的な側面を内面化することによって、日本の支配に直面し自身をエンパワーするという日本と類似した戦略をとった。日本の帝国主義は西欧のヘゲモニーの単なる再生産ではなく、またその植民地の完全な支配でもないハイブリッド化の過程であった。その意味で台湾の医師と日本の植民者が同じカテゴリーに入るはずはない。ハイブリッドは単一のものではなく複数的なカテゴリーである。中間的アイデンティティの展開についての目的論的な解釈を押しつける代わりに、その変容や潜在性と緊張関係を追跡し理論化することがわれわれには求められている。そのためにここからは一九三〇年代における「国家の医師」の解体過程を分析していく。

第四章　運動解体の時代（一九三一年—一九三六年）

前章では台湾医師が彼らの社会的位置における構造的な矛盾に立ち向かい、徐々に「国家の医師」としての集団的アイデンティティを形成していく過程を追った。私はエスニック専門職の中間的な立場に着目し、日本植民地主義内部のハイブリッド・カテゴリーであるこの階層の社会的形成と同時に、彼らの政治的な可能性がどのような相互作用をしていたのかを分析してきた。しかし台湾人医師共同体は、一九三一年の満州事変以降、根本的な変容を経験した。台湾人医師と彼らの民族共同体との間の距離は広がってゆき、彼らは徐々に日本帝国の医療システムに組み込まれていった。国家の医師という語りのスタイルは、公の場だけでなく、専門職の間でも沈黙を強いられるものとなった。

台湾人医師の中間的な立場とアイデンティティの変遷に焦点をあわせて、この章では一九三〇年代前半の台湾人医療専門職の社会的変化を議論する。植民地における国家の規制と圧力がこの時期に急激に増加してきたことから始めて、植民地国家がどのように現地市民社会の支配を固めたかを、植民地国家の言説と活動を再分類することにより説明してゆく。植民地国家と社会の新しい関係の中で民族共同体と専門職共同体を結びつけるものは、植民地国家との緊密な関係だけになってしまった。この間に国家の医師の語りは失われ、医師のハイブリッド・アイデンティティの意味は変化した。

国家の暴政

満州事変は、後に植民地での国家暴政をエスカレートさせることになる日本軍国主義時代の到来を告げるものだった。満州事変は一九二〇年代後半における中国と日本の新しい政治的関係の帰結として、一九三一年に起こったものである。永年の領土的野心のために、日本は満州軍閥の張作霖を支持していた。しかし蔣介石は一九二〇年代の終盤にむけて、支配権拡大のための一連の策動を始め、満州および万里の長城以北での日本の利権を脅かすようになってきた。一九二八年に張作霖が殺害されると、その後を襲った張学良は日本に反発を強めていた。東京の政府と関東軍は、この潮流が変わることを望んでいた（Beasley 1990; Hunter 1984）。

本国での政治風潮の変化は、彼らの懸念をさらに悪化させた。一九三〇年ごろの世界恐慌は、日本経済に大きな痛手となっていた。アメリカの株式市場の暴落と世界貿易の不振は、日本に対して壊滅的な影響を及ぼした。経済問題は日本の政治的状況を不安定化させ、日満両者で政治が不安定であったことが結局は関東軍を単独の軍事行動へと駆り立てることになった。関東軍の将校は満州の主要拠点を占領するための計画を早くから立てていた。その軍事行動に正当な理由を与えるために、一九三一年九月一八日、奉天郊外の南満州鉄道上での爆弾事件を「捏造」して、「それに対応するため」に、関東軍はこの町を占拠し南満州の占領作戦を展開したのである。

満州事変は日本の軍国化のペースを速めた。関東軍は東京からの許可なしで軍事行動の指揮をとり続けた。関東軍は制止されなかったので、軍事行動の規模は拡大した。ハンター（1984）はこの軍事的な暴走を以下のように説明している。「東京の政府は戦闘を止める力が無かった。それでも既成事実に直面させられると政府の方針は摩擦を拡大させないことだと発表していた。しかしいかなる政府の命令も、作戦上必要だという理由から現場の指揮官にはほとんど無視された。その結果各々の作戦の展開において、軍事行動を後から弁解することだけが政府に強いられることになった。このような関東軍の独断専行と東京の陸軍省と参謀幕僚の支持の下で、一九三二年の初めまでに東満州の三つの省のほとんど全てが関東軍によって占領されることとなった。そして一九三二年二月には、満州国の傀儡「独立」政権が確立された。中国はこれを国際連盟に訴え、日本が軍を撤退させられなかったことは、リットン調査団の設置と後の日本の国際連盟脱退を招いた。（中略）一九三七年の日中全面戦争の勃発まで、日本は小規模の軍事的展開を続け、しばしば中国軍と衝突していた」（Hunter 1984, pp.120-121）。

中国での軍事行動の拡大に加えて、陸軍独断の行動は日本政治における軍部（陸軍）の影響力を増大させる結果となった。陸軍は度重なる暗殺と脅迫を通して、内閣に陸軍の意見を無理強いした。弱体化した政党の指導力では、他の支配的なエリート層である武装警察と官僚からの忠誠心を勝ち取ることもできなかった。ひとつの政治政党によって選出された内閣に代わって、政党の代表から一定の割合で構成員が選ばれた内閣が出現したのだが、その数も年々減少していった。国会での左翼系勢力は、このような状況を根底から変えることに失敗していた。この状況は、「一般に歴史家によって受け入れられている見解では、一九三〇年以降、日本の政治における軍の影響は支配的な段階までに高められていた」と言いうるほどのものだった（Beaseley, 1990, p.177）。

満州の政治状況は国内外の経済危機という緊迫した情況下で出現したものであって、満州や中国の他の地域で軍が独断で行動することを許容するものとなっていた。つまり満州事変は日本での軍部の台頭と政党内閣の弱体化の始まりを告げるものであって、日本の国家的な軍事化は一九三一年の満州の占拠から一九三七年の日中戦争の勃発までの間、連続的に進行していったのである。

東京での政治的変化に並行して、日本の植民地政策はますます規制を増やし支配を強める方向になってきた。この段階での国家政策は、後藤新平が提示したような緩やかで「科学的」な日本化という政策を転換し、植民地の日本帝国への強制的な統合を急ぐことを意図したものとなった。一九三三年に政府は日本人と台湾人の民族間での結婚や養子縁組を法的に認める法案を通過させた（黄 1989）。一九三五年に植民地政府は台湾での最初の地方直接選挙を行い、少なくとも表層的には日本のシステムに類似したものを台湾に持ち込むことになった。このような統合の試みに伴って、一九二〇年代にあったような自律的な社会運動や組織について寛容な立場をとることはなくなってきた。台湾民衆党の活動は一九三一年に禁止されているし、この年の終わりころには数多くの左翼組織のメンバーが逮捕されている。左翼組織の内部分裂とともにこれら主要メンバーが逮捕されたことは、台湾における左翼組織の崩壊を導くものとなった（盧 1989）。文化協会も指導的なメンバーが警察に逮捕された後、一九三一年一二月には解散せざるを得ない状況に追い込まれている（黄 1989, p.145; 楊 1988, p.154）。

たった一年の間に、植民地政府は台湾における全ての有力な対抗的組織を解体してしまったのだ。

国家側の弾圧の理由は、これらの組織が急進化したことだとしている。例えば植民地警察は民衆党を禁止した理由を、台湾の福祉を増進させる改革派の組織であったはずが、母国を公に攻撃し左翼的で戦闘的な国家主義を推奨する急進的で危険な集団になってしまったからだとしている。[1] つまり政党の急進化は台湾における社会秩序と民族的調和を脅かすものであり、そのために国家は介入せざるを得ないのだと主張しているのだ。しかしこのことについてピーティー（1984）は、このような国家の弾圧が強まった背景にあるのはこれらの組織が急進化したからではなく、国家の軍事化が背景にあるのが主な理由であることを、以下のように論じている。

一九二〇年代は大正リベラリズムの風が吹いており、植民地の問題についての多くの議論が行われていた。台湾での霧社事件の責任を問う国会での論議が巻き起こる一九三〇年の秋までは、日本の植民地政策の性質と目的についての議論をすることは可能であった。しかし一九三一年以降は、国家危機と軍国主義化の機運がますます高まるなかで、日本の植民地についての考え方は、日本の海外領土の搾取と統制政策、そして強制的な同化政策を進める教条的なものだけが支持されるようになっていた。弱々しく青ざめた相貌を晒すリベラルな改革と、植民化の初期にあったような、日本の被植民地の人々の利益を穏便に保護育成しようとしたことは、たちまちのうちに攻撃的なナショナリズムと軍事的な必要性という強烈な効果をもつものの中に呑みこまれて解消されてしまった。（Peattie 1984, p.119）

一九二〇年代の「弱々しく青ざめた相貌を晒すリベラルな改革」の下にあった植民地国家は、規制的権力の行使には比較的限定的であった。しかし満州事変以降の東京での政治的展開にともなって、台湾の植民地国家は規制的な権力を思いのままに振るいだし、抵抗に会うと容赦ない弾圧の方策を取ったのである。

先端を分断され、脱臼させられた市民社会

国家の高圧的な弾圧は、社会運動組織を壊滅させた後も台湾の市民社会に及び続けた。明らかな弾圧は台湾市民社会の組織、そして言説的な領域にも介入を加えている。特にこの時、台湾の市民社会は二つの領域、すなわち文化的および政治的な領域に強制的に分離させられた。文化的領域は一九三〇年代初期に出現した狭い文化の定義の中で活動せざるを得なかった。もともと広い関心を受け止めていた「社会的」といわれる領域は、台湾市民社会の再編成の中で失われることとなった。このように国家は台湾人支配を押し進め、公共的なコミュニケーション活動の指標を設定するエージェントを効果的に排除していったのである。

一九三〇年代の台湾の文化は、外部からの政府の干渉と、内部の活動のダイナミックスの両面で転換の時期を迎えていた。一九二〇年代において「文化」とは台湾の市民社会の中で広くとらえられるものであった。健康や福祉についての公開講演から中国古典の読書会まで、思想の普及に関わる活動は全て文化だと考えられていた。反体制運動の中心的な組織も、文化協会と名乗っていた。一九三〇年代には文学が「本当の」文化事業だと認識されたが、一九二〇年代には多くの活動の中の一つであった。比較的穏やかだった一九二〇年代に台湾人作家は「新文学運動」というグループを作り始めていた。これは文学史の研究者によって近代台湾文学の基礎になったものであると位置づけられている。台湾では古い世代の郷紳や読書人が古代中国の書物の世界に沈潜していたのに対して、「新文学」の作家は「日常語」の価値と力を信じ、台湾語の口語体で書かれた短編集を発行し始めていた。[2] これから初期の台湾文学の作家は、最初は自分たちだけの文学界を形成するのではなく、他のエリートとともに広い意味で定義されていた「文化」のさまざまな事業に参加していた。彼らの作品の多くは台湾人が経営していた新聞である『台湾民報』に文学以外のものと一緒に掲載されていた。

しかし一九三〇年代には台湾の市民社会におけるほとんどの文化活動が政府の激しい弾圧の下で窒息させられていた。それでも新文学運動は政治的な色合いが薄かったために、他より少し長く政府の弾圧を逃れられていた。そのため文学が多くの台湾知識人にとって重要な地位を占めることになった（葉 1987; Fix 1993）。文学だけが、台湾人の多くの懸念や声を反映することができる自由な公共的なコミュニケーションの媒体となっていたのである。「一九三〇年代の始めの、初期の文学運動は、台湾知識人社会の中で生まれてきて、日本統治への厳しい批判を形作るものとなっていった」(Fix 1993, p.251)。

このような変化しつつある状況の中で、台湾文学界はより活発になり、一九三一年には台湾藝術作家協会が創立された。それに続いて、様々な機関紙が発行されている。例えば『美麗島《フォルモサ》』は一九三一年に台湾人グループによって東京で発刊された。一九三二年には、台湾地方自治連盟と密接な関係をもっていた『南音』が創刊された。全島レベルの文学と芸術についての初の会合の後、『台湾文芸』が一九三四年に、『先発部隊』も同年に創刊されている。有名な左翼作家である楊逵は、『台湾文芸』を離れ、一九三五年に『台湾新文学』を始めている。一九三一年の台湾藝術作家協会の設立から一九三七年に総督府が日本語以外の出版物を禁止するまで、台湾文学界は急速に発展していたのだ。

これら機関紙をめぐる文学の歴史は複雑であり、詳細な分析を受ける価値がある。台湾市民社会がどのように分化してきたかという私の着目点からみると、彼らのイデオロギー的・組織的な特徴が特別な意味を包んでいることに注意を促しておきたい。一九二〇年代の新文学運動の精神を継承し、一九三〇年代に多くの台湾知識人が文学の役割を定義した方法で、多くの作家が「ローカル文学」〔訳注13〕に向かったのである。「ローカル文学」に所属する作家はリアリズムを追及し、作品の中に台湾民衆の苦しみや憂いを表現することを目的にしていた。彼らの作品は社会的・政治的批判の新しいはけ口を提供するものとなり、多くの読者層を引きつけるものとなっていった。

しかし文学界の発展は、内部でのさらなる専門化を促すものでもあった。「ローカル文学」の作家が広い社会的関心を表現することを推奨している時でさえ、彼らのグループは本質的に排他的で文学のみを目指すものとなっていた。文学の作家は階級的な問題についてのイデオロギー的な立場や国家的アイデンティティ、そして自由主義的な伝統にもかかわらず、文学を政治に利用するだけではなく、最終的には「良い文学」を生み出すべきであるという総意に至っていた。[3] つまりフィックス（1993）が以下で簡潔に述べているように、「文学界の課題は政治運動から離れ」ていった。

> 一九三四年に台湾の文学運動は決定的な転換期を迎えた。台湾文学協会と台湾文学同盟という二つの連合体の出現にともない、文学運動は互いの活動や機関誌を通じて、やっと「自前のものと言えるところに辿りついた」。全島レベルで組織ができたこと、政治運動から離脱した文学的な課題を設定したこと、そして出版活動の活気にあふれた新たな増加は、台湾文学運動が最高点に達した証拠を示している。（Fix 1993, pp.276-77）

文学の専門化が増す中で、文学は政治から素材を得ていたかもしれないが、文学者は政治からの自律性を主張した。近年では全一〇巻にも及ぶ植民地時代における台湾での文学活動についての概観が刊行されており、台湾文学の作家は非専門家《ノン・プロフェッショナルズ》に近い位置に居たというフィックスの観察を確証づけている。[4] 例えば医師は文化協会に高い割合で参加していたが、これとは対照的に、文学界で活躍した医師は一人か二人だけであった。[5] 文学界でのメンバーはほとんどが教師や作家、そして文芸や芸術の批評家であった。

ある意味では組織的にも方向性的にも専門化して自律性をもつに至った文学界が形成されたことは、

文学界に対してその範疇での「公共性」を必然的に付与することになった。国家による厳しい干渉の時代に一九二〇年代の文化を伝える唯一の領域として、文学界は民衆の関心を代弁する役目を担っていた。しかし結局、その視線を文学の側面にだけ向けることになり、作家とその支援者のみを受け入れるようになっていた。一九二〇年代の文化協会と違い、比較的少数の民衆がこれらの文学集団または機関誌に接することができたものにとどまるものでしかなかったのである。

政治の領域

一九二〇年代、台湾の市民社会では政治的活動が活発に展開していた。この時代には様々な市民社会の団体が議論を交わし、その議論は徐々に政治的な言説と結合してゆき、国家の政策に影響を及ぼすための戦略を形作るようにさえなってきた。一九二七年に台湾民衆党が発足したことは、このような政治的な領域を制度化する試みが成功したことを例証している。しかし、市民（citoyen）の概念を政治的に具現化させてきたヨーロッパと台湾は同じ道をたどることはなかった。一九三〇年代に台湾民衆党や他の社会運動組織が解散させられたことで、台湾で生まれたての政治世界は根本から壊滅させられた。[6] 植民地政府は、監視が容易で行政上より植民地本国と同化した政治の領域を「作り上げた」のである。その一つの方法として、一九三五年に地方評議会議員の選挙が行われている。[7]

台湾の民衆による地方評議会議員の初めての選挙は、以前からの地方自治要求に応えたものとされたが、それは体制側によって厳しくコントロールされたものだった。一九二〇年の行政システムの改革の頃から、文化協会、『台湾民報』、そして他の台湾人組織やグループは、台湾におけるシステムを「疑似的な自治政府」であると非難し続けた。(8) 一九三五年に植民地政府はやっと初めての民衆による選挙を導入したが、選挙権を男性で年に五円以上の地方税納税者に制限した（李 1986）。政府は圧倒的に多くの貧しいマジョリティ有権者、つまり台湾人を排除していた（E. Chen 1984）。日本の支配をさらに確実にするために、政府は選挙の当選者枠を「政府により選ばれた者（官選）」と「民選により選ばれた者」とに分けるという操作も行っていた。前者の枠は直接政府によって選ばれ、後者だけが選挙によって選ばれた。この方法により政府は一六一人の評議会議員のうち六〇人を指名することができた。さらに、台湾人弁護士で選挙により台北市の評議会議員に選ばれた陳逸松によれば、政府は選挙演説を日本語でするように要求したとされている（陳 1994）。選挙権は制限されており、当選枠の割り当てがあって、さらに政府による日本語の使用などという干渉もあったことが、この選挙の「公共性」を骨抜きにしたのである。

呉（1992）は評議会議員の経歴の詳しい分析を行い、「政府により選ばれた」枠の大部分が政府に組み入れられたエリートに割当てられ、「民選によって選ばれた」枠は以前からの社会運動のリーダーたちによって占められていたことを示している。このことを見るなら普通選挙を行うと政府に対抗的であった以前の運動のリーダーが地方政治では優位を占めるであろうことは間違いなく、そのことが政府の普通選挙への懸念の格好の材料となっていた。

このような政府の「予防的手法」は、台湾の政治文化の発展を挫くものであった。当選者の割り当てを見直してみると、選挙の「公共性」はさらに低くなっている結果がよくわかる。表4が示してい

表4　1935年の市会、州会議員当選者の職業

	州会（*P*）	州会（*G*）	市会（*P*）	市会（*G*）	合計（*N*）
実業家	52.5%	50%	37.7%	45.2%	44.7%（72）
医師＊	17.5%	27.8%	27.9%	21.4%	236%（38）
教師＊	20%	16.7%	8.2%	9.5%	12.4%（20）
法律家	5%	0%	8.2%	9.5%	12.4%（20）
その他	5%	5.6%	18%	19%	13.7%（22）
N	40	18	61	42	161

（出典：呉 1992, pp.235-240）
注：州会、市会は各々州と市の議会。Pは民選、Gは官選。
＊なおここで選ばれた医師と教師は元々の地方協議会や保甲制度での役割を果たしており、また資本家や起業家でもあったので、複数の役割をこなしている。そのためこの表では、中でも最も重要とみられる役割をとって構成した。

る通り、経済人が当選者の約半分を占めている。植民地時代において最も高い賃金を得ていた専門職である医師は、当選者の中でそれに次ぐ当選者を出している。ここからも分かるように、この選挙の結果は候補者の経済状況に大きく依存していたのである。ちょうどヨーロッパで一般人から市民階級が差異化されてきたように、台湾における政治プロセスは「持つ者」が「持たざる者」に優位性を示す形で差異化をしていた。台湾がヨーロッパと異なるのは、当選枠を政府に協力的なエリートに割り当てたり、選挙活動に使う言語を日本語に限定するなど、植民地政府が直接選挙の操作を行ったことである。この割り当てと限定により、多くの台湾民衆が政治的なゲームから排除されたのである。

政治の「公共性」は、政治的システムに組み込まれた排除のメカニズムによってだけではなく、その言説の内面化によっても危機にさらされた。社会運動の以前からのリーダーたちは選挙に関わるなかで、彼らが

政治的見解を表明する際には、国家が彼らに与えたものであり統制ができる言語（つまり日本語）の使用が強制された。とりわけ候補者は演説を日本語で行うことが強制されていた。選挙に参加することで、望もうが望むまいが、台湾人は自らが改革を挑もうとしていた政治システムを承認せざるを得なかったのである。

候補となっていた台湾人の手記や回顧録より、彼らの多くは抑圧があったと感じており、厳しい政府の干渉に不満を感じていたことが分かる。しかしそれでも彼らが選挙に参加することを選んだのは、それが唯一開かれた政治への道だったからである。例えば一九三五年台北市で当選した弁護士の陳逸松は自伝の中で、制限された選挙に失望し挫折感を味わっていたが、「台湾史における初めての選挙」に興奮しており、選挙を通して日本の支配に対しての反体制闘争を続けていきたいと述べている（陳 1994, pp.170-71）。彼は政治的経験の中で、まずは当時の政治システムを受け容れているわけである。彼はこの選挙は「公正で規律正しい」ものであって、「法と正義の犠牲による特権と金」をもたらした中国国民党政府によって行われた戦後の選挙よりもはるかに良かったと回顧している（同、pp.176-78）。

わずか数年のうちに植民地政府は台湾の市民社会を効果的に切り崩し、破滅的な状態に追い込んだ。残された公共的分野である文学界と政界はどちらも規模と力が弱められていた。文化協会が多くのそして潜在的には無制限の会員をひきつけていたのに対して、作家・読者そして地方評議会議員は、専門性や狭められた門戸によって制限されていた。このような制限の中で、文学的組織や政治的運動の動員能力は一九二〇年代の社会運動団体とは質的に異なるものとなっていた。さらに台湾の市民社会をこの二つに分けたことにより、さまざまな分野の関心を受け止める公共的言説のパラメーターとなっていた「社会」空間を政府は大きく切り縮めた。このように切り縮められ分断された状態によって台湾の市民社会はもはや社会経験を熟考して創造的な解釈を行なう能力をほとんど持ちえなくなっていたのである。

市民社会の破滅的な変容は活動家の人生を変えることになった。林継文は一九九一年の研究で文化協会の主要メンバーが辿った道筋を追い、以下のような発見をした。一九三〇年から一九三五年にかけて、体制側は文化協会の主要メンバーに政治運動から強制的に手を引かせたが、経済や職業活動へ参加することは許容していた。そのため元活動家の多くは、徐々にビジネスの道へと歩んでいった（林 1991, pp.62-64）。この傾向は第二次世界大戦（一九三九—四五）の頃まで続いたという。このようなキーパーソンの社会的地位の分析は、彼らが「脱政治化」した証拠を与えるものでもある。

医師であり作家でもあった呉新栄の手記や回顧録は、この局面においてかつての政治的人物が経験した変化の一端に触れている。呉は台湾青年会の加入が原因で一九二九年に東京で逮捕された時に、日記が証拠として警察に使われたため、釈放後日記を書くのをやめる決心をした（呉 1981, pp.1-2）。しかし一九三三年に彼は「もはや実際的な活動家でも、いかなる組織のメンバーでもない」と宣言し、日記を再開した。これを当時の状況に照らし合わせてみれば、呉の一九三三年の言明は彼が脱政治化したという認識があったことと、それについての明確な宣言を行ったものであるといえる。

同じように一九二〇年代には文化協会や民衆党の重要な人物であった韓石泉は、回顧録の中でどのように政治から手を引き医学に引きこもったかを、以下のように記している。

私の医学的技術と知識を高めようとする努力は、医学校を卒業した後も続いた。しかし地域での政治的活動とともに毎日の病院でのルーティンワークに忙殺され、実際には大きく進歩する機会がほとんどなかった。この息子の死を迎えた時、私には「人命を救うことが」できないということをはっきり悟った。さらに民衆党の解散により、台湾改革のための中心的な場が奪われた。そのため私は日本に赴き研究に励む事を決めたのである。（韓 1966, pp.46-47）

医師の「中間的な」位置の変化

このようなマクロな変化にともない、新しい構造的・文化的関係が植民地における医学専門職と民族共同体の間で展開することとなった。また国家とその両者との間でも同じような展開が見られ、社会的集団としての医師を取り巻く関係論的配置の中で新しいダイナミックスが形作られた。公共的な活動の解体が行われたこの時期に、医師共同体は他の社会的集団と同じように市民社会との結びつきが抑制されただけではなく、国家との関係性が強められ、同時に彼らの職業的な市場価値は向上し、さらに台湾の民族共同体との関係においては階級緊張を深めた。さらに特徴的なのは、台湾の医学共同体は拡大する帝国医学システムにますます取り込まれ、比較的自律性が保たれていた職業的独立性を徐々に失っていったのである。その一方で資源の豊富な帝国医学システムを担う重要な一部分として、台湾の医学共同体は職業的市場を拡大していった。同時に台湾の民族共同体との関係は、逆の展開を見せている。医師たちの引き上げられた市場的な地位は他の台湾人との階級的矛盾をさらに強めるものとなっていたのだ。これらの変化する関係についての詳細な検証は、医師が置かれていた関係論的位置についての新しいダイナミズムを明らかにするものである。

拡大する日本の医学的帝国——移動しつつある境界

台湾における医療専門職は拡大しつつあった帝国医学システムに組み込まれ、その過程で植民地時代の最初の二〇年間に確立され比較的自由に保たれていた組織的自律性を放棄するという妥協をせざるを得なかった。日本の帝国医学システムが拡大するにつれ（この段階では自主的に）、台湾の医療専門職は「医学的ミッショナリィ」を果たすためのチームに編入されるようになってきた。それは後藤が描いていた科学的帝国主義が示唆したもので、医療を通じて日本の「文明」を各地に普及し、アジアにおける日本の覇権の確立に寄与するというものであった。この過程で台湾の医療専門職は帝国医療システムにおいて重要な地位を獲得してゆくのだが、同時に専門職として国家に依存する度合いを増す結果となった。帝国における日本医学システムの帝国主義性格を強調するために、私はこれを「医学的帝国（medical empire）」システムと呼ぶことにする。

台湾、日本、中国、そして東南アジア間の国境における検疫に関わる法律の改訂を注意深く検証してゆくと、日本の医学的帝国の拡大と、その中での台湾の立場の変化が浮き上がってくる。既に述べたように一八九五年に台湾が最初に割譲されたとき、台湾は日本国民の健康を害する瘴気が満ちる地域として、伝染病を防ぐために防疫線が張られ隔離されていた。例えば日本政府は一八九九年、海港検疫法を発布し、これを台湾と日本の両方に適用させ、台湾から日本に向かう航路に、その逆の航路よりも厳しい医学的な監督が義務づけられた（李 1953）。また日本に入る貨物を規制する点において、台湾は中国やインドと同じ扱いであった。これは台湾から来る船の乗客の中で見つかった伝染病については、日本の検疫局が注意深く検査し記録しなければならないという認識にたっていたことを示している（MJST, vol.5［1899］, p.97）。しかし一九〇五年の日露戦争により、多くの船医がロシア行きの船へと配分された。その結果台湾から日本へ行く船で適切な検疫手続きが行われず、日本人はこれらの乗船客が「日本に病気を持ち込もうとしている」と不満の声をあげた。総督府はこれに対応しさらなる予防策を求めた（MJST, vol.11［1905］, p.135）。

その一方で日本は間違いなく「健康地」と見なされていた。台湾から日本への船の検査が詳細かつ厳格だったこととは対照的に、その逆は緩い規則しかなかった。「感染した船」が台湾に向かう場合、日本政府は名称、状況、日本における伝染地を台湾の検疫局に「報告」するだけでよかった。したがってそれに対して特定の活動をしたという記録はない（MJST, vol.6［1900］, pp.108-109）。

しかし徐々に、検疫当局は台湾もまた「健康地」であると見なすようになり、台湾と日本の国境を監視する手を緩めるようになった。一九一一年に台湾総督府は、台湾の公衆衛生の状況は改善され、台湾船が日本に病原体を持ち込む危険性は既に存在しないとして、台湾から日本への船に乗船している船客を検査することは停止されるべきであるとしている（MJST, vol.17［1911］, pp.372-374）。そしてついに一九二二年には、日本‐台湾における検疫規則は、両方とも「等しく衛生的である」という認識を示すにいたったのである。

しかし中国、インドそして東南アジアは依然として医学的帝国が防御しなくてはならない「病地（sick zones）」とされ、危険な病気が蔓延する地域とされていた。したがって一九一九年から新しい検疫局が台湾の港湾に増設され、中国南部の都市からの乗客と乗員はそれらの施設で医学検査を受けることが義務づけられた。検疫局の職員は健康を害する徴候がないか、伝染病を起こすような感染症がないかを検査することになった。なかでも中国の南東沿岸部で起こった数次にわたる腺ペストの流行が、二〇世紀の初めに台湾にも伝染し大きな流行につながった。その結果、上海南部の全ての港から運び込まれる貨物の輸入が一九二一年の法律で一時的に禁止されることもあった（李 1953）。

インド、中国南部、東南アジアといった「病地」は検疫的に隔離されていただけではなく「治療」されねばならない地域であって、つまり「征服」の婉曲的表現で言及されている地域でもあった。台湾はこうした地域を治療／征服するプロジェクトの基点とされたのである。つまり新しいフロンティアの植民地化のために、資金と医療資源を与えるのが台湾の役割だとされた。このように日本の医学的帝国が拡大するにつれ、台湾は周辺から中央に移動し、日本の医学的帝国にとっての台湾の重要性がより広く認識されるようになった。例えば政府による統制の下で出版されていた『台湾時報』に掲載されたある記事の中で、台湾は「衛生状況の門番」の役割を果たすものとして描かれている。特に台湾は中国、インド、そして東南アジアで発生する伝染病からの脅威に対する守護番として見なされていたのである（桐林 1932, pp.34-35）。

台湾の「医学的ミッショナリィ」

台湾の医学共同体が日本の医学的帝国の一部となるのに伴い濃くなっていた国家の独裁色が、医療専門職の在り方にも影響を与えるようになっていた。台湾での日本の「医学的ミッショナリィ」は当初から、台湾人医師を自分たちより劣っているものと扱い、文明化や保護を受けるだけではなく、日本人から区分されるとしていた。台湾でコスモポリタン医学が制度化されてから二〇年がたった後でも、日本人医師は依然として、「台湾人医師は生活水準や教育レベルが、我々〔日本人医師〕とは異なっている」という理由で、民族混合の医学会（医師会）の設立には集団として反対していた（『台湾医学会雑誌』〔以下、TIGZ〕no.164〔1917〕, p.595）。

しかし台湾は日本の医学的帝国を拡大するための拠点であるという考えの下、台湾人医師は中国や東南アジアでの「医学的ミッショナリィ」に新たな一員として加えられるようになってきた。いわゆる「博愛病院」プロジェクトが、この傾向をよく例証するものである。日本は中国南部において一九一八年から、東南アジアにおいては一九二一年から「博愛病院」、つまり慈善事業のための病院を設立している。これらの病院は表向きでは中国と日本の共同事業であるが、実際は日本人によって運営されていた。後藤の「医学的ミッショナリィ」というプランによって構成されていたこれら慈善病院の目標は、「中日親善」を深め、現地の日本人と中国人によりよい医療サービスを提供することであった。（『台湾総督府事務成績提要』〔以下、JST〕vol.25〔1919〕, p.662; JST, vol.26〔1919〕, p.662; vol.26-43

〔1920-1937〕)。台湾からこれら中国大陸の病院に送り込まれた医師は、彼らのミッションをさらに明確に「〔中華〕民国の医療と健康福祉の発展を導く」(TIGZ no.290〔May 1929〕, p.533)ことだと打ち出していた。一九三一年には下条という名の医師が半国営の『台湾時報』にこの医学的な「使命」を評価する記事を書いている。中国南部の四つの慈善病院にふれ、下条医師は「病院が開設されてから〔一九三一年までに〕患者の数は三倍から八倍も増加している。その九〇%が中国人であることを見るなら、我々は我々の医学の技術が地元住民からの一般的な信頼を得たと見ることができる」(1931, p.48)と述べている。

台湾の医療資源は、このような帝国医学プロジェクトを支えるために支出されていた。そのためこれらの病院のための資金は、少なくとも一九三四年までは、台湾総督府の予算から潤沢に拠出されていたので(9)、これらの病院には台湾で教育を受けた医師が主に配属されることになった。たとえば厦門慈善病院に配属された七人の医師の内訳は日本人が二人、台湾人が五人であって、全員台湾に拠点がある医師であった。同化政策の一環として、政府はこれら台湾人の新しい医学ミッショナリィを平等に扱った。台湾では日本人と台湾人の医師は、同じ仕事なのに同じ給料ではなかった一方で、中国ではどちらも「日本人」として扱われ、民族的には日本人が高い地位を占める傾向があったのだが、台湾人医師にも同じ給与体系で同じ報酬が与えられた(10)。

台北帝国大学に医学部が設立されたことは、政府と台湾の医学共同体の間の関係が変化している事を如実に表しているものである。台北帝国大学は一九二八年に創立され、増加しつつあった台湾で生まれた日本人(湾生)の学生を主に受け入れる学校であった(呉 1992)。日本の他の帝国大学と違って、台北帝国大学は設立当初には医学部がなかった。というのも台湾総督府が、より先進的な知識を台湾人に教育することは日本のメリットにならないし、現地での医学教育には台北医学校で十分であると判断していたからである。しかし日本の中国南部や東南アジアへの関与が深まるにあたり熱帯医学への認識も増し、最終的に一九三六年には台北帝国大学に医学部が開設されることとなった。台湾でのこの専門職の最も重要な教育機関の目的や方向性は、開設当初より国家によって指示され決定されるものであったのだ。

植民地時代初期に台北医学校において植民地政府側と日本人校長との対立があったこととは対照的に、医学界の日本人指導者は専門職の教育を国家が独裁していることに対して同調していたか少なくとも譲歩していたように見うけられる。台北帝国大学医学部の教授だった小田俊郎は、「台湾における文明化の進展に加え、中国南部や東南アジアにおける［日本の］活動の展開が徐々に重要になってきた。これがとうとう昭和一一年に、台北帝国大学に医学部を開設する計画を実現に導いたのである」と回顧している。小田は医学部創立の公式の理由について理解を示し以下のように記している。「私が新しい仕事のために台北に向かったとき、中国と日本の戦争は激しさを増していた。中国での日本軍の勝利にとって、マラリアの脅威は大きな障害であった。（中略）台湾に来て、私はいかにマラリアについて無知であったかを認識させられた。熱帯医学の研究と教育に参加するために、私はマラリアについての研究から始めなければならないことに気がついた」[11]（1964, pp.91-92）。

新しく創設されたこの医学部は、中国や東南アジアに派遣されることになる多くの台湾人の「医学的ミッショナリィ」を教育した。多くの日本人と台湾人の医師たちの回想の中で、戦時中に南方への医学的なミッションを経験したことは重要な出来事となっている。このような活動についての全てを網羅する記録を手に入れることはできなかったが、台北帝国大学医学部の記録からそれらを垣間見ることができる。一九七八年の医学部同窓会の記念出版物によれば、台北帝国大学から医学調査隊や医療グループが中国南部や東南アジアに送られており、それらは一九三八年、一九三九年、一九四一年、一九四三年、一九四四年と数次にわたって繰り返されていた。そしてこうした活動のほとんどは軍との協働の下で行われたものであった（東寧会 1978）。この傾向は台湾の医学共同体が国家への従属関係を強めるかたちで徐々にその重要性と資源を増やしていった過程と重なり、植民地時代が終わるまで続いていたのである。

ピラミッドの上へ

このような状況の中、その職業的市場もこれに関連した変化を遂げた。当局は依然として、台湾の医学コミュニティを日本人医師の下に従属させようとしていたのだが、植民地当局は台湾人医師にも新しい教育や職業的機会を与えるようになってきた。従って台湾人医師はねたまれるほどの市場的な地位にあり、さらに職業上有利なキャリア機会を利用して、内部市場を改善してその立場を享受し続けた。このように継続的に職業的市場が拡大したことについて二つの記録が残されている。それは『台湾医学会雑誌』への寄稿者の経歴の変化と、台北帝国大学医学部の学生の人口構成である。

専門的な学会誌における台湾人医師による寄稿の度合いを見てみると、台湾人医師や医学生に対してのキャリア機会に変化があったことが見てとれる。一九〇二年から一九四二年の『台湾医学会雑誌』の目次を一覧表にしてみると、台湾人寄稿者が定常的に増加していることがわかる（表5と図式4参照）。台湾人寄稿者の比率は、一九三〇年以降（一九三一年と一九三二年を除いて）一三％以上を保ち続け、一九四〇年以降は三〇％以上にも達している。にもかかわらず全植民地時代を通じて、台湾人による寄稿の割合は三分の一を下回っている。これとは対照的に、一九四二年までに台北医学校または台北帝国大学医学部を卒業した台湾人卒業生は一六六一名にのぼり、日本人卒業生五九八名の約三倍である。この数字は台湾の医学共同体におけるピラミッド構造を反映している。つまり数少ない日本人医師や医学生がピラミッドの上位にあるポジションを占めており、多くの台湾人が従属的な下層もしくは劣位のポジションに留まっているのだ。一九三〇年代初期から中頃まで、ピラミッドの上部の地位が限定的にだが台湾人に開放されていたとはいえ、全体としての職業的なピラミッド構造は変わらなかった。

台湾人に与えられていた医学教育は、通常は彼らの将来のキャリア機会に忠実にならったもので、このピラミッド構造によって規定されているものでもあった。台北帝国大学医学部の創設がそのよい事例である。医学というキャリアを欲する台湾人青年にとってこの新しい学部の開設は彼らが母国で受けられる教育的機会にかなりの格上げがあったことを意味していた。一九三六年以前に台湾で唯一の医学校であった台北医学校は唯一の「専門的な単科大学」であり総合大学の教育は与えられなかった。この新しい大学の医学部は台湾の医学生にとって、台湾で総合大学レベルの教育を受けられる初めての機会を与えるものであった。しかもその教育は高い質が保証されたものであると見られていた。

表5　台湾医学雑誌への台湾人寄稿者の割合

	台湾人寄稿者	全寄稿者	台湾人の割合
1908	14	70	20.0%
1909	0	32	0
1911	12	74	16.2
1912	12	80	15.0
1915	14	99	14.1
1916	3	83	3.6
1917	2	45	4.4
1918	3	69	4.3
1919	5	77	6.5
1920	6	54	11.1
1923	3	47	6.4
1926	3	57	5.3
1927	6	63	9.5
1928	4	46	8.7
1929	7	76	9.2
1930	11	74	14.9
1931	13	119	10.9
1932	9	136	6.6
1933	24	175	13.7
1934	36	159	22.6
1935	28	172	16.3
1936	59	234	25.2
1937	37	165	22.4
1938	25	154	16.2
1939	21	145	14.5
1940	31	154	20.1
1941	45	151	29.8
1942	45	142	31.7
1944	57	175	326.

（出典：陳 1992, p.39）

ノート：これらの数には学術的論文のみを採用しており、学術活動の報告や他の雑報などは含まない。また年次が欠如しているものはデータの欠如であり、本一覧は必ずしも完全なものというわけではない。

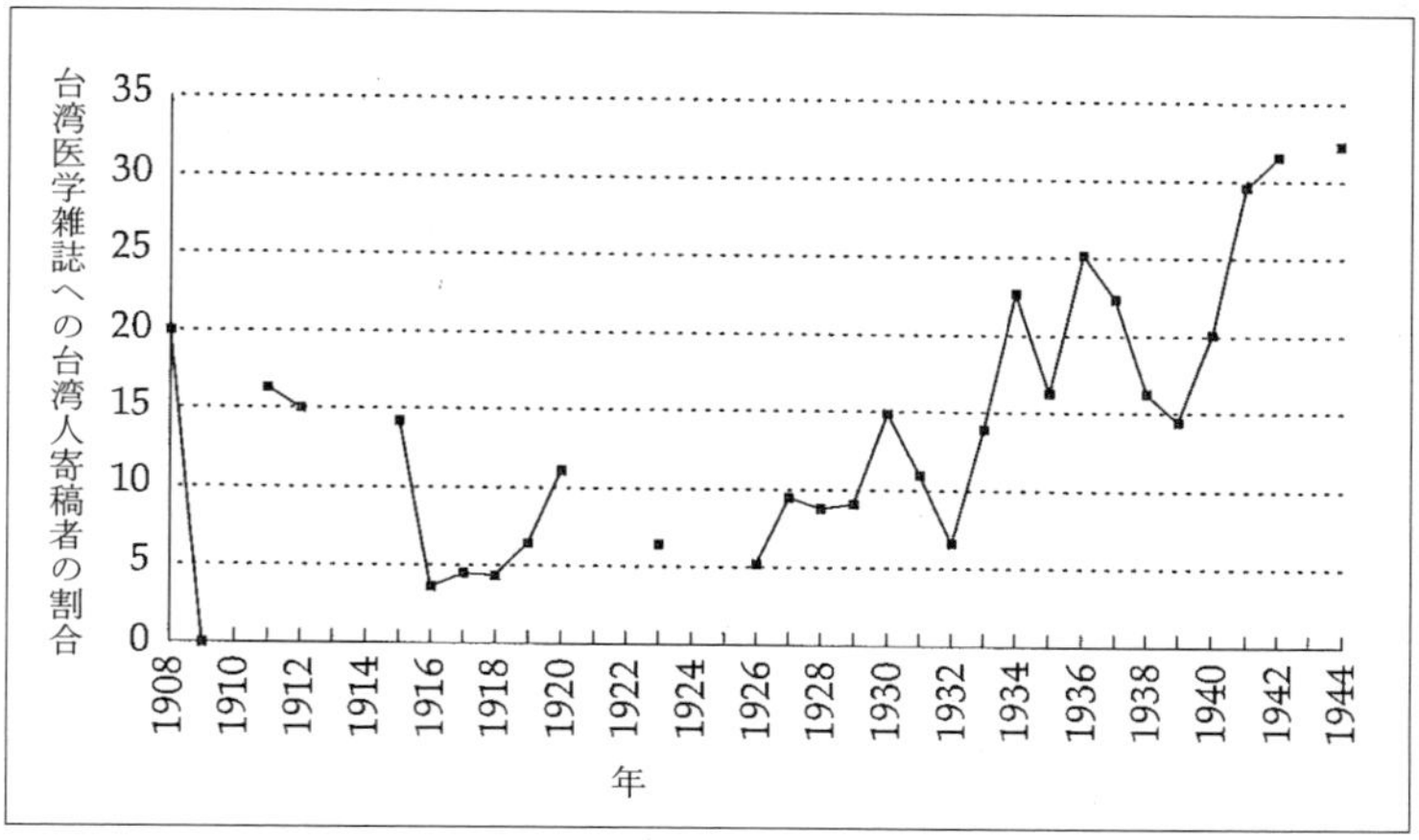

図式 4　台湾医学雑誌への台湾人寄稿者の割合（出典：台湾医学雑誌 1902-1944）

その時代についての日本人教授の回想録と当時東京帝国大学から出版されていた新聞によると、日本における一流の研究教育機関だと考えられていた帝国大学の教授に、この新設の台北帝国大学医学部で教鞭を取るために白羽の矢が立てられた(12)。帝国大学で優れた医学教育を受けられる機会は、台湾人学生にとって非常に魅力的なことであった。呉（1992）による台北高等学校の台湾人卒業者についての分析が示す通り、一九二八年の創立から日本の植民地が終わる一九四五年まで、六〇・六％の学生が医学部に進んでいる。一九三六年以前は、多くの学生が日本の医学校に進んでいるが、一九三六年以降は五〇％以上の生徒が、台北帝国大学医学部に進学している（呉 1992, pp.108-9）。

しかし一方では、このような機会が制限なしで台湾人生徒に開放されていたわけではなかった。ツルミ（1977）の分析では、「一九三六年に大学に合格した医学生四十名のうち台湾人はたった一六人だけで、医学校に残った二六五人のうち、一三六人が現地本島人であった」(Tsurumi 1977, p.124)。このような状況は植民地教育の総体としての差別的構造が生み出したものであると思われる。

台北［台北帝国大学］に志願する台湾人の問題は、入学試験では、もちろん公式にではなかったが、日本人が好まれるということで、始めからその枠は少なく、数名の者だけにしか入学の希望はなかった。日本に行く術がない台湾人は、日本に行けばもっと簡単に大学に入学できると知っていたので、不満感がたまっていった。このような状況は日本支配が終わるまで根本的には変化することなく続いていた。(同、p.124)

台北帝国大学医学部の開設は、国内での専門職市場のピラミッド構造を変えることはなかった。それはこの構造を拡大させると同時に、ピラミッドの上部における限られた地位を台湾人に開くことになった。しかし専門学術誌で見られたように、日本人は依然として優位な立場であった。この「ピラミッド」は台湾人医師の上昇志向と帝国主義的医学システムによる包摂の間での微妙なバランスを表すものである。台湾人医師は帝国医学への貢献によって国内での市場的な地位がさらに良くなるという報酬を得ていたのだが、同時に「安全な」従属的地位に留まっていたのである。

医師――現地ブルジョワジー

国家、市民社会そして医学共同体において起こったすべての変化と共に、台湾人医師と彼らの民族共同体との間にも新しい関係性が展開していた。過去には台湾人医師は専門職としての知識や自律性を民族共同体のために使用していたが、この時代の新しい「医学的ミッショナリィ」は、自らの属性が帝国のものであることを認めてしまっていた。民族共同体内での彼ら立場の唯一変わらない特徴は、彼らの階級的地位であるだろう。台湾の経済構造を考慮するとこの時代に彼らの階級的地位はさらにその基盤を強くしていたのである。

医師は彼らの階級的地位を二つの道を通して強化していた。第一に医療業務から得られる収入が、植民地化された民衆の標準からすると嫉妬を受けるほどに高く維持されていたことである（陳 1992）。さらに重要なのは医師にとって信用組合や製造業といった副業への投資が徐々に一般的なことになっていたことだ。植民地期の台湾では、医師の多くはエリート家系の出身であったので、彼らが大きな財産を相続することは当たり前のことであった。医師の多くは彼らが相続したり本業の医療業務によって蓄積した資本を投資に回していたのである（陳 1992）。医師が医療業務とビジネス投資によって台湾人の商人・地主階層や日本人資本家と経済的に競争的なポジションになっていたというほどではないが、一九三〇年代までに、医師による投資活動は、現地《ネイティブ》ブルジョワジーとされる階級としての彼らの地位を固めるためのものとなっていた。彼らの階級的地位は台湾の民衆を魅了してやまないものであり、だからこそ医学校への入学を希望する若い学生は後を絶たなかった。それは植民地期の土着資本の流動という文脈においても重要であり、以下ではそれについて考察しておきたい。

日本の侵略以前に台湾現地の資本家層は商人・地主階級を形成し、数世代に渡って膨大な財産を蓄積した（第二章を参照）。涂照彦による植民地期の台湾経済に関する研究は以下のような四つの時期にわたる商人・地主階級の変遷を描き出している。

1. 一八九五年―一九〇五年

この時期、現地資本家は外国の統治に抵抗したが鎮圧され、新しい社会秩序に平和的に組み込まれる。

2. 一九〇五年―一九一四年

砂糖産業に基盤を置く日本の資本主義がこの期間には台湾で急速に拡大する。この潮流に抵抗できず現地資本家は日本人資本家への服従を余儀なくされる。

3. 一九一五年―一九三一年

現地資本家は基本的に依然として日本人資本家の統制下にあり、従属した集団であり続ける。しかしこの集団内での内部分化が起こり始める。日本の統制権力に協力し、自身の役割を協力的な起業家だと規定する資本家が現れる。また国家主義的な運動に協力し、政治的改革を目指す資本家も現れる。この漸進的な分極化がこの時期に顕著になる。現地資本家にとっては混乱と解体の時期である。この時期はまた日本の植民地統治が、その半世紀の統治の中で最もドラマチックな変化を経験した時期でもある。

4. 一九三一年―一九四五年

一九三〇年代前半の世界規模の不景気のために、特に米と砂糖という農産物の価格が、現地資本家階級への重大な打撃となるまでに暴落する。さらに一九三〇年代の後半には兵器産業に中心を置く日本の独占的資本主義という新生の権力と、国家によって厳しく課されてきた経済統制の両方が、現地資本家に巨大な圧力を与え、彼らがアクセスできる経済的な空間を減少させていった。この時期は台湾人資本家の権力の衰退を示している。

（涂 1975, 引用箇所は中国語〔1991〕, pp.367-68）

要するに台湾の現地資本は、この四つの時期全てを通して解体され、日本人によって徐々に吸収されていったわけである。台湾人資本家の中には、短い期間（一九一五年から一九三一年の間）国家主義運動に資金を供給した者もいたが、彼らも一九三一年以降は日本人に従属させられていった。日本帝国主義が広がり続けるにつれて、彼らの経済力は減退している。植民地台湾で有力な資本家が全て日本人であったこと、そして現地人資本家階級が衰退の一途にあったことから、医師の経済的成功は台湾民衆が憧れる唯一の社会階層を表象していたのである。医師による医療やビジネス投資は台湾経済の総体にはほとんど影響を与えていなかったが、二つの理由によって、医学は社会階層を上昇するための流動性を志向する道になっている。第一の理由は、若い台湾人にとって財産が相続だけによる地主や商人より、医療や投資を通して資本蓄積を計画する方がはるかに現実的であったことである。第二の理由は、現地資本家が衰退しつつあったなかで、小規模のビジネス投資が当時は非常に魅力的に見えていたことが挙げられる。

医師の小規模ビジネスへの関与は、彼らの階級的地位に微妙な変化をもたらした。一九二〇年代の彼らの特権的な階級的地位は主として職業によるものであった。しかしこのころになると彼らの地位は資本家の役割によっても保たれるものとなっている。以前、彼らの階級地位を守るための唯一の戦略は希少な技術に対する統制を維持していくことであったのだが、今や彼らは資本をも使いこなしている。このように医師と台湾一般民衆の経済格差は広がり、超えることができないものになってしまった。医師は台湾における現地ブルジョア階級を形成するに至り、その地位に到達したのである。

「医学は私の妻であり文学は愛人である」
——沈黙させられ分割されたアイデンティティの語り

これらの構造的変遷のプロセスで、「国家の医師」というアイデンティティの語りは崩壊した。一九二〇年代とは違い、職業集団そして一般人の言説で医師のアイデンティティが語られることはほとんどなくなっていた。「国家の医師」の語りは沈黙させられ、ともすると忘れ去られたように思われる。

『嘉義医師会雑誌』（この雑誌でのアヘン論争に関しては第三章参照）は、この時期の号が少数だが残存しており、台湾人医師のアイデンティティの語りの変化を例証することができるものである。それを見ると一九二〇年代にあったような医師の社会的アイデンティティについての活発な誌上での議論とは対照的に、この時期の機関誌はこの種の議論をほとんど掲載していない。入手可能なこの雑誌の四号分（それぞれ一九三四年三月、九月、一九三五年六月、一〇月の各号）の中で、一つの記事が医師のアイデンティティの問題に触れているだけである。

沈黙を破った唯一の記事は、一九三四年九月に出版されている号に掲載されているものである。そこでは医師が「国家の医師」という語りの伝統を喪失していることに注目し、それを嘆いている。「医学についての同時代的視点」というタイトルをつけられたその記事は、この伝統を「医学の権利（医権）」という用語を用いて描いている。そもそも医師の共同体に与えられたケアする者という役割には、特別な信用や敬意がこめられていたという。しかしこの記事の著者は、「時が経つに連れてかつては一般大衆が医者においていた信頼が徐々に失われているように思える。その代わりに現在一般大衆は医者を商人と同じように見る傾向にある。（中略）結果としてヒューマニスト的な実践という職業集団のミッションを果たすことができなくなってしまい、医学の権利（医権）はそれに伴って蝕まれ、民衆は医者への信用を失っている」（p.22）と論じている。しかしこのような医者の社会的役割についての公的な議論でさえ、彼らの失われた伝統を修復するためのアジェンダを提起したわけではない。過去には多くの医師会や医者が公言していたように、医学と国家の間に特定の様式の関連性があるという主張と対比すると、この記事は以下のように、共同体のケアテーカーという理想を宗教的な含意をもつ非政治化された未熟なメタファーに投影したにすぎないものだった。

我々に患者を治療し命を救う力を与えたのは近代文明と科学である。その結果人々は我々を信頼し、生き仏とさえ崇められたのである。（中略）私たちは医学倫理を生き返らせる義務がある。

（中略）そして（我々の職業集団の中にある）乱脈な利己主義に批判の眼をむけねばならない。（中略）そうすることで我々は再度、何十万という家族のために、生き仏として奉仕することができるのだから。（p.24）

モラル的な関与の感覚が「何十万という家族のための生き仏」というアイデンティティのメタファーに表れているのだが、医学共同体がもっていた台湾民族共同体へのつながりと、政治へ関与することについての古くからあった記憶は消滅しているのである。

この消されたアイデンティティの語りの中に、医師の社会参加の遺産の断片がまだ残っている。しかしそのような断片は、かつてこの共同体によって力強く表象され統合されていたアイデンティティではもはやなく、むしろ医師によって演じられる、部分的で分断された役割を示すものにすぎなかった。例えば『嘉義医師会雑誌』からは、この雑誌を支えた集団の中に文学に興味を示す者が存在していたことが分かる。この雑誌の各号には、学術報告（一号について平均五本程度）や、日本や台湾で決定された新しい職業規定についての報告（特にコメントは含まれていない）に加えて、短いエッセイや漢詩といった文学作品がいくつか含まれている。文学的関心はこの専門家集団による刊行物の特徴となってはいたが、それは医師の役割に関連したものではなかった。もしそのような試みがあったとするなら、文学に関心をもっていた医師は、同時期の有名な中国人医師・作家であり、一九二〇年代に『台湾民報』でたびたび作品が出版されていた魯迅と彼ら自身を比較していたはずである。また以前に台湾医学会によって提示されていた孫文と国家の医師のアナロジーも想起されるはずである。

個々の医師の経験はこの集団レベルのパターンと一致するものだった。例えば本章で議論した医師・作家である呉新栄は日記の中で開戦前の数年にわたって、文学上の友人との活動や会話に多くのページを割いている。彼はまた医院での患者の病状を綿密に追跡し、医療実践を改善しその幅を広げる計画を立て、そして時折、医師会での活動にも言及している。それにもかかわらず彼はこれらの活動の間にあるはずの関連性については何も書いておらず、彼の人生の異なった次元として、それらを二つの並行した語りに収斂させている（呉 1981）。呉は一九二〇年代に『台湾民報』の編集者であり有名な医師・作家でもあった頼和に敬意を払うため、頼を「台湾の魯迅」と呼んでいたのだが、このような頼についての個別の事例以外では文学と医学の関連性については特に詳しく検討してはいない。呉自身が医学と文学を別々のものとして維持し続けたことは、彼による有名な「医学は私の妻であり、文学は愛人である」という言葉によっても明らかになっていると言えるだろう。

満州事変と日中戦争の間に、国家は台湾市民社会における社会運動を解体していった。しかし医師は特別扱いを受けていて、植民地医学の展開を可能にするために国家によってますます動員されていた。つまり台湾医学共同体の専門職としての自律性は、その目的と方向性を具体化するうえで国家による規制に譲歩していたのである。その一方でこの専門職と国家のつながりが、この専門職の市場が拡大することを下支えしていた。その間新たな経済的な潮流が医師と台湾一般民衆の間の階級的差異をさらに拡大させていた。医学専門職と台湾人共同体の間にあった文化的な繋がりも弱体化した。国家と民族的共同体、医学的共同体の三者の間で生まれた新しい関係は、それまでと異なる新たな相互の配置関係を構築していた。医学共同体は台湾人民族共同体との古くからのつながりを失っていくにつれて、国家とのより強いつながりを発展させていった。この新しい一連の関係的配置の中に位置づけられながら、この専門職は集団的アイデンティティの語りを展開することはなかった。医療専門職は沈黙し、ただ分散した言説を残しただけであった。

専門職の形成を他の社会的カテゴリーとの交差の中で文脈化しようとする私の観点から見ると、これらの新しい発展は専門職がその民族共同体から引き離されてきた過程を表している。本章ではこの変容に国家による操作があったことを追跡してきた。つまり専門職の「脱民族化（de-ethnicization）」は高度の政治的な産物であったということを証拠に基づいて示してきた。医師集団の解体と「脱民族化」の原因となった構造的結合はこの歴史的時代に特有のものであった。この歴史は、専門職の「非民族的（non-ethnic）」なイメージ（この問題に関しては「無性的（asexual）」イメージ）が自然のものではなく、問題としてとりあげる必要がある一般的課題であることを提示しているものでもある。我々は専門職の社会的形成が、しばしば特定の民族的、人種的もしくは階級的共同体に根づいて発展することや、それらから引き離される過程があることなどを認識する必要がある。これらの過程についてのより完全な理解を伴う時にのみ、我々は専門職についてのより複雑な歴史社会学に到達することができるであろう(13)。

蔣謂水が語ったように、医師が社会を治療する「臨床的診断」の論調は大きな説得力をもった。彼の議論は多くの医師の社会的関心と医学的関心の間にある特定の構造を見出したものであり、それらの間を架橋するものだった。それゆえ彼の提唱した「診断」は、この新しく錯乱した時代には解体されていくものだった。そのかわりに呉新栄の語った「医学は私の妻であり、文学は愛人である」という言葉が、この時期の医師たちの分散したアイデンティティをうまく要約するものとなっている。植民地台湾における公衆概念の解体の時代に、医師たちの民族と科学（医学）というハイブリッド・アイデンティティは、「愛人」という比喩にあるような緩やかな不義の雰囲気を包みこんだ空気を吹き込まれ、最終的に不安定で謎めいたものになってしまった。そしてこれらの変化の後に、このハイブリッドの中に普遍的にあったはずの創造性と抵抗の潜在的な力を想定することもすでに不毛になってしまったことが示されている。医師の反植民地主義が解体され、その中間的なあり方が帝国医療システムに組み込まれるものへと変質していくプロセスを見ることは、植民地的ハイブリッドをポストコロニアル的に賞揚することに対して鋭い警告となっている。これらの二つの異なるハイブリッド・アイデンティティを比較することはある課題を我々に投げかけることになる。それはこのようにさまざまに異なるハイブリッドの力と形をどのように理論化すべきなのだろうかという課題である。

第五章　医学的近代主義者（一九三七—一九四五）

一九三七年の日中戦争の勃発は、植民地台湾を皇民化時代へと導いた。それは植民地主義と専門職の相互作用にも新たな段階となった時代である。皇民化時代、もしくは国家主導による集中的な同化政策をとった時代は、日本の植民者が帝国内の民族的な境界を侵食しようとした時代であった。このような状況において、植民地国家は台湾人医師を日本帝国の医療制度に徹底的に組み込もうとした。そして中国と東南アジアにおける植民地拡大の道具として彼らを動員したのである。民族集団と医学集団の両方に対して集中的な日本化を行った国家の努力によって、台湾人医師の構造的な位置づけとハイブリット・アイデンティティは根本的な変容を受けた。

この章ではこの時代に医師を取り囲んでいた関係論的な配置の変化を分析し、医師が新しい環境でどのような経験をし、それらにどのように関わってきたのかを議論してゆく。この時期、医師と医学生は「医学的近代主義者」アイデンティティと呼ぶべきものを展開している。専門的な経験に基づき、彼らは台湾民族の特殊性を放棄し、ヒューマニズムと合理性によって普遍的だと考えられているものを彼らのアイデンティティとして採用してきた。しかし民族の妥当性はそれ程容易には消滅しなかった。そのため近代主義者としての語りは階層化されたカテゴリーの中の緊張関係に置かれており、霍乱されがちなものであった。これまで注目されてこなかったこのことは、日本帝国主義における民族関係、より一般的に言うと民族構成における文化の位置づけを理解するための重要な含意をもつものである。

「皇民化」——国家主導による集中的な同化政策

強制的な同化政策の時代は、台湾人民族集団と日本植民地国家の関係に劇的な変化を招くものだった。これらの変化を理解するために、日本の同化政策のイデオロギーについて短く振り返っておこう。初期の段階から、日本の同化政策は日本植民地主義の両義性によって特徴づけられものであった（Peattie 1984; Robertson 1995）。人種的・民族的に関係性が強いとされたアジア帝国の植民者として、日本は、被植民者は「完全なる日本人ではないが、日本人になる可能性がある」と主張していた（Tsurumi 1984, p.274）。そして究極的には「植民地的優位性と支配の戦略として、日本という国家は文化的な差異を吸収し、再適応させ、中立化することができる柔軟（フレキシブル）な性格をもつという想定の下、プロセスとして（同化政策が）定義されて」（Robertson 1995, p.972. 強調は筆者）いた。この「柔軟な日本らしさ」は、人種的にも文化的にも日本人と似ている被植民者によって容易に吸収されると想定されており、最終的にはアジア中にこの「日本人らしさ」が自然に広がることが期待されていた。しかしロバートソンは同時に、「日本人になること」の過程は根本的に両義的で矛盾するものであったことも指摘している。この同化主義者のイデオロギーは日本のさまざまな植民地で広く実践されたのだが、現地人社会に浸透していくことに失敗していた。日本化の過程は「支配者たちと現地住民の身体的同一性（physical idenntities）を強調」（Peattie 1984, p.41）することだけに成功していた。このように同化政策は、帝国の内部的なヒエラルキーに関する日本の権威に、深刻な問題を投げかける結果となった。さらに日本人らしさについての純粋性を維持するため、植民地主義者たちは被植民地者による「汚染」に対して自らを守る必要があった。

帝国日本の拡張を駆動することと、「日本人らしさ」の純粋性を守る必要性の間にはさまざまな緊張が発生した。これらの緊張は、アジアでの戦線が拡大した後、特に厳しくなった。「戦争の圧力は植民地での全ての資源と人材の全面的動員を要請するものであった。しかし被植民者による植民地母国への心からの忠誠心なしには、このような動員は達成し得ないものであった」（Chou 1996, p.42）。被植民者の間での日本化の効果を根底的に深めるため、日本の植民地政府は植民地である台湾と朝鮮において、一連の集中的な同化政策、すなわち皇民化運動を展開したのである。[1]

台湾において、日本政府は現地人のエスニシティを完全に規制し再構成するためにさまざまな手段を用いた。皇民化政策は国語運動や創氏改名、現地の宗教と社会慣習の改革などを含んでいて、これらは台湾文化の明徴性を削減させることを目的としていた。皇民化運動の第四のプログラムは軍事的な徴用（志願兵）キャンペーンであって、それは同化の背後に隠された戦時目標でもあった。このような皇民化政策の下、台湾人は日本語だけを話し、日本式の名前を名乗り、神道を信仰することを強要されていた。名前、言葉、宗教のような文化的な特徴は、まさに台湾の民族的アイデンティティの媒体でありその確固とした表明であった。国家は皇民化によって強圧的に台湾人コミュニティの文化すなわち民族的アイデンティティを根絶させ規制しようとした。

このような取り組みに伴い日本はまた、民族間の不平等を縮めようとした。例えば家庭内で日本語しか話さないことが証明された台湾人の家族には、「国語家族」と記されたバッジが「授与」された。この肩書きを得た家族は「比較的良いとされる学校に入学したり政府や公的な組織での雇用の際により有利になったりする機会」(Chou 1996, pp.52-53) を与えられた。戦争の末期にかけて日本はこのような台湾人の地位を格上げするための政策を実行した。例えば台湾の日本政府の役人はボーナスとして基本給の四〇~六〇%を定期的に受け取っていた。この期間には台湾人の役人も給料の三〇%の追加を受け取り始めた。一九四五年の日本の敗戦の数ヶ月前には、東京の中央政府は台湾人と朝鮮人に衆議院議員選挙に参加する権利を与える一連の法律を通過させている(黃 1989, pp.187-188)。

台湾人の民族性を完全に規制することを目的としたこれら試みは、実際の効果に一定のバリエーションがあった。ある研究はそれを次のように述べている。「宗教的な神道への改宗政策は最も受容されにくいものだった。創氏改名政策も少なくとも始めのうちは台湾人の間で不人気だった。『国語』運動については、皇民化運動の時代に『日本語の話し手』となる人口が急速に増加した事はある程度の成功の現われだったと思われる。若者を対象とした志願兵政策は、若者の間で熱狂を引き起こした」(Chou 1996, p.67)。これを朝鮮のケースと比較すると以下のようになる。

各々の皇民化政策に対する朝鮮の反応はおおまかには同じパターンを辿っている。しかし朝鮮人は各々のケースにおいて、しばしば台湾人より多くの抵抗と少しの追従を示している。日本植民地史の研究者はかなり前から気づいていたが、台湾と朝鮮の植民地経験は支配者と被支配者の関係において異なっていた。朝鮮は台湾よりも暴力的で混乱に満ちていた。皇民化運動の研究はこのような印象を実証する手助けとなる。(Chou 1996)

一般に皇民化政策は植民地国家と台湾人コミュニティの関係性を決定的に再定義するものであった。それ以前は支配を単純に押しつけていただけなのに対して、皇民化政策は民族集団のアイデンティティの変容を目的とし、台湾を日本国家へと吸収すること、そしてその特有の性質を消滅させる事を狙っていたのである。

戦時医療——国家への奉仕者

医学の完全な政治化

第四章で論じたように、非常に政治的な色彩が強くなってくる皇民化時代へと続くこの時期に、台湾の医療コミュニティは日本の東アジアの医学プロジェクトの中で徐々に重要な位置を占めるようになってきた。一九三〇年代まで台湾は、帝国医療のフロンティアにおける警戒区域であり、またパイオニアであった。それ以降、日本の熱帯植民地獲得の野心が増大し、大東亜共栄圏構想にともなってそれが実現化されてゆくにつれて、台湾の重要性は増していった。台湾の熱帯医学研究所の下條久馬一は、台湾が熱帯にあることが熱帯の生態学や人口動態学にどのように貢献してきたか、そしてそのような知見が東南アジアへの日本人の移民に対する帝国的な政策にどのように役立ってきたのかを説明をしている。下條によると「わが国で唯一の熱帯」（1942, p.67. 強調は著者）である台湾は、すでにエキゾティックな「他者」ではなく、日本帝国の統合された一部分であるという。そして台湾と日本との「差異」は、日本の中国南部と東南アジアへの植民地化の計画にとって重要なものであることがわかり、厄介であったものから資源へと格上げされてきたというのである。

台湾の医学コミュニティは徐々に南方植民地へ医学的ミッショナリティを送るための基地になってきた。それは病に冒された身体を治療するという責任を果たすだけではなく、日本の医療イデオロギーをこれらの地に普及させることで植民地の身体を「治療」しなくてはならないというものでもあった。台北帝国大学医学部の教授であった森下薫は、一九四二年に『台湾時報』紙に掲載した「熱帯衛生」という記事で、いわゆる「共栄圏厚生ブロック」と呼ばれる領域を監督する行政センターを台湾に設置すべきであるとしている。森下は「東京はそのために適切な場所ではあるのだが、台湾はより実践的な場である。（中略）台湾は大東亜共栄圏の中心に位置しており、日本的な世界観と熱帯的な特徴の両方を合わせ持つ位置にある」と論じている（1942b, p.54）。やはり同紙で一九四二年に出版された別の記事でも、森下は開戦以降医療の政治化が進行していることについてコメントをしている。それによると台湾は、帝国経営の「医療的」側面についての中心的な役割を果たす場であり、帝国建設の「政治的」側面でも台湾の重要性は増しているという（1942a）。森下は一九四二年に東京で熱帯医学の論文集を編集しており、その中で彼は、台北帝国大学が「日本の南方進出の拠点」であると宣言している。この主張の根拠として、この論文集に収録されている一一の論文の中で八つが台湾で活動する医師によって執筆されていること、そしてその内七名が台北帝国大学の教授であることを挙げている。これらから植民地帝国における台湾の医学的・政治的な重要性を結びつける以下のような定式が立ち現われてくる。「台湾＝熱帯医学研究の中心＝日本の南方進出の拠点[2]」（太平洋協会 1942）。

戦争の継続に伴い、台湾の医療コミュニティに対して全面的な国家統制を行う政策が展開し、医療の政治化が加速した。日本政府は一九三八年四月一日に国家総動員法を宣言し、帝国の実践を展開するための一連の法律と規制が施行された。台湾の医療コミュニティはこれらによって徐々にだが完全に、「国家総動員」の傘下に収められた。台湾人医師であり医学史研究者でもある李騰獄はこの時期の医師についての規制に関して詳細な検討を行っている（李 1949）。このような規制は以下のように医師の生活の様々な面に及ぶものであった。

1. 一九三八年に施行された自己報告の義務化。この法は全ての医師、歯科医師、薬剤師そして看護婦にたいして、戦時医療プロジェクトへの参加候補として政府に登録することを要請したものである。一九四一年には関連する二つの法が施行され、医療従事者の徴用についての手続きが定められた。

2. 一九四一年の台湾奉公医師団の結成。このグループは一九四三年に再編成され、台湾医師連盟と台湾歯科医師連盟という二つのグループとなっている。これらのグループは戦時中の他の多くの「奉公」組織と同じように、戦争遂行のために国家が社会的資源を支配し動員する経路を提供するものであった。これは植民地期を通じて初めて台湾人と日本人の医師が民族の壁を越えた医師会を結成した最初のケースでもあるが、基本的には日本側によって運営をされていた。台湾人医師は開業医であれ公的な機関で働く医師であれ、とりあえずは民族的な差異を超えたのだが、日本人に支配されている組織によって監視と制御を受けることになった。

3. 東南アジアへの医師の派遣。これは一九四三年に開始され、多くの台湾人医師が通訳もしくは軍医として東南アジア送られた。

4. 防空医療団の形成。一九四四年に形成されたこれらのグループは、台湾全島で空襲に備え医療を行うために結成された。[3]

総督府が毎年刊行していた『台湾総督府事務成績提要』は、これら動員の方策について詳細に記録しており、上記に加えて三つの側面を記述している（JST, vol.43-47, 1937-1941）。まず総督府は戦争開始以降、各地の検疫所に台湾への入港における検疫と検査を強化するように勧告している。これは中国からの疾病と化学兵器の流入を防御するために必要とされた手立てである。第二に東京からの方針に従って、総督府は「国民衛生の改善」というキャンペーンに乗り出した。そのため台湾各地の保健所はさまざまな講習会を開催したり、「銃後における国民の身体を壮健にするための国家政策」を進めるための政策を立案する使命を果たさなくてはならなかった（『国家総動員下の健康週間』1939, pp.187-188）。第三に総督府は中国と東南アジアでの慈善病院の活動を支援し続けた。これらの病院は日本軍の健康状態を前線で維持することが期待されていただけではなく、医療サービスを提供することで現地人を懐柔する役割も担っていた。

戦争が勃発し、実際にこれらの法律や規制が正当化されるにつれて、総督府は台湾の医療コミュニティの完全な統制を確立することができた。医療の完全な政治化は、医療専門職が植民地期の前半に到達した相対的自律性と組織的許容力を大きく削減させることになった。医療は最終的に植民地国家に回収されることになったのである。

国家の健康（the Health of the Nation）に関する言説の変化

「国家の健康」を再定義することで、国家による医師の動員がさらに完全なものになっていった。台湾が日本の医学帝国に統合されるにつれて、現地人医師は「国家の健康」に関する問題について、国家官僚によって徐々に沈黙させられていった。一九二〇年代と一九四〇年代の歴史的文書を対比するなら、この間で台湾における「健康」についての言説には驚くべき差異が明らかになっている。一九二〇年代に台湾人はまだ異質のそして劣ったものとして考えられていた。この頃現地人医師にとって、この島の健康状態を定義することは自由であった。一九二〇年代の台湾人医師は比較的自律性を享受していたなかで「国家の医師」という集団的アイデンティティを発展させており、彼らの目的は台湾の人々の役に立つことであった。彼らは医療サービスを提供し、改革主義的な運動に参加しており、台湾の肉体（物理）的・社会的な病弊の両方を治癒することを約束していたのである。しかし一九四〇年代までに台湾の人々が十分に「日本人の相貌（Japanese look）」を獲得して、台湾における熱帯医学が他の地域の日本化を進めるための力を持つとされるようになるにつれて、台湾の公衆衛生についての定義は、日本帝国の健康言説に取って代わられるようになる。医学によって奉仕される社会的身体が、民族共同体（台湾という国家Nation）から、帝国へと転換させられるのである。

公衆衛生と帝国の健康の同一視は、台湾社会におけるエスニシティに対するイデオロギー的枠組みを深部から変容させるものであった。前述したような「公式（定式化）」（台湾＝熱帯医学研究の中心＝日本の南方進出の拠点）は、台湾を日本帝国に統合された一部分であると定義するものであると同時に、また台湾が中国と人種的・民族的な結合があることを示唆するものとしても機能していた。中国は敵の地であり、同時に疾病の根源でもあった。台湾はその中国に対して自分自身を守らねばならなかったのである。台湾総督による一九四一年の年次報告は、中国からの外敵の侵入と病気の侵入との類似を以下のように描いている。

日清間での抗争が激しくなるに連れて、我々の島（台湾）は経済的にも軍事的にも重要になってきている。したがって我々の島と中国南部との交通は、かつてないほど頻繁になってきており、この島の健康状態に重大な衝撃を与えている。それに対応して、我々は台湾においての健康政策と対応策の改善を試みた。（中略）そして今年、コレラや腺ペストといった、たちの悪い病気の侵略を何とか防ぐことができた。（JST vol.47［1941］, pp.620-21. 強調は著者；JST vols.45-46［1939, 1940］も参照）

台湾の中国とのつながりを断ち切ることによって、植民地政府は「我が臣民（帝国臣民）」（our people）という台湾人の新しいイメージを徐々に形成していった。台湾で日本当局は戦争期に、戦前の用語である「本島人」と対比して、台湾人のことを繰り返し「我が臣民」と呼んだ。これら戦争期の公式の言説は迅速に、ともすると意図的に、特に定義を与えることなしに台湾人と「我が臣民」を同一化しながら、植民者と被植民者の間の境界線を消し去ろうとしていたのである。(4)

この時期の帝国での「国家の健康」に関する新たな言説は、女性の意味にも変容を与えていった。「国家の健康」についての公式の戦争プロパガンダは、強固な人的資源の必要性を強調していた。この必要性に導かれ、新たな医学言説における中心的テーマとして、再生産（出産と子育て）活動が急速に浮上してきた。「低迷する人口増加率と徴集兵の脆弱な体格への懸念が、政府を出生率増加政策へと駆り立てた」（Uno 1993, pp.299-300）ので、国家は母親の受胎能力と幼児の健康に注意を向けるようになっていく。日本では産児制限運動への政治的な弾圧が一九三八年に行われ、それに続いて一九四〇年には国家による優生主義的な法案が成立している。この法案は母体と再生産活動を管理するため、より攻撃的なものとなっている（Uno 1993, p.300）。日本でも台湾でも、女性は活動的で多産な子どもの産出者・育成者として国家に奉仕するために、公式に動員されていたのである。[5]

家庭での女性的身体の医学化は、前線へ女性をケアティカーとして徴用することと同一歩調をとっていた。軍部が一九三七年七月に台湾人男性を軍属として徴用し始めた時、台湾人女性も従軍看護婦として徴用され始めていた。この時代の比喩に、台湾人の若者が桜の花になりたいと思うのなら、台湾人女性は「大和なでしこ」、もしくは良き立派な日本女性になりたいと願っていたというものがある（Chou 1991）。これら従軍看護婦は「軍国の婦人」と考えられ、最前線の兵士たちをケアすることによって、国家の健康を保証するとされた（「祖国の花嫁」、『台湾総督府臨時情報部部報』1931, p.1）。彼女たちは国家の兵士たちの母であり姉妹であるとされ、「祖国の花嫁」として前線に赴いたのである。「国家の健康」についての発言権を失って、台湾人医師は台湾社会における民族的・ジェンダー的な役割を定義するための仲介的な機能《エージェンシー》を剥奪されてしまっていた。ファシズムに関する研究が示すように、国家による民族、性またはジェンダーの専有は、しばしば公と私の区別を抹消させる前兆となる（Berezin 1996）。植民地主義の文脈において、この抹消は、植民地的な力が現地人の生活の内面的な領域へ最終的に浸透した瞬間を示しているものである。

プロフェッション内部での域内市場

一方で医学の政治化によって、台湾人医師は医学共同体の内部でのキャリア機会が広がっていた。国家は中国南部や東南アジアでの日本の拡大のために、新しい医学プロジェクト、特に熱帯医学に関するプロジェクトを始動し巨額の資金を供給していた。台湾でも新しい教授陣が日本から配属され、熱帯医学を研究するための新しいポストが加えられていた。

熱帯医学に関連する仕事に加えて、台湾人医師のために新たなチャンスが作られていた。先に説明したように、台湾人の医学共同体は頂点の地位を占める少数の日本人と、底辺の地位を占める多数の台湾人というピラミッド構造が存在していた。時間の経過と共に、台湾人学生や医師はピラミッド構造の内部をゆっくりと上へと登っていったが、戦争によって医学共同体の台湾人メンバーによるこの上方への流動性は一気に高まることになる。軍部が台湾に居た日本人医師や医学生を徴用し始めた後、彼らが残した空になったポストは台湾人によって埋められることになったのだ。なぜなら台湾人は、正式には一九四五年まで徴用は受けなかったからである。[6] 医学制度の中での多くの中級、上級の地位は、日本人がその地位を占めるための優先権を維持してはいたが、台湾人にとっても着任することが可能なものとなったわけである。

台湾人医師へのインタビューの中で明らかになったのは、この時期に専門職における職階を上昇させるチャンスが増えていたという変化に彼らが気づいていたことである。例えばFと呼ぶ台湾人医師に、戦争期の彼の経歴についての質問をした。そのころ彼は、自身や台湾人の同僚が、日本人の「代役（substitutes）」を果たしていたのだと、以下のように表現している。

F——それは戦争中のことだった。私たちは代役のようだった。代役。私の言っている意味がわかりますか？（中略）日本人はすべて徴用され、台湾人は徴用される必要がなかった。日本人はすべて戦争に行き、病院は機能しなかった。だから私たちが代役となったんだ。（中略）卒業した後、私は台北帝国大学の外科に加わった。過去には台湾人の外科医はほとんどいなかった。おそらく大きな都市に一人か二人だったろう。その年（私が外科部に加わった年）が始まりだった。でも私たちは給料を全くもらえなかった。台北帝国大学にいた六、七年間、私は給料無しだった。それは「無給助手」と呼ばれていた。

ロー――給料をもらっていた助手もいたのですか？

F――有給の地位はすべて日本人に取られていたんだ。（中略）けれどとにかく、その年、私たち約一〇人が外科に加わった。そして私たちはみんな研究を行う機会を手に入れた。（中略）それで私たちの教授は一〇人以上の学生を指導したんだ。結局そのうち約一〇人が博士になった！　一〇人もだよ！

ロー――それであなたたちは無給助手として外科で働いて、同時に、指導を受けながら研究をしたのですか？

F――その通り。それはそんなに楽なことではなかった。事実、もし日本人がほとんどみんな動員されていなかったら、我々台湾人は、どうやってそんな貴重なチャンスを手に入れることができただろう。(7)（同様の例は、林天佑 1983. また林彦卿による未刊の手稿も参照）

このように、良いポストは依然日本人のために確保されてはいたのだが、台湾医師や医学生は、戦争によって増加した研究のための機会を享受していた。そこでは差別はあったものの、台湾人は専門性を以前よりも深化させることができた。それゆえ彼らは「代役」になる機会を喜んで受け入れていたのである。[8]

私の情報提供者が、彼自身をそして彼の台湾人のクラスメートたちを「代役」として描写することを選択したのは偶然ではない。語られてはいないない「皇民化」精神の中で、彼らは「真の日本人」の代役として考えられていた。先に引用したインタビューの中で、システムが彼らをどのように組み込んでいったかをFがよく理解していることは明らかである。しかし「代役」が意味するもう一つの層が存在する。医学共同体内の台湾人学生や医師は、彼らの専門的活動を通して徐々に帝国に組み込まれていくにしたがって、彼らの民族的アイデンティティの代役として、非可逆的に専門職アイデンティティを採用するに至った。この時期の医学共同体内での彼らの経験は、このことを如実に表している。彼らのアイデンティティを彼らの専門職に関連づけるためには、彼らには彼らなりの闘争があったことを以下で論じてゆく。

「変幻自在な（protean）近代性」——「皇民化の医師」のアイデンティティの物語

日本帝国が台湾のエスニックコミュニティに完全な規制を課し、医学専門家を帝国の制度に統合しようとした時、現地人医師は彼らのアイデンティティをどのように表現しようとしたのだろうか。更に踏み込んでみれば、彼らは同化した現地人の医師として、どのように社会集団としてのアイデンティティを作りあげたのだろう。

医師は前の時代から発展してきた集団としての意識を維持してきたように思われているのだが、皇民化時代には彼らの集合的なアイデンティティが明確になるような痕跡はほとんど残っていない。彼らの自主的な組織（例えば地域医師会）のほとんどが解体され、国家主導の組織に取り組まれた時、集合的なアイデンティティの語りを展開し記録する社会的な空間は根本的に廃絶させられていた。個人による主観的な認識以外で、集合的な声明や文化的な生産物を集団で共有するための社会的空間が廃絶させられたことは、集団にとっては共通のアイデンティティの分解を示すものである。

だからこの時代を観察するために歴史が私たちに残したものは、医師に共通のアイデンティティが「生成されようとするところ（in the making）」だけである。この前の時代の強い集団意識の遺産によって、多くの医師と医学生は、個人による語りと小集団での議論によって、医師の社会的な役割の意味づけを考察していた。小さな「水面下のネットワーク」についての医師個人による語りには、アイデンティティ形成の痕跡が見られる。このことは、集団的なアイデンティティ形成の過程が存在していたことを示している。しかしこれら個人的な語りを一体化し安定させるための集団的な媒介物（collective agents）となるものが欠落していたことにより、決して公的にも表明されることはなかったのである。(9)

皇民化時代の医師の集合的なアイデンティティを記録することは困難な試みであるのだが、私は一九三七年から一九四五年の間の医師の状況を記憶している情報提供者を探し、これら医師の語りに共通のパターンが見出せないかどうかを検討してみた。いくつかの場合においては共通なパターンは現れてこなかったのだが、私はこのような語りの欠落もアイデンティティ形成過程の一部として扱った。この過程で私はひとつの重要な水面下のネットワークである「杏《あんず》」会という医学生たちの勉強会の存在（と同名の同人誌『杏』の存在）を突き止めることができた。これについては未刊行の資料のいくつかを発見し、メンバーからの詳細なインタビューを得ることができた。『杏』は、限られた社会空間の中で台湾人医学生による共通の語りを表現しようとした試みの重要な記録となっている。

これら筆記や口述資料の存在は、この時代の台湾人医学生や開業医が、一九二〇年代の先駆者と同様に、近代主義的な専門職の文化を持ち続けていたことを示唆している。しかし近代性が彼らの民族集団をエンパワーするという考えに代わって、近代性という概念が、民族性への関心を中心からそらすための正当化に使われている。この時代の若い台湾人医師と医学生は、普遍的な真実と善に向かっての進歩という近代性の約束を信じていた。だがそうすることにより、彼らはたとえ一時的にしても民族的アイデンティティというわずらわしい課題を回避することにもなっていたのだ。

これら医師はほぼ一様に、自らの専門領域は究極的に近代的（現代的）なものであるという認識を示している。近代性の条件と帰結についてはさまざまな解釈が成り立つという見方とは対照的に、これら医師の語りは、この時代の彼らの間には「近代」なるものについてのひとつの共通の解釈が存在していたことを強く示すものである。つまり彼らにとって「近代」とは、人間生活が合理的な思考と行動によって継続的に改善され得る理想的な状況を表すものだと考えているのである。合理性とヒューマニズムという二つの主なテーマが、「近代的」な専門職である自らの経験についての解釈を一貫して構築しているものである。

例えば林天佑の自伝は典型的な例となっている。彼は医学が「合理的」だからという理由で、職業としての医学を選択したと記している。林は「植民地下において教師は支配者の道具以外の何ものでもない」ということに気づき、教師の資格を得ることが出来る台北師範学校を退学している。そしてその代わりに、医学は「物事についての合理的で客観的な分析の方向性」(1983, p.4) についての考えを涵養できるという理由で台北医学学校に入学している。林の言葉は、医学は政治的な操作から自由な、究極的に合理的な学問であるという信念を示している。

他の医師の言葉も、林の解釈と共通のものがあったことを示している。医学という領域が植民地社会の他の分野よりも比較的合理的であるというのは、当時の台湾人医師の間で広く抱かれた信念である。例えば林彦卿は、医学制度の非合理的な側面を改善する要求をした専門家について以下のように述べている。「多くの専門家は、台北帝国大学での台湾人応募者数に設けられている制限に対して怒りを感じている。(中略) 医学部の細野谷教授はかつて日本の医師会でこの事実を公表し、台湾総督を困惑させたと言われている」(林、未刊行の手稿)。インタビューや回想録においても同様に、この時代の医師は一般に医学における「ヒューマニズム」的な性格を信じていた。植民地初期の日本人医師であり医学教師であった高木友枝の「医師となる前に人間になれ」という言葉は、重要なモットーとして多くの台湾人医学コミュニティの人々によって記憶されていた。若い台湾人医学生は戦時下の植民地社会においてでさえも、日本人の医学指導者をヒューマニズムを保持する数少ない個人と見なしていた。張はこのようなヒューマニストの日本人がいかに大胆に反戦の意見を述べていたのかを、インタビューで以下のように語っていた。「[台北高等学校と台北帝国大学の教授たちの間で」おりますよ、反戦主義堂々と表に出して、あんなのは沢山おりましたよね」（所澤 1995a, p.171）。

近代性は合理性とヒューマニズムの文化だと解釈された。そして台湾人医師と医学生によって、彼らのコミュニティの特徴を定義するものとして、そのような近代性が一般的に受け入れられていた。この文化は台湾の伝統についての解釈も形成するものであった。そしてこれは言語から習慣や生活様式にかけて、生活の全てをどう見るかについても深い影響を与えていた。彼らの近代主義に従って、彼らは自らの民族文化への批判を強めていった。たとえばFは台湾の伝統を遅れたものと表現し、日本の影響を近代的なものとして称賛している。彼は医師は近代的だと、以下のように述べている。

F――教育や社会の全て、全てのものが日本化された。ということは、私たちの環境がこの時代にはとても近代化されたということだ。だから私たちは日本人と意思疎通を図ることが出来た。もしそうでなければ、台湾の慣習によって毎日寺に参拝しに行く以外は何もしなかっただろう。「神の意図を得るために、ご加護を求めて。」これが台湾人が最も望んだことである。「神の意図を得るために、ご加護を求めて」この意味がわかりますか。

ロー――はい、寺に行ってそれから……

F――（ローを遮って）その通り！　そして神の前でお香の灰の施しを請い、水と一緒にそれを飲むのだ！これが過去における台湾文化のレベルだった。本当の医師に診察してもらう前に、まずは神の許しを得なければならなかったのだよ。

この例が示すように、医師は医学のような新しい科学によって台湾の伝統は近代化されるべきだという信念をもっていた。インタビューの中で彼らは「日本人」と「近代主義者」はほぼ同じ意味で、互換的に用いられる傾向にあった。従って彼らは台湾で、日本文化の影響に抵抗する理由をほとんど見出せなかったのである。

さらに若い台湾人医師と医学生は近代性を追及することで、民族性の問題に取り組むことを「回避(displace)」する傾向にあった。このような医師は、戦時下にあってさえ合理性とヒューマニズムが日本と台湾の医学共同体のメンバーの中心的な価値であると信じていた。少なくとも台湾側からの見解では、これら共通の価値は民族の境界を超えて医師と医学生を結びつけるものであるとされていた。例えば国立病院で日本人医師が台湾人の患者を診ている際に不親切だったかどうか尋ねた時、Fはためらいなく答えた。「それはほとんどありません。基本的に医師は心の中で、患者は全ての注目と尊敬を受けるに値すると思っていのです。(中略)日本人医師は台湾人の患者に対しても、とても親切でした」。ヒューマニズムの精神は民族よりも世代によって異なると、この時代の医師は主張している。彼らは日本植民地時代における当時のヒューマニスト的な価値観と、日本が去った後の医学共同体の間で広がった営利主義(拝金主義)的な価値観の間に鋭い対立があったと頻繁に言及している。Hと彼の父はそれぞれ、この二つの時代に医療を実践してきた。インタビューの中でHは彼の父の世代には医師と患者間で温かい関係があったが、彼の世代ではそれはより営利的な交換のみになってしまったと述べている。[10]

要するにこの時代の台湾人医師と医学生は「変幻自在な(protean)近代性」に吸収されていたので

ある。合理性とヒューマニズムを知った彼らの心性は、普遍的な善という理想を確信しており、民族の特殊性には興味を抱かなかった。それでも民族の特殊性は、彼らの生活からは易々と消え去るものではなかった。それは生活の語りの中へ抑圧され置き換えられていただけである。普遍性と特殊性の緊張関係は、この時代の台湾医師の経験に独特というわけではない。「特に新たな集団や考えが公共的な場に一挙に入り込もうとする際、差異をなくそうという基本的情熱は逆に、近代性が実は多様性の存在によって煩わされていたことと、多くのものを含んでいるということを意味していたのである」(Hart 1996, p.35) と他の分野の研究も述べている。[11]「変幻自在な近代性」の枠内でのこのような緊張関係を見てゆく前に、まずこれら医師が自身を「近代」とアイデンティファイしようとしたメカニズムを分析したい。

民族間の専門職の結びつき

台湾の医師と医学生は、二つの主要なメカニズムを通して、近代性に組み込まれていった。一つ目は彼らの職業上の経験から生まれた、民族を超えた職業的結びつきである。台湾人医師の共同体内での変化が台湾人と日本人の間の親密な交流を促進するにつれ、元々存在していた職業的結びつきはより強くなっていった。これらの結びつきは、台湾人医師と医学生にとって、かれらの経験の中心的なカテゴリーを構築している。

民族を超えた職業的結びつきは、現地人の医師の中で、彼らの指導者としての日本人医師に対して、一定の尊敬と好意を生んでいた。現地人医師は日本人の指導者を、医学共同体の中での良き規範を示すものであり職業的価値の体現者としてしばしば記憶に留めている。林天佑は日本人の教授についての生き生きとした印象を語っている。

彼らの実験室の明かりは、毎晩いつもとても遅くまで灯っていた。彼らの仕事に対しての倫理観は生徒全員の模範となるものだった。（中略）例えば横川教授などは、専門的な学位や教授の地位などを気にしなかった。彼らはもっと高い目標をもっていた。それは真実の追求であった。（中略）

私が思うに、（澤田博士は）臨床医学の中で、本当に偉大な人であった。患者たちは、彼がいると一目見ただけで励まされるのである。（中略）患者たちは彼を信用し、彼に頼っていたのである。（中略）よく私は人から「君は歩き方まで澤田教授みたいだ」と言われた。このような言葉は幾分からかいじみていたのだが、私はこうした言葉を言われるのが全く嬉しく、誇りであったのだ！（林 1983, pp.22, 29）

後の自伝に、林は師弟間の温情について詳しく語っている。

私の研究は日々進んでいった。しかし博士論文を書こうとした時に、大きな障害に当たってしまった。それは論文の印刷代がなかったことである。（中略）印刷代は私が考えられないほどの

額だった。(中略)

ある日、私は澤田教授の研究室を訪ね、こう言った。「論文は印刷したくありません。学位も、もういりません」と。

澤田教授はしばらく考え込み、私に穏やかに優しくこう言ってくれた。「それじゃ、この研究室の研究費を使ってそれを印刷しよう。将来お金がたまってから返してくれれば良いから」と。

博士論文を印刷するために研究室の研究費を使うということは、以前にもこの後にもなかった。澤田教授のこの並々ならぬ支援に、私は密かに多くの感謝の涙を流した。(林 1983, pp.57-58)

Fは、ここで書かれていることと同じような感情を直裁に話してくれた。「当時、私たちは教授に深い敬意を払っていました。私たちはいつも教授の『意志』に従っていました」。インタビューや回顧録の中で、他の多くの医学生や若い医師も同じような経験をしていると述べている[12]。戦争が終結してからすぐに日本の台北帝国大学が中華民国の国立台湾大学として接収される時に、強い民族間の結びつきがあったことで、医学部の接収は容易なものとなった。若い台湾人医師、研究助手、そして日本人指導者の間で密接な交流があったことは、日本人が去った後の医学部で、多くの業務と職責を引き継ぐための下地となっていたのである(国立台湾大学医学院附設医院 1995)。

日本人指導者に対する台湾人医師の信頼が、近代的な職業文化を内面化するための基礎となっていた。密接な教師と生徒の関係を通して台湾人医師は、医学的な専門領域や(W、呉 1978)、医学教育の原理(C、林 1983)、そして熱帯医学への興味(杜 1940)まで、日本の医学専門職の文化を習得することになった。さらに重要なことは、彼らが日本人指導者から、民族的分断の境界を曖昧にしてしまうほどの、合理的で普遍的な真理の追求への熱意を感じ取っていたことである。例えば国立台湾大学病院（以前の台北病院）の百周年記念出版物の中で、陳は彼の日本人指導者が日本に帰国する一九四六年一二月一六日の日記を引用している。「黒澤教授がトラックに乗り、我らのもとを去った。私は自分に言い聞かせた。『山と海が私たちの間にあるが、物理的な距離は、決して私たちが共有した師弟の関係を弱くはしないだろう。むしろ、私はいつも先生のご好意を覚えているだろう』と」（国立台湾大学医学院附設医院 1995, p.78）。陳の黒澤に対しての深い感謝の意は、彼の「教授との頻繁な交流と（中略）［彼が黒澤に対して描いていた］本当の学者の模範としての役割を果たしていたことから生まれたものであった」（同）。陳によれば、彼の台湾人の同僚も同じように日本人教授を尊敬しており、その結果として一九六六年に元の学生たちは黒澤を台湾へ招待している。

植民地台湾での経験に関する戦後に出された日本人医師の回顧録は、このような台湾人医師の認識を補完するものである。例えば森於菟が日本人の読者に対して、一九六九年にこう書いている。

その時私の「医学に関する蔵書［森鷗外から譲られたドイツ語の医学専門書］」の全部を挙げて台湾大学に寄附した。（中略）もともと台北に来た時に、この大学のために後半生を捧げるつもりであった。この地での私の医学研究と、この大学発展のため、台湾に骨を埋める覚悟であったのである。この大学の卒業生、学生、また、私のいなくなったあとでこの大学にはいる学生が使ってくれれば本望である。日本人でも台湾人でも、また中国人であるか、その他の国人であるかを問

わない。(森 1993, p.354. この引用は、一九六九年版、pp.292-293)

同様に台北帝国大学医学部で学部長を勤めた小田俊郎も、「この地の統治者は変わるかもしれない。しかしこの地で蓄積された知識は、この地と同じ様に変わらないままでいるだろう」(1964, p.130) と彼の信念を述べている。森も小田も、政治的・民族的な境界を超越する医学の進歩に対する情熱を強く表現している。このような態度は、彼らの若い台湾人の弟子に、職業的な生活において、さらに広く言えば、何が「真に問題か」を追求することにおいて、民族は無関係なのだということを強く確信させるものであった。

不平等の克服

日本統治下における台湾人医師の生活において近代主義的な志向性を強めるには上記のような民族を超えた職業的な結びつきに加えて、二つ目の主要なパターンが存在している。医学共同体へ参入する個人の生活史において、台湾人医学生は数え切れないほど民族的なアイデンティティについての差別的な扱いを受けながらもそれを克服してきた。そうした不平等を克服してきた経験は、民族的差別について、彼らの認識に大きな影響を残すものだった。その中で彼らはこうした問題や他の社会問題の解決方法として特に、知識の力を強く信じるようになり、啓蒙主義的なメンタリティに近いものを見せるようになってきたのである。

彼らがどのように知識の力を概念化していったのかを示す事例がいくつかある。さまざまな場で成績が傑出していたことを示す逸話によると、日本統治下で、学校での成績が大切な動機づけとなっていたことを彼らは一貫して強調していた[13]。医学校への入学について訪ねると、決まって彼らは学校での成績によって示された学問的な優位性に言及するのである。Fとのインタビューから、このような個人的な学問的優位性を強調する端的な事例を引用する。

ロ——いつ、医学校へ行こうとお決めになったのですか？　ご両親の反応はどのようなものでしたか?彼らは後押しをしてくれましたか？

F——私の両親の意見？　そうだね。問題なのは、入学試験が難しかったことだよ。

ロ——あなたの日本人の先生はどのような反応をしましたか？　彼らも後押しをしてくれましたか？　それか、台湾人生徒には医学校に行く事を止めさせようとしましたか？

F——うーん、重要なのは、ほら、当時、医学校は六〇人しか入学できなかったんだ。日本人三〇人と、台湾人三〇人。そして毎年五〇〇から六〇〇人もの台湾人が入学試験を受けるんだ。

ここでは私はFから、両親や教師がFのキャリア選択についてどのような態度をとったかを聞きだすことに失敗している。しかしこのことから私は、Fが私の質問を的外れだと思っているのではないかということに気づいた。つまり難関であった医学校の入学試験に合格するための、卓越した成績、つまり学問的な優位性が両親や教師の後押しなどよりもずっと重要であったのである。私の質問に対しての明らかに的外れな答えは、他の医師が自分たちの学問的優位性に関してさらにはっきり発言していることとも共鳴する。例えば私が家族的な背景が、医学校への入学のチャンスと関係があるのかどうかと訪ねたとき、Lはきっぱりとこう言った。「いや！　いや！　私が知る限り、医学校に入るチャンスは、学校での成績だけによるはずだ。そして自分に対する自信にもね」。

多くの医師が、知識の蓄積こそ、植民地側にも被植民地側にも働きかけることのできる民族的な平等への唯一の道だと見なしていた。彼らのほとんどは卓越した成績によって日本人から値うべき尊敬を勝ち得ることができたと思っていたばかりではなく、適切な教育を受けていれば、日本人の教授や同僚も自由主義的で平等主義的な態度をとると考えていたのである。彼らの解釈では学問的な達成こそが、植民地側にも被植民地側にも民族的平等を導くものであった。もっと簡単に言うならば、彼らは良い教育を受けた人は民族に関係なくお互いに尊敬し合うものだと信じていたのである。こうした考えは小学生のころから仕事の場におけるまで、彼らに一貫して作用していたメカニズムであった。

台北高等学校[14]が、この知識と平等の関係についての、他の場合ではあまり見られない解釈をよく例証している。張は台北高等学校と台北帝国大学の教授が素晴らしい教師であったことと同様に、本当に台湾人生徒を尊敬しており、反植民地的・自由主義的であったと記憶している[15]（所澤 1995a）。陳は台北高等学校での社会的な関係は相対的に平等であり、彼の中学校時代の教師に比べると、優れた学者であったとしている（所澤 1996）。Wは中学校時代の激しい民族差別と、台北高等学校の平等で、自由主義的で、学問的な気風を対比している。「高等学校に入ってみると、そこには多くの自由があった！　そこはとても［中学校とは］違っていて、自由だった！　先生たちは、誠心誠意に知識を与えてくれようとする。（中略）親密な交流をもった先生は、我々をとてもよく世話をしてくれた」（W、所澤 1996も参考）。

日本の大学は、知識と平等が存在していたとされるもう一つの場であった。戦前、日本の大学の多くの台湾人留学生は、台湾にいるときよりも親切にそして平等に扱われていると感じていた[16]。さらに戦時中には、帝国全体にはびこっていて、植民地台湾を席巻していた弾圧的な雰囲気とは対照的な様相をなしていて、日本本土にいた台湾人留学生はある意味で知識による平等を謳歌していたともいえる。

刊行されたインタビュー記事の中で、陳は長崎医科大学に留学していた時の学問的で自由主義的な環境についての彼の印象を詳細に述べている。陳はインタビュアーである所澤に、ある台湾人が長崎医科大学で助手にまでなれたことを告げ、「［この台湾人医師が］助教授の地位まで成れたのです。高木潤吾郎教授は彼のことをとても気に入っていました。（中略）解剖学の教授［高木医師］は、彼にとてもよくしていて、彼が台湾人であるがにもかかわらず、そうだったのです」（陳、所澤による引用1996, p.153）。

陳は、後に解剖学の教授であった高木（数十年前に台北医学校の校長であった高木友枝とは別人）は、よく勉強しまじめであれば台湾人に対しても非常に親切であって、それは高木自身がとてもまじめな学者であったからだとしている（所澤 1996, p.153）。陳の話や、他の医師による台北高等学校での経験談からは、真の学者は民族に関係なくお互いに尊敬し合うという信念があることが示唆されている。これらの医師によれば、台湾人も学問的な優位性をもつことにより日本人からの尊敬を得ることができる、そして日本人も本当の知識人であれば、台湾人を尊敬する仕方を知っているというのである。陳はまた、皇民化運動の時期の彼の教授との会話についても述べている。それは陳がちょうど父親からの差し迫った内容の手紙を受け取ったばかりの時の会話であった。

私の父が台湾から手紙をくれました。その時、わたしはもう既に卒業していました。（中略）それは大東亜戦争が勃発したあとだったと思います。「もう仕方がないが名前を変えるしかない。日本式の名前に変えるんだ。」と父の手紙は書かれていました。その日、私は景浦教授と一緒にいました。そこで、私はこの事を教授に言いました。「どのように君の父上は君の名前を変えようと言うのか？」と、教授は尋ねました。「日本式の名前にしなくてはならないというのです」というと「そんなばかげたことはしたくないだろう！　陳漢升（ちん・かんしょう）［陳医師の日本語読み］は、立派な日本男子の第一級の名前だ」と教授は言われました。「たわごとはやめよう。君は生まれたときから陳漢升と呼ばれているんだ。なぜ日本式の名前に変える必要があるのだい。」と。（所澤 1996, p.154）

日本人教授の言葉は、政府の強制的同化政策に明らかに反している。このような自由主義的な態度は戦時中には非常に珍しいものだったが、陳は長崎医科大学には自由主義的な風潮があったと記憶している。この自由主義的な風潮に影響され、皇民化運動の時期でさえ長崎医科大学ではほとんどの台湾人留学生は中国名をそのままにしていたのである（所澤 1996）。戦時中の独裁主義的支配の背景の中で、長崎医科大学の日本人教授たちは、知識と平等に真に価値を見出していた確固たる集団であった。台湾人医師は仕事の場においても、知識と平等が互いに補完しあうものであるという見方を保ち続けた。陳は台湾で自分の診療所を開いた後、台湾で学位を取得した台湾人医者は台湾人患者のみを診察していたのだが、長崎医科大学で学位を取得したということで多くの現地在住の日本人患者がやってきた（所澤 1996）。Lは台湾で学位を取得したが、彼もまた高い学位によって差別的な待遇を免れることができると考えていた。「私は［職場に民族差別が］あったことを感じなかったことはありません。結局私たちの小児科の科長がこのような高い地位を獲得したんです。うーん、多分ともかく［いくらかの差別は］あったんじゃないかな？　でも彼［小児科の科長］は東京帝国大学出身で、非常に優れた人だったから、とても尊敬されていたよ」（L）。Hもまた医者であった父親が「良い教育を受けた」ことで、日本人と非常に良好な関係をもっていたと思い返している。

グループ全体として見れば台湾人医師の経験は、教育により差別がなくなるということを確信させるものであった。すなわち彼らは彼らの経験から、知識には正当な力が存在するというの強い信念を得ていた。このような彼らの考え方によれば、知識が被植民者を尊敬できる者にし、植民者を尊敬されるべき者にすることができるのである。だから医師の成功は植民地社会における稀な特権を得ることができた例として見るべきではないと彼らは考えていた。医師の社会的な成功は、彼らの社会が幾分かは合理的なものであることを示す例だと考えていたのである。たとえ彼らが、植民地社会は合理的で人道的なものではないという認識をもったとしても、それは教育のためにそうなっている、つまり教育は植民者の態度を変化させることができるし、被植民者のための機会を改善することができるものだと考えたのである。そのため特段意図していたわけでもないのだが、これらの医師は民族的不平等という構造的問題に対して個人的な解決にこそ価値があると確信するようになっていた。張はこのような民族的な問題に対する一般的な態度を次のように簡潔に概括している。「私たちは、彼らは私たちを差別しているのかと問うべきではない。むしろ私たちが問うべきなのは、私たちは彼らを私たちを差別するようにはしむけていないだろうかということだ」[17]。

共同体の指導者としての役割

近代的な文化を内面化し、自身を台湾におけるその先駆者と自負した多くの医師は、自分たちが共同体の指導者の役割を担う。Fの話がこうした医者の役割に関する共通した態度について、以下のように簡潔に述べている。

F——医者は社会の代表者だったんです。……だから医者にとって自分自身が政治に関与する事は当然のことでした。現地のコミュニティにたいして、他に一体どういうことができるか？患者を一日中診察することだけなのか？

ロー——それで、彼らはどういう行動をとったのでしょうか？

F——彼らは医師会や地方評議会での地位のために選挙活動をおこないました。それが当時、としても一般的なことでした。

こうしたインタビューで必ずしもはっきりと示されたわけではないが、ほとんどの地方医師会や地方評議会は、皇民化政策を施行する政府によって支配されている機関であった。医師が共同体への奉仕として言及していることは、政府の地方支部への協力を意味することにもなっていたのである。黄溫陶の話は、このような両面性を例証したものとなっている。日本当局は、戦時中に彼を市の評議会のメンバーに任命した。彼はその地位を受け入れたのだが、市の評議会での最初の議会において激しく当局の批判を行い、後にその地位から辞職している（医望 2, no.2［Feb. 1979］pp.75-76）。他の医者たちはこのような組織において台湾人の権限が制限されていたことに耐えながら、自分の意見をを抑えることは継続的に政治に関与する基盤になっていると主張していた（F、杜 1989）。一方で他の医師にとって台湾人の権限が制限されていることは、そもそもの意図にかかわらず、実際には彼らの関与を周辺化することになっていると感じていた。医師会も評議会も本質的には政府の施策を実行するための組織であって、その中では徐々に彼らの声が失われて行くだけのものであるといったコメントも出されている。

このような様々な態度があったにも関わらず、これらの医師の戦後の行動は、彼らが地方政治に共通した関心をもっていたことを明らかにしている。なぜなら日本政府主導の政治的組織に対する彼らの複雑な対応とは対照的に、日本人が去った後の最初の数年で、多くの医師が地方政治に積極的に関わっているからである。ある先行研究は、一九四五年から一九五一年にかけて、市評議員の三五・四五％、県評議員の二八・五七％が医師で占められていたことを示している[18]（李 1989, pp.101-3）。このことについてFは、台湾人医師は戦時中には一次的に沈黙を余儀なくされていたので、中国の支配の下では意見を表明する自由を得たのだと語っている。それと同様なケースとして、Hはやはり医師であった父が戦後には積極的に地方政治に関与するようになったと述べている。これら医師の地方政治への高い関心は、彼らが共同体の指導者としての自負があったこと、そしてそのシステム内での累積的な改革の可能性があることを、ある程度は信じていたことを示すものだろう。それは戦後の中国の支配によって、そうした信頼が完全に裏切られるまでのほんの短い間だけのことだったのだが[19]。

分断された意識

私は台湾人医師がどのようにして近代主義者としての語りを発展させてきたかを分析してきた。彼らは近代化がどのような形をとり導入されたかは問わずに、近代化は人類の福祉を増進するものだという日本人指導者からの教えを受け入れたのである。そして学校や職場での経験から、知識の蓄積こそが不平等と差別に対しての究極的な解決策になるという結論にいたっていた。しかし彼らの近代主義者としての語りは、内面的な民族的緊張関係を解決するのではなく、未解決のまま保持し続けるだけであった。当時の彼らにとって台湾人であるという民族性は、近代主義的衝動を不安定化させ欲求不満に陥れることでそれを転覆させようとするものにさえなっていた。例えばWへのインタビューの一幕で、彼がしばらく台北高等学校時代の楽しい回想から離れたことがあった。

すこし私だけの利己的な考えをあなたに打ち明けます、（中略）結局、お金を儲けることが、多分、最も生活を安定させるものだと思っていたのです。そして、もし能力的に許されるなら、（中略）多くの医者たちが、比較的裕福になったあと、共同体への奉仕にも従事するようになります。（沈黙）その時、私も同じような望みがありました。お金をかせいで、五十歳ぐらいになって、政治に関わり、台湾人の運命をよりよくしようとするための努力をしようと。それが私が医者になろうと最初に決めたときの願いでした。しかし、（低い声で）私が四十代、五十代の時の台湾政治の状況をみて、もう関わりたいとは思わなくなりました。(20)

たとえ彼らがどれほど頻繁に自分たちは動員され日本化されていたのか（しばしばこの二つは同じように位置づけられている）について語っていたとしても、彼らは決して自らが植民地的な存在であることを無視しているわけではなかった。この時期の台湾人医師は両義的な位置を占めながら、私が「分断された意識」と呼ぶものを確立している。一般に植民地の出会いの場で彼らは「日本らしさ」の諸側面を称賛し内面化していたが、総体としての植民地主義や軍国主義に直面する場ではそれらを憎むべき敵とみなしていた。医師が経験のある領域を合理化し、抑圧し、そして操作するさまざまな手法によって、このような分断された意識は確立されていたのである。

この分断された意識のひとつの重要な側面は、これら医師が彼らの個人的な生活と構造的な状況との間に存在すると主張する、人為的な区分についての認識に特に現れている。張はそれを以下のように非常に明確に表している。「私は個人的には、日本人よりも劣っていると一度も思ったことはありません。（中略）日本人に関する不満は、私の個人的な経験に関係したことはありませんでしたが、むしろ当時の台湾人学生全員の、全体的な地位に関係していたとは思います。私には多くの日本人の友人ができましたが、それは彼らに差別的な態度がないという前提条件があってのことでした」。彼の友人のWは、同じような意見を述べている。「もちろん、知り合いになった日本人はとても私たちに対してよくしてくれました。しかし結局、日本の台湾支配はまぎれもない植民地支配だったんです。ひどい差別もありました。それは私たちにむけられたものではなく、一般大衆に向けられたものだったんです」。彼らは日本帝国の社会的構造を批判する一方で、「良い」日本人の個々人を見極め、彼らとは友情を結べるのだと信じていた。

構造的なものと個人的なものの区別により、これらの台湾人医師は戦争末期の苦難の時期でも日本人との友情を保つことができた[21]。しかし一方で彼らの現実的な経験は、植民地的な存在についての彼らの楽観的な解釈を常に支持していたわけではなかった。時折彼らは「友人たち」が敵意のある構造の一部だと思うことがあり、このような語りは裏切りの感覚を帯びることがある。張は以下のように示している。

戦争が終結したあと、（中略）アルバムを見たんです。（中略）アルバムを見ているときに「誰かが」「これは、台湾総督府植民地政策建議委員会。あっ、川石教授も（写真に）写ってるじゃないか！」それは私にとって非常に悲しいことでした。台湾総督府植民地政策建議委員会は……日本人と台湾人の区別を「もっと明確にする」べきだと提案したところなんです。その中に私が最も尊敬していた外科医の川石教授が。あー！　その時私は悲しく、また寂しさを感じました。それは私にとって非常に悲しくて、寂しいことだったんです。（所澤 1995a, p.179）

この分断された意識は、台湾人医師が国家イデオロギーについて、代替えとなる解釈を生み出していたことによっても証明される。台湾人医師と医学生は、「帝国の健康」についての言説を微妙に再調節している。医学共同体で働くということはもはや軍事国家のために働くことになっていたのだが、彼らはその医学的義務を「帝国」のためではなく「人々」のためだと記述するようになっていた。このように「帝国の健康」についての言説を再調節することで、レトリックの中心を政府や軍隊ではなく、人々に重きを置くようにしたのである。そうすることで戦時中の医学システムに自らが参加していることを、より積極的な見方で見られるようにしていた。だから軍事政府を支える医学的な任務に携わり続けながらも、この戦争は非合理的であり、台湾人医師を派遣することが公正でないという考え方を維持することができた。一九二〇年代の活動家であった韓石泉はこのことの良い事例を示している。彼は日本軍に対して大きな敵意をもっていたにも関わらず、自分の娘に従軍看護婦の一員として「彼女の義務」を果たすよう言っていた。無残にも彼女は空襲の中で、その義務と引き換えに命を落としているのだが（韓 1966, pp.57-58）。

他の事例も台湾人医師がどのようにして自分たちの戦時中の医学的研究や義務を、自分たちの見解の中で中立化し非政治化したかを示している。彼らは自分たちの語りを構築するときに、しばしばある特定の経験を抑制したり一括りにして隠してしまったりしている。例えばFは戦時中の彼の研究について、「軍隊にとっては輸血は非常に重要な事項であった。私は輸血についての研究を行っていた」と言う。彼はその研究についての詳細を説明してくれたが、それが軍隊の状況の中でどのような意味をもつのかについての言及はなかった。その代わりに、彼はこうした研究が一般の患者たちにもたらす価値について焦点を当てていた。「私はこの新しい方法はより安全で、より便利なことに気づいたのです。さらにこれがブドウ糖の注入にも使えることも私が発明しました。これは重篤な患者や弱った患者を治療するうえで使えるものでした」。Fは彼の研究の軍事的な文脈については、意識的であるかどうかは分からないが、ひとまとめにして触れられない部分に置き去りにしていた。またこのインタビューで、日本の拡張主義的な路線を支援するために創設された中国の慈善病院でFが勤務していたことについての言及は一切なかった。他の資料でFがしばらくの間このような病院で勤務していたことが記録されているが、F自身はこれについて、私とのインタビューの中で決して触れようとしなかったのである。(22)

極東熱帯医学会第一〇回大会に参加した杜聰明と小田俊郎は、対照的な記述を残している。これは台湾人医師が、どのようにして戦時中の医学活動における政治的・軍事的な性質を過小評価しようとしていたかを示しているものでもある。杜は、植民地時代の台北帝国大学における唯一の台湾人の教授で、日本人の同僚である小田と共に、一九三八年仏領インドシナで開かれたこの国際的な学会に出席している。小田による会議についての記述によれば、中国での日本軍の大規模な軍事的活動のため、「他国の参加者たちは（私たち）日本からの参加者を見る上で微妙な何かがあった」（1974 p.120）としている。小田はさらに、この戦争が一九三八年を最後にこの学会を終了させてしまったことを指摘している。一方で杜の回顧録には、戦争の影響については全く省略されている。彼の記述は、学会の学術的な性質を述べるのにとどまっている。彼はこの大会を「真剣で厳粛」であったとして、彼の学術発表のタイトルを記し、それとともに、インドシナの自然の美しさについて触れている（杜 1989, pp.106-107）。杜は短く極東熱帯医学会の歴史について概説しているが、一九三八年の会議のあと、戦争のために学会の活動が途絶したことについては全く述べていない。

満州に住んでいた梁育明と、同じく医師であった父親の梁宰についての記述も、台湾人医師が語りの中で戦時医学を中立化し非政治化しようとしていたことが示されるものである。一九九三年に台湾の研究チームが行ったインタビューの中で、梁育明は一九四五年以前の満州での彼の父親の経歴と、彼自身の満州医科大学での印象を語っている。彼の父親である梁宰は台北医学校を卒業し、満州で診療所を開く以前に、南満州鉄道会社の病院に務めていた。梁育明は少年時代のほとんどを満州で過ごしているが中等教育は日本で受けており、一九四二年に満州医科大学に入学している（梁・梁 1994）。いくつかの研究は満州での軍と医学共同体の密接な関係に疑惑の念を示しているのだが[23]（例えば中生 1993）、梁の戦時中の満州についての記述には、彼と彼の父の経歴上の要因として存在していたはずの日本の政治や軍事的権威については全く触れられていない。その代わりに梁は満州において台湾人と日本人が平等の扱いを受けていたこと、彼の父親が台湾人、中国人、日本人の患者たちを同等に扱い、何人かの台湾人の友人たちには満州医科大学での勉学のための金銭的な援助をしていたことに焦点を当てている。彼自身の満州医科大学での経験については、どちらかというと不十分な記述しかしておらず、カリキュラムの概況について述べるだけにとどまっている（梁・梁 1994）。

このような対照的な記述は、戦時医学についての政治性に関する台湾人医師の沈黙には問題があることをあぶり出すものである。重要なのは、ある記述が他のものより正確な記述であるかどうかということではなく、ある記憶を一まとめにして隠さなければならなかったのならば、これらの台湾人医師の人生の中にあった矛盾とは何だったのかを考察することである。彼らの語りの中で、ある特定の話題について沈黙しなくてはならなかったのだとするなら、その沈黙の背景に存在しているのは、何だったのだろう？　私が推測するには、分断された意識をもっていることに対する居心地の悪さがあったのではないのだろうか。このような事例の中で、医師は日本のシステムと同調し、その下で成功していたのだが、彼らの本音としては、日本によって始められていた戦争とは距離を置くことを望んでいた。彼らの分断された意識は、間接的であってもその戦争に関与しているという認識を避けようとした結果、生まれてきたものなのではないだろうか。

こうした一まとめにされ避けられてきた経験のカテゴリーが存在することは、特に戦争という現実に向き合った時、彼らの語りを本質的に不安定なものとしている。ある医師は、彼が望んだことながら、彼の教授から中国大陸での仕事を薦められた時に困惑した経験を今でも覚えているという。「（その仕事には）非常に興味がありました。（中略）しかし中国人とは私は人種的に同じ起源をもっているので、中国に日本の代表として送られるのにはとても抵抗がありました」（周 1984, p.58）。軍医として東南アジアに送り込まれた呉屏成にとって、その戦争は一貫した状況把握をする余地さえ残さないものであった。彼にとって軍隊での日常生活は、日本への忠誠心など全くもっていないのに、彼の運命が日本軍に固く結びつけられていることを常に思い起こさせるものであった。戦後に刊行された彼の戦時中の日記には、台湾人の軍医を選ぶ際に不公正な選出手続きが行われていたことも記録されている。(24) 呉はこの戦争に価値を見出していなかった。日本の前線での死の賛美(「死」とはいわず「無言の凱旋」といった)に対して矛盾した感情を抱くなかで、呉は「私は必ず[台湾に]戻ってくるのだと、自分に言い聞かせた。私は決してこのような意味のない、いわゆる聖戦というものの犠牲にはならない。それにその価値はない! 私は必ず帰ってくると誓った」(1989, p.14)と書いている。しかし同じ日記の中で、彼と他の台湾人軍医は日本軍の敗北を憂慮している。彼らは実際のところ、日本軍の士官としての尊敬や名誉を享受していたのである。呉は自分が生きて故郷に帰ると決心したにも関わらず、一身を日本軍に捧げようとしていた日本人の戦友を称賛してもいた。(25) このような矛盾した感情は、近代性についての普遍的な語りと、ぎこちなく共存していたのである。

ハイブリッド・アイデンティティ

矛盾、沈黙そして挫折といった分断された意識の諸徴候は、台湾と日本の民族性について想いを及ぼした医師の観念に伴って現れるものだった。ある意味ではこれらの混乱は、彼らの世代的な経験を反映したものでもある。既に述べたように皇民化時代は、帝国内における異なるエスニシティが「変幻自在な日本らしさ」に強制的に吸収されていった時代である。そのため終戦時に一五歳から二五歳だった「皇民化世代」は混乱したアイデンティティをもっている。この世代は、ちょうど「日本の植民地支配が実を結び始めた頃に台湾に生まれ」（Chou 1991, p.224）ている。そのため徹底的に皇民化イデオロギーを教え込まれた世代でもある。彼らは日本人として育てられた台湾人の世代なのである。私の研究で「皇民化世代」の一員として扱ってきた若い医学生と医師は、特定のアイデンティティを獲得するような職業的経験をしている。皇民化運動の中での医学専門職が高い社会的地位を得ていたことについては、他の研究者も注目している。

一概に、両方の専門職（教師と医師）とも同様に尊敬に値する職業であったが、医師のほうが高い教育を受け少数であり、学校教師よりもはるかに高い収入を得ていたことから、より高い社会地位を得ていた。多くの資料からも見られるように、彼らはまた最も日本化していた。この点は、創氏改名が始まった時に、日本名に改名した医師が他の職業より多かったことの説明になっている。（Chou 1991, p.134）

この議論をさらに進めると、この章での私の分析は以下のようになる。つまり台湾人医師は不平等を是正しようとするなかで、日本人の指導者や同僚との親密な関係によって、近代主義的な職業文化を内面化する結果になり、それが相俟って彼らのエスニシティの境界をきわめて曖昧なものにしてしまったのである。(26)

私はこの曖昧化されたエスニシティの境界を植民地的なハイブリッドと呼ぶ。これは単に植民者／被植民者のカテゴリーを混ぜ合わせただけのものではなく、民族的な領域と職業的な経験の領域が互いに折衝して生成したものである。前の章でも述べてきたように、ハイブリッド・アイデンティティは元のカテゴリーの境界を超越した経験により、豊かになる可能性があるものである。一部の「皇民化世代」の医師は、彼らのハイブリッド・アイデンティティを誇りにさえ思っていた。彼らは多様な伝統的文化を身につけ、「日本を不均一なものとして読む」試みをしてきた。植民地的なハイブリッドがその皇民化がもっていた意味合いを転換させている張と日本人の友人である泉への一連の聞き取り調査の結果に、最もそのことが現れているといえるだろう。

張医師は強い台湾人としての意識をもっている。しかし彼は徐々にまた自分は日本人であるという同化をしていっている。泉医師は日本人の特権を乱用する内地人を嫌悪しており、常に台湾人は日本人であると考えていた。……張医師と泉医師は「日本人」を今日とは異なった形で定義している。……彼らは「日本」とは多民族国家であると考えていたのである。(所澤 1995b, p.234)

植民者側の視点からみると、張の例は、同化される側の力は同化する側の力を超越していることを物語っている。彼はアイデンティティを自分なりに再定義することによって「日本人」となったのである。

しかしこのように独創的で積極的な方法でハイブリッド性が経験された例はほんの少数に留まっている。ほとんどの人々にとって、ハイブリッドな民族的アイデンティティは混乱と沈黙を導いている。例えばHへのインタビューの中で、彼は医師であった父親が民族的アイデンティティを表明する上で感じた困難さを以下のように語っている。

H——私の父は絶対に自分を中国人とは思っていませんでした。

ロ——では、あなたのお父さんは自分を日本人と思っていたのでしょうか？　もしくは、ただ単に台湾人と？

H——うーん、権威主義体制の支配では、彼は自分が何人だとは言えなかったんだ。むしろ、何かをいう必要はあったんだけど……（中略）そう、彼は自分が日本人だとも言おうとはしなかった。なぜなら自分が日本人ではないということを知っていたからね。でもはっきりと自分が中国人だとも言わなかった……。

ロ——それでは、お父様が本当に自分が何人だとお考えになっていたのかについて、あなたはご存知だったのでしょうか？公には言わなかったけど、恐らくお父様が言われたことや、私的に考えていたことなどは？

H——絶対に父は自分を中国人だと思っていませんでしたし、それに関しては確信があります。……終戦の時、誰も体制の変化を喜んではいませんでした。なぜかというと中国の体制がどのようなものか、誰も知りませんでしたからね。第一次中日戦争（日清戦争）の後、台湾は日本に割譲されたのです。それに対して台湾人は何もできませんでした。それで、日本が今度は中国に台湾を返還しようとする。それに対しても台湾人は何もできなかったんです……。

ロ——お父様は、台湾の独立を口にしたことはありましたか？

H――いや、いや。そのころ父がそのような考えをもっていたとは思いません。私が思うに、彼らはただ無力感を感じていたんだと思います。外から来て私たちを支配しようとするものは、全て我々が手に負えるものではありませんでしたから。

民族の問題については他の医師の例も、これと同じような混乱を示している。その混乱は時には自らの民族的アイデンティティを積極的に定義できないことについての欲求不満の感覚を導くものともなっている。Lとその妻は戦前までは自分たちが日本人だというアイデンティティをもっていた。それは「中国がやってくるまで、日本人として生まれたから」であり、中国がやってきたことで、「アイデンティティを唐突に変容させられた」（L）のだと当時を記憶している。しかし一方で彼らは「植民地支配が終わったことで、何かしらの嬉しさを感じていた」ともいう。同じようにWは自分自身がとても日本化されているとは感じていたが、「［自分が］中国の血筋であることは知っていた」という。

このようなことが民族的なアイデンティティに対してどのような意味があったのかということに関して何かしらのコメントを強く求めると、それに対する反応は、しばしば逃げ腰なものになる。「私たちはそれらのことに関して、当時は大っぴらに話すことは本当にできなかった」（W）という。戦争終結までの残り数年を日本の医学校で過ごした医師は、ただ以下のように述べている。「当時、政治には気を使わないようにしていました。私は一心に勉学に熱中していたのです」（K）。クリスチャンである郭は、国籍がこの世では定義されるものではないと信じていた。一九七八年に彼は教会での集会で以下のように述べている。

私の先祖は清朝の臣民でした。（中略）しかし日清戦争の後、中国は台湾と澎湖島を日本に割譲してしまったので、私は日本人として生を受けました。第二次世界大戦が終戦したとき、私は［中国の］国民党体制によって強制的に中国籍を与えられました。私の国籍は本当にいったいどこに属しているのでしょうか？　聖書は私たちの国籍は天国に属するといっています。苦悩の末、私は私の真の国籍は天国に属していると信じるに至ったのです。（曹 1996）

このように、民族的アイデンティティを定義する努力は常に失敗に終っている。そのことから、彼らの民族的アイデンティティは、究極のところで「定義不可能」なものであることが次第に明らかになってきているのが現実である。しかし彼ら自身の沈黙がまた彼らを欲求不満にさせている。Wは物寂しくこう語った。「私たち台湾人は……、これら外来のさまざまな人々に支配されるようになってから、ほとんど奴隷同然でした。それは私たちの心の中に深く刻み込まれていて――どうやって不満を言うのかもわかりません」。Kは、「中国が台湾を奪回するであろうと聞いた時、私と妹は言葉を失いました。そしてただ、支配者は自分勝手だとしか言えませんでした」と語っている[27]。

医師は自分たちのアイデンティティを最終的にどこかに繋ぎ止めるために、近代主義の語りに回帰していったのではないかとも考えられる。インタビューの中で彼らは民族性に関する質問に答えるのに、職業的な経験を引き合いに出して語っている。医学的価値の普遍性を主張し、それを語ることが、民族性という課題を超越もしくは省略する手助けになると思われているかのようである。例えばFは、戦時中の彼の研究について話してくれた。そして彼の論文が掲載されている雑誌を私に見せながら、こう言った。「何があろうと、私はいつもこのトピックに関する私の研究が役に立つだろうと信じていました。（中略）その時、この論文を出版したことはとてもうれしかったです。死ぬ時に、少なくとも私はこれをしていたのだと言えますから」。普遍的な真理と善の追究を医学の外にまで拡張して、彼らは自分の人生の物語を、知識の進歩という言説で作り上げようとしている。例えばWは人生をかけて知識の探求を行ってきたと言っている。「台北高等学校における経験は、私の人格に大きく影響しました。何年たってもクラスの同級生たちはまだ定期的に集まっています。私たちは皆、異なった経歴を経てきていますが、お互いよく理解しあっていますから。よりいい学校を出た人というものは、通常は広く書物を読み、良く勉強しています」（強調は著者）。

張は、戦後の例を出して、彼の世代で教育を受けた台湾エリートの同様の特徴を語っている。

> 戦後、私たちの多くが上海から来た何人かの大学生と非公式の会合で集まりました。私たちはみんな同じ髪型で同じ制服を着ていました。対照的に大陸から来た学生たちはスーツを来ていて、髪形もスタイリッシュでした。そして私たちの議論は始まったのです。大陸の学生たちはみんな、同じような思想をもっていて、基本的にはタイム（*Time*）誌やライフ（*Life*）誌などに掲載された意見に従っていました。一方で私たち台湾の学生からは、非常に多様な意見が提示されました。まさに典型的なパターンでした。私は同じような対照が私たちと今の医学生との間にあるのでは

ないかと思っています。

民族性に関して沈黙していたのとは対照的に、皇民化時代の医師のアイデンティティの語りの中で、科学や知識といったテーマに関しては常に多くの発言がされている。彼らのアイデンティティの語りは、民族性に関する事柄を避けることによってかろうじて一貫性を保ちながら、近代化というテーマになんとか繋ぎとめられていた。私のインタビューの分析が示すように、これらの医師が自分たちのことを語る時、民族性に関する事柄を頻繁に拒否しており、科学や知識の領域の話とすり替えていた。この意味で彼らのハイブリッド・アイデンティティは二つの軸に沿って形成されたといえる。彼らは分断化された意識を形成することにより、民族的境界を曖昧にしていった。そして彼らのアイデンティティを「語るもの（narrativizing）」とすることで、自らの社会的カテゴリーを民族性に中心をおくものから、職業（専門職）に中心をおくものへと転換させていたのである。(28)

杏会

「隠れたネットワーク」を見てみると、皇民化時代の医師がハイブリッド・アイデンティティを集団レベルで言明し定義しようとしていたことが例証される。この研究でインタビューを受けた張が台北高等学校の学生だった一九四三年に、杏会《あんず》と呼ばれる研究会を作った。この会は初めは三人のメンバーからスタートしたが、徐々に多くの学生を引き込んでいった。会合の中止を決めた一九四七年までに、杏会には三〇人以上の正式なメンバーが集まっていた。戦後この会は台北の新しい学生組織の主要なメンバーを輩出している。杏会のメンバーは時には週に一回以上の割合で集まりをもっていて、月刊の会誌も編纂していた。彼らは文学や哲学、宗教学といった書物も広く読んでいた。台北高等学校や台北帝国大学の自由主義的な気風が、彼らの知識の追求をうながすものだった。帝国の軍国主義的な雰囲気にも関わらず、彼らの会誌や会合は、学校の教師や行政官からは干渉されなかった。

張や杏会の彼の友人たちは、台北高等学校の学生としてのエリート的な地位を自覚しており、当時最も名声のあった医師という職業に就くことを望んでいた。彼らが発刊した会誌は『杏』と呼ばれるものだが、その最初の号で一八歳であった張は、「台湾医界論」と題した文章を書いている。張は執筆当時を振り返って、こう語っている。

それにはどうして、台湾の学生が皆、医者を目指すのだか。社会環境にね、関係がある。医者になったほうが早く金が儲かる。で、医者というのは社会的にみんなに尊敬されるところの地位にある、ということ。（中略）医学部入ってあるいは医科専門学校に入って医者になって故郷に錦を飾る、と。そして別嬪な金持ちの嫁さんを連れて、お金を持って、その方が地方の勢力の上でいえば指導階級のポジションに立つという、これがありきたりな経過だ。で、十八歳の僕が書いた主張というのはね、「そんなありきたりの意味で医者を勉強するならやめたほうがいい」と、ね。「医者になる前にまず人間になること」がと。（中略）だから私の観念では、能ある台湾人の学生が皆、医者に無条件に全部飛び込むというのはそれ以外に出世する道が難しい、そういうことであったとはしても、「医者になる前にはまず人となれ」（中略）それから後というのは、まあ結局がむしゃらに勉強を始めたんですよね。（所澤 1995, pp.169-170）

張の「台湾医界論」は杏会の集団的な語りの一部として、上で述べられた医師のアイデンティティの語りの主要なテーマと共鳴している。近代化の精神がこの文章では強調されており、それが医師のアイデンティティの核心だと位置づけられている。「真の医師」の記述の中で、張は繰り返し、科学の価値とヒューマニズムの精神を強調している。例えば彼は、医師は「科学への情熱を保つべきだ」としている。そして「若い世代は真理と無欲の奉仕への情熱についての鋭敏な自覚を発展させるべきだ」（『杏』1943, p.15）とも提案している。最後の部分で張は、若い世代の台湾人は医者になる前に「できるだけ幅広い物事を経験し、深いモラルの特性を涵養し、（中略）そして真の利他的な医師になることを学ぶ」（同、p.16）準備をしなくてはならないと繰り返し強調している。同様に張の論説は、他の医師と同様、共同体の指導者になるという自己願望と共鳴している。「後藤新平の科学的植民地主義を以って、台湾は科学を通して発展する道が運命づけられたのは明白である。それによって医学という科学に通じた者たちが、台湾の発展の中で大きな役割を担うべきであり、医師は都市と地方のどちらでも指導者になるべきである」（同、p.9）としている。

当時の多くの医師がそうであったように、張や彼の友人たちは植民地時代初期の高木友枝の「医師たる前に真の人間であれ」という格言を引き合いに出している。しかし高木が示唆していたものを超えて、植民地における自己エンパワメントという含意をもった方法として、張とその友人たちは知識の追求を強く訴えていた。張は当初、台北高等学校に入学する前に日本人の学友から暴力を受けた経験のある全ての台湾人学生を保護するためにこの会を組織したという。しかし張によれば、会を組織したことで暴力に訴えることなく日本人のクラスメートたちを震え上がらせたという。張はそのことを、「拳を使う機会がなかったので、自分たちで思ったわけですよ。なぜ本を読まないのかと」と振り返っている。この発言に暗に含まれているのは、社会の中で台湾人との親密な連帯を形成することだけではなく、勉強をすることで強さを得ようとしたということである。彼の友人のWも、知識の追求がいかに彼の人生を豊かにしたかを述べている。彼はこの会を通じてクラシック音楽に触れ、詩や短編小説を書くようになったという。Wは彼らの活動に政治的な意味合いがあったことは否定している。しかしこうした活動が、台湾社会を良くするための努力のひとつになっていると信じていた。

私たちは、新しく近代的な台湾の建設に貢献したかったんです。この任務は私たち若者が果たすべきだと思っていました。（中略）私たちはみな医学校に行きたがっていましたが、文化的な発展にも貢献したいとも思っていました。実際に成績の良い学生たちはみな医学校に行ってしまったので、文化的な課題を扱っていたのはほんの数人でした。だから私は思ったんです。台湾において文化的領域の発展と解放の手助けができるではないかと。（中略）その時は二〇歳ぐらいだったかな、ロマンティックな年頃だね（笑い）。だけど政治についてはあまり関わりがありませんでした。私たちは文化的な課題に興味があったんです。

杏会が示している台湾人としての意識を「含蓄していたもの」は、多くの矛盾した言葉や行為を生み出す動機となっていた。それは既に述べた個々の医師のアイデンティティにみられたハイブリッド性のパターンと共鳴している。例えば張の「台湾医界論」は読者として「台湾人学生の仲間たち」を想定しているが、著者名は彼の日本語名である長谷川となっている。彼らの民族性に関する同じような両義性は、張が彼自身を台湾と日本の大東亜共栄圏との間で位置づけようとしていることからも明らかに伺える。張は台湾を自分の「郷土（home）」だとし、日本を自分の「国家（country）」だと論じている。「私たちは郷土の町（hometown）での医者になろうという狭い考えは捨てるべきである。（郷土の町の）境界を越え、大東亜共栄圏のさまざまな地点を目指すべきである。（中略）もし、（私たちの先駆者の）目標が町（town）に奉仕するものであったなら、私たちは国家（country）全体をターゲットにしようじゃないか」（「台湾医界論」p.16）。同じように台湾と日本の大東亜共栄圏の間の関係についての両義性は、後の号で『杏』の編集者が書いた以下のような前書きにも見られる。

> 杏では、大東亜共栄圏の血潮と、民族の意志が今にもあふれんばかりです。
> もっと真理を愛しましょう。
> 何が私たちの文化を前進させ、そしてそれを崩壊から救うのか？
> それは真理を愛する気持ち（mind）であり、真理を尊敬する気持ちである。
> そしてそれは台湾を愛する心（heart）であり、郷土を愛する心である。（『杏』第三号）〔この部分は英語からの翻訳〕

どちらの記述からも、日本帝国を自分たちの国（country）であり自分たちの国家（nation）と主張する欲求と、台湾を自分たちの郷土（homeland）として慈しみたいとする欲求の間にある明らかな緊張が見てとれる。

このことは、軍事警察が彼らに干渉しないように、ただ単に戦時中のプロパガンダに同調しただけだったとは考えられないだろうか？　張はそうは思っていなかったという。「当時、私は名前を変えることが恥だとは全く思っていませんでした。私たちは政府から供給される物質的な報奨のためには名前を変えていません。私たちは物質的な物が必要だったのではありませんでしたから。むしろ私たちは私たち自身を日本人だと思っていました。台湾で生まれた日本人です。そこには日本国家の一部なりたいということを恥じるものは何もなかったと思います」（C）。しかし彼の友人のWは、この会が彼らの日本人としてのアイデンティティに関して、あまり確固たるものではなかったと記憶している。それでも彼は、みんなが日本の文化を愛していたし、それを台湾にとって価値のある資源だと思っていたと言う。Wによると、この会が台湾文化を発展させるという決意は、日本文学のテキストを研究することを通じて実現されたという。民族的差異は彼らにとって問題ではなかったのである。なぜなら「文化はある特定の国の財産ではない。私たちは文化を学び、研究しそして吸収したいと思っている。しかし日本の文化を学ぶことは、日本人になることと同一ではない」（W）からである。一般に彼らは自分たちの経験を、日本人化した台湾人のものとして捉えている。彼らは台湾の文化の水準を上げるという明確な目標をもった台湾人のグループであったのだが、彼らの機関紙の記事はほとんど全てが日本語で書かれていた。杏会のケースは、ハイブリッド・アイデンティティの緊張が個人的レベルにのみ存在するものではなく、実際には、古いカテゴリーが不安定になってきた時に新しいアイデンティティを創造的に模索する、集団的な語りと結びつき始めていたことを示すものであると考えられる。[29]「日本人化された台湾人」のアイデンティティは、日本の支配システムに対抗するような政治運動を起こすきっかけとはならなかったが、最終的には第一章で述べたように、医学専門職における戦後の台湾ナショナリズムに、重要な遺産を残したのである。

色彩コード（color code）の不在

この章で見てきたように、皇民化世代の医師は、民族的・職業的共同体の組織的、物質的、文化的次元のうえにふるわれた植民地国家の権限と統御によって特徴づけられる関係論的な配置に囲まれることで、体制内化されて（domesticated）きた。彼らの専門職の経験には二つの主要なパターンがあり（すなわち民族を超えた専門的な結びつきを発展させてきたことと、民族的な不平等を超越しようとすること）、それらが彼らの近代主義的な職業文化を内面化させ、彼らの生活の中での民族的な境界をさらに曖昧化させる結果を生んでいた。彼らは植民地の政治的・構造的な文脈を一時的に棚上げにして触れずにおき、その代わりに専門職での経験と文化について述べるという形で、一貫したアイデンティティの語りを構築するために格闘していた。この過程において彼らの多くは医学的な近代主義者としてのハイブリッド・アイデンティティを形成したのである。植民地主義ではなく近代主義という用語でアイデンティティを語ることを好んだ被植民者のグループとして、台湾人医師の経験は日本植民地主義の民族関係の重要な一面を例証するものとなっている。

日本植民地帝国における民族関係

植民者の観点から見るなら、日本植民地主義の民族的関係についての思想と政策は、日本をヨーロッパの植民者とは区別するための基盤とされてきた。同時にそれは、日本帝国の人種政策における主要な緊張の源泉となっていた。研究者はこれまで、日本の公的な民族イデオロギーは、「二つに引き裂かれた語り」であるという説明を与えている。歴史的にはこの二面性は日本の植民地官僚の努力に起源をもっており、研究者はそこに二つの異なるモデルがあることを読みとっている。

父権的で人種分離主義的な植民地政策は、帝国内での人種区分を生み出す。それは多くの近代ヨーロッパの海外での帝国において確立されてきたもので、アフリカにおけるイギリスの植民地政策の場合に見られるように、間接支配と帝国主義的な保護領の概念を導き、それらは植民地地域の自律性と独立の可能性への道を開くものとなっている。しかしそれに対しての「大陸的」な観点は、帝国内部での人種と利権の均一性を主張するもので、それは植民地本国と植民地の人々の間での結びつきを弱めるというよりもより強くするもので、帝国全体に、本国に存在していた政治的な権利と市民的な自由を普及することになる。日本のケースの皮肉と悲劇は、この植民地帝国がこの両者のパターンから最悪で最も矛盾する人種についての想定を究極の部分で含んでいたことである。（Peattie 1984, p.15）

このような矛盾は日本が東アジアの「反植民地的な植民者」としての立場をとろうとするにつれてさらに厳しくなってきた。一方で日本の植民官僚は、ヨーロッパ的な帝国主義に明確に存在している社会ダーウィン主義的な人種的階層制を模倣していたのだが、その一方では「日本の近隣諸国との友好的関係性」についてのモラル的なレトリックを意識的に言明していた（Jansen 1984, p.76）。ワイナーの近年の著作は、シマズ（Shimazu 1989）の「人種についての二つに引き裂かれた語り」という概念をさらに検討して、帝国の内部での民族的な関係を組織するためにこのような矛盾した人種についての考えがどのように機能していたのかについて、以下のような簡潔な説明を与えている。

かくして日本人は中国と朝鮮とは同じ「人種」的な起源を分かち持っているのだと自己同定していた。それにもかかわらず、このヨーロッパ由来の「人種」という語りは、「人種」を国家と同一視しており、決定論的な用語によって帝国日本をアジアの隣人たちから区別する定義をあらかじめ除去するものではなかった。（中略）人種の下位分類において（中略）、日本を「東洋の盟主」としなくてはならない必然があった。そこでは植民地の人々を彼らの「自然な」能力からレベルを共通するところまで上昇させることを含んでいるのみならず、注意深く配列された「人種」の階層構造の中で、日本人は本質的に優れた資質を有しているのだという点を保持しておかなけれ

ばならなかった。(Weiner, 1997, pp.13-14)

このような「二つに引き裂かれた語り」は、帝国での公式の民族的関係についての中心概念となるものだった。日本は「反植民地的植民者」であると自己想定しており、汎アジア的な兄弟関係、すなわち日本と他のアジア諸国との人種的・文化的な親近性を吹聴していた。それと同時に、日本は近代化の達成において優れていると主張することで、アジアの指導者としての立場に正統性を与えていた。このような両義的な民族的イデオロギーはその後の皇民化イデオロギーに展開されたものでもあり、被植民者は、「完全に日本人ではないが、日本人になることが可能な者」とする見方を生み出すものだった。

しかし被植民者がこれらの両義的な民族関係の宣言に対して、一体どのように参与していたのかについてはあまり明らかになってきてはいない。さまざまな植民地における明白な反植民地主義の活動については多くの研究があるが、(30) 植民化された人々の間での両義的な反応をとらえる研究はほとんどない。クリスティ(1997)はその珍しい例外であって、本質的には日本の後進的な一様式であるという沖縄人アイデンティティの植民地的な形成を、沖縄人がなぜ受容してきたのかについて論じている。民族的アイデンティティの構築における歴史的要因を強調して、クリスティはいくつかの要因を組み合わせることで、この問題への解答を試みている。それらは沖縄の経験した経済的な苦境、彼らの他の植民地(特に台湾)に対する「同類間での対抗意識(sibling rivalry)」、そして彼らの民族性を想像するための他の枠組みが限られていたことなどの要因であるという。沖縄人が彼らの共同体が沖縄人であり同時に日本人であると想定しえた可能性を示唆しながら、クリスティは民族的なカテゴリー化を再定義するなかで被植民者の媒介性《エージェンシー》を理解する必要があることを以下のように結論づけている。

多くの沖縄人が両者（日本と沖縄）のアイデンティティを主張する試みは、部分的には日本を非均一なものであると読む試みである。これは均一主義的なイデオロギーである皇民化が、周辺の余白部分において複数形を約束するというように、変容される可能性を開くものとなっている。柳宗悦は沖縄方言を擁護した一九四〇年の論文で、まさにこの点を主張している。（中略）しかし皇民化の非均一性への約束は、一枚岩である国家の存続のためには、周辺の余白にあるきわめて不愉快な約束でもあった。（Christy 1997, p.165）

クリスティの研究は日本のかつての植民地と占領地における民族問題を研究する上で、考察に値する重要な歴史的な条件を概観している。彼の結論をさらに展開して、本章では被植民者の間でのアイデンティティ形成にいくつかのパターンが存在していることを示唆してゆく。別の言い方をするなら、クリスティの行った「なぜ」という問題構制（つまり、なぜ、被植民地コミュニティの一部のメンバーたちは日本の二つに引き裂かれた人種イデオロギーを受け入れたのか？）の上に、「いかに」という問題構制（このような状況下で彼らは彼らの民族的アイデンティティをどのように構築したのか？）に取り組みたい。その意味で本章は「皇民化の非均一性への約束」という宣言の過程、パターンそして困難さについての詳細な検証を行う。

皇民化世代の台湾人医師の例で示したように、被植民者のアイデンティティの確立は、これまでには見落されていた想像力に対処して提出されているものである。しかし同時にそれらは植民地主義の政治と文化によって常に介入を受け、影響を被っているものでもある。沖縄人についてのクリスティの研究と同じように、台湾人のケースでは時折、「日本を非均一なものとして読む」試み（たとえば杏会など）についての議論が現れている。私はこのような多文化的な理想へのアクセスの可能性と効果について、詳細な評価を試みたい。手に届く範囲の文化的な枠組みの中だけで活動していた皇民化世代の医師は、台湾人と日本人の両方のアイデンティティを保持しようとしていた。その結果として、アイデンティティ形成のパターンは、日本を非均一性のものとして読むというよりはむしろ近代性が民族性を超えるものだと読むという想像力を確立していた。皇民化の非均一性への約束は、日本の植民地主義のある一定の段階において、満たされない理想となっていた。被植民者たちは「反植民地主義的な植民者」の帝国の枠内で両義性を確立して、特定の民族的アイデンティティを確立するのではなく、民族性というカテゴリーを拒否するという解釈法を導いていたのである。

皇民化世代の医師はアイデンティティの語りの中で、民族性というカテゴリーを拒否しており、それとは対照的に医学は普遍的なものであり、実証的な科学であると考えていた。彼らはアイデンティティを医療専門職の文化的レパートリーから学んだ言葉を通じて明言し、その語りは「医学的近代主義者」という役割を中心として構築されていた。そうはいっても彼らの民族性が消滅したわけではない。台湾人であることは彼らのアイデンティティに大きな影響を与えている。あくまでも彼らの「医学的近代主義者」としての語りを通じて、民族というカテゴリーが消去されようとしていることが伺えるものである。医学的近代主義者としての語りには、いくつかのカテゴリーを一括りにして隠すこと、沈黙そして矛盾が見られる。それは台湾と日本の関係についての彼らの意識が分断されていること、そして喜ばしくない意識が隠されていることを強く示唆するものとなっている。その意味で皇民化世代の医師は二つの特定の次元に沿ってハイブリッド・アイデンティティを展開している。彼らは自身を民族的な境界の交差点に位置づけ、さらに民族というカテゴリーを専門職というカテゴリーで置き換えているのである。

エスニシティとナショナリズムについての近年の研究の成果は、以前よりも社会集団の貢献と経験に多くの注意を払う必要があることを示している（Smith 1992, p.2）。ここで論じてきたように、アイデンティティ形成の過程は、集団ごとに特徴的な性格を有することが認識できる。このことで民族的アイデンティティに対して、どのように専門職のアイデンティティが影響を与えているかについて、より深い理解を得ることができる。これらの医師が近代性についての特定の理解の仕方を編み出したのは医療専門職の制度的な場であり、その制度的な場は、彼らの解釈によると、そもそも植民地に近代性をもたらそうとした植民地プロジェクトの意図を脱臼させることとさえできるものであった。専門職での経験は、彼らの近代主義者としての世界観を、植民地主義との結びつきを弱めながら、内面化する過程であった。「国家の医師」という物語が専門職集団の形成における民族的コミュニティの影響をよく例証するものであった一方、「医学的近代主義者」の経験は民族的アイデンティティの変容の中での専門職の役割を照らし出すものである。次の章で触れるが、民族的・植民地的形成の研究において、専門職と近代医学はしばしば近代性の明るい面を特徴づけるための重要な場となっている。

医師が「近代性を非民族的なものとして読む」ための文化的レパートリーを、専門職が提供していたことは、民族の（再）形成過程の中での文化の位置づけについて、以下のような一群の疑問を呼び起こす。つまり厳密に言えば、研究者はしばしば文化を民族集団の「内側（inside）」に、構造を民族集団の「外側（outside）」に配置しているのだが、その一方で、この台湾の事例は民族形成において文化を「外部（external）」の、そして同時に「内部（internal）」の両方の要因として考察するような見方で、この問題を再考するように私たちにうながしているものである。民族的形成における経済力の役割についての研究では、バース（Barth 1969）と彼の（批判的な）賛同者たちは、民族の境界線によって囲まれた「文化的がらくた（cultural stuff）」は、境界線それ自体ほど重要ではないということを長く主張し続けてきた。後になって経済的利益のみが民族境界を定めるのではないと認識しており、構築主義的アプローチは、民族境界の形成や変容における非経済的側面など、他のものを含むかたちでその分析的枠組みを広げている。研究者は、どのようにしてエスニシティが、階級だけでなく政治制度（Horowitz 1985; Espiritu 1992）、そしてジェンダー（Espiritu 1997; Frankenburg 1993; Kondo 1990）とも交差しているのかということを検討している。それでも学問的な意味での「分業（division of labor）」は残っている。民族の境界の構築は「構造と外部からの（external）力が民族的な選択を形成したという全くの伝説（saga）」として認識される一方で、文化の構築はしばしば「人間の媒介による物語（tale of human agency）として、そして文化的保護、復興、刷新という内部的な（internal）グループによる過程」（Nagel 1994, p.161. 強調は著者）として考えられている。同様に民族的な過程（ethnic processes）における中身（集団のメンバーが共有しているもの）や環境（彼らが遭遇する状況）の差異化の効果を解明しようとする努力の中で、コーネル（Cornell 1996）は文化を民族的境界の枠内に位置づけ、移民政策や経済構造などを外部的（external）なものであると見ている。アンソニー・スミスもまた、民族的伝統の第一義性（primacy）に関する初期の論文に変更を加え、文化と政治との相互作用へより綿密な注意を払う必要性を提案しているが、彼も文化は内的なものだと想定している。彼は文化が「異文化に関する両義性」があることや、共同体が「技術と思想を借用することによって隣人と競争をする」傾向があることを（正しく）認識しているが、「容認された伝統やライフスタイルに固執して、異質の要素の文化を純化しようとする」（Smith 1986, p.458）と想定している。要するに研究者が文化の重要性を主張する時、彼らは未だに文化とは民族的な境界によって囲まれたがらくたであるということを当然のこととしてとらえているように思われる（強調は著者）。

この文化の位置づけに関する想定は、第一章で議論したような文化の構造的・外的観点によって吟味される必要がある。エスニシティと他の社会カテゴリーの交差は、とりわけ、異なる文化的なレパートリーの混合を伴う。その中において民族的な文化は、必ずしも本質的に他の何かよりも重要であるということはない。本章で詳しく述べたように、皇民化世代の医師は、民族的伝統と職業的文化の両方の中に埋め込まれていた。それらは彼らの民族的な境界の内側と外側の両方に置かれているものだった。このように彼らの「内部的」な民族的文化は、構造がもたらした効果をどのように仲介したのかを問うこと、もしくはどのように保護されたのか（保護されなかったのか）という疑問に答えることは、彼らの生きた経験について部分的にしか言及できないことになる。そのため同様に、彼らがどのように職業文化に近づき、どのようにそれを使用し、そしてどのようにこの新たに手にした文化レパートリーを台湾の伝統とともに文脈化したのかという問題にも答えなくてはならないのである。

文化の位置づけを民族的形成の中で考察するにあたって、私は内側・外側という枠組みを「多文化の道具箱（multiple cultural toolbox）」という概念で置き換えることを示唆したい。文化は、象徴、物語、価値、世界観の道具箱（toolkit）であるとするスウィドラー（1986）の有名な概念を借用して、私は民族的な文化伝統を強力で堅固な多くの道具箱の一つにすぎないものだとみており、特段の重要性を想定する必要のないものだと考えている。植民地化（もしくは一般的な民族の混合）は、新しく導入されてきた制度的実践に基礎をおいた新たな文化的道具箱をもたらすことになるかもしれない。これらの多様な文化的レパートリーはアクセスの容易さにさまざまな違いがあり、また異なる社会集団にとっての重要性も異なっている。本章が例証してきたように、社会集団は行動を組織しアイデンティティを構築するために、利用可能な道具箱からアイデアを創造的に選択できるし、選択しなければならなかったのである。

第六章　医学における境界——中国における同仁会プロジェクト

イントロダクション

これまでの章で描いたように、医学的なミッション（medical mission）は日本の「科学的植民地主義」と後の「大東亜共栄圏」の基礎を築くための実践であると解釈されていた。日本植民地の医学実践は、最初の植民地であった台湾で開発されたものであり、台湾は特別な意味をもつ場となっていた。しかし日本帝国における医学の役割について適切な理解を得るためには、日本の植民地医学の実践と応用がどのように広がっていたのか、そしてどれほどのバリエーションをもっていたのかについて、正しく認識することが必要である。そのために中国における日本の非公式帝国[1]で、日本が展開した医学システムを検討することで、台湾との比較をしたい。

中国における日本の非公式帝国は、植民地統治者としての台湾における存在とは大きく異なっていた。中国は公式には日本の植民地ではなかったというだけではなく、中国が歴史的に日本にとって文化的指導者の役割を果たしていたことは、たとえその解釈に温度差があったとしても、日本の知識人や官僚そして日本帝国の軍人によっても広く認識されていた。[2] さらに台湾における唯一の植民者として確保されていた立場とは対照的に、中国での日本はヨーロッパやアメリカなど列強との競争に直面していた。また多くの要因によって、日本は中国の多くの人々から、台湾で受けていたのよりもはるかに強い敵意を受けていた。[3] このような差異の結果として、台湾と中国の例は日本植民地支配についての対照的ともいえる遺産を見事に表現している。「反植民地主義の植民者」としての日本の公式の言説は、これら二つの劇的に異なる文脈において二つの対照的な語りへと発展したのである。日本の植民地官僚は台湾における植民地政策を、日本の近代化の成果をアジアの遅れている「兄弟」と共有するための試みであると特徴づけていた。その一方、中国における日本の行動は、かつての優れた文明（中国）から受けた文化的負債を返済するための方法であると多くの日本人は見なしていたのである。[4]

両方の地域において帝国主義の重要な道具であったコスモポリタン医学は、台湾と中国では異なる道筋を辿った。中国における初期の日本の医学政策は、台湾において行われたものと同じようなものであった。しかし異なる社会的背景が、最終的にそれらを異なった発展の道に導くことになった。中国での日本の医学政策は、日本と他の列強との競合、高まる軍国主義、そして中国人の間での反日感情の高揚などといった要因によって、台湾とは全く異なった方向性をとるようになっていた。その結果、中国での日本人医療関係者は「科学」ではなく医療「サービス」を与えることを主眼とするようになった。

中国での日本人による病院は二〇世紀前半に多くの中国人患者を治療しているが、彼らは台湾で一定の成功を収めたように、現地人の専門職の実践家層を形成するには至らなかった。中国での日本の医療的活動は、漸進的で「自然」な、そして植民地の完全なる変容に焦点をあてた科学的植民地主義によるプロジェクトを遂行するようなものではなかった。むしろ日本帝国の攻撃的な政策を進めるために、目前にある障害を取り除く応急処置として、つまり宣撫工作の一部として行なわれたものであった。

したがって台湾のケースで我々が見てきたような両義性と緊張という意図しない結果を生み出したこととは対照的に、中国における日本の専門職的・植民地的な政策の交差や相互作用は、ほとんどが帝国の文化的・政治的アジェンダという要因によって決定されるものだった。戦時下の台湾において植民地主義と職業的専門性の交差を特徴づける中心的な両義性となった民族性と近代性との緊張状態は、中国のケースでは異なった意味をもった。医師と医療関係者を中国に派遣する際、日本の植民者はしばしば国家間の境界を超えることを望んでおり、彼らの存在を正当化するために国境を越えた博愛主義的活動としての医療活動を構想していた。このような福音主義的（evangelistic）な姿勢をとっていた一方で、中国にすでに存在していた他の諸帝国を打ち負かそうとする試みのために、日本は医療活動の国籍という問題に最も関心を寄せており、どの国が医師をどこに派遣させたのかということを綿密にチェックしていた。現地人の専門家集団が直面したアイデンティティのジレンマに代わって、このような両義性は、まさに職業的な専門家を普遍的な存在として活動させ、同時に国家的な存在として活動させることを望むという、植民者の欲望の中にある矛盾のかたちで明らかになってきたのである。

中国における日本の「医学帝国」――「同仁会」のケース・スタディ

中国における植民地医学と同仁会

中国での日本の医療活動の歴史の中で、同仁会は重要な役割を演じている。[5] 同仁会は一九〇二年に創立されており、一九〇三年には法人格をもつ財団（incorporated foundation）として確立されている。その後会員数が急速に発展してゆき、また早くから政府との強い結びつきも確立している。設立当初、同仁会はその財源を個人からの寄付に頼っていたが、すぐに日本政府からの注目を受け、支援を受けるようになる。「一九〇七年、皇室から五千円の寄金が同仁会に与えられ、これは同仁会に大きな栄誉を与えることにもなっていた。一九一四年には当時の大正天皇が同仁会の会長職を引き受けることに同意するという栄誉を受けた。（中略）一九二三年に外務省対支文化事務局[訳注14]が設立された時、同仁会は義和団の乱による賠償金の受取先の一つとなった」（Lee 1989, p.298）。一九二三年から一九三六年まで、この組織は日本政府の対支文化事務局（東方事業）から合計約五五九万円を受け取っている（黄 1982, p.73）。

一九二三年に同仁会は「四千人近くの医師、実業家、官僚がメンバーだった」とされている（Lee 1989, p.298）。同年に発行された機関誌『同仁』からは、組織が充実してくる中で、以下のような組織の構成を見せている。財団の中心的な指導者（すなわち会長、議長、事務局長、理事や運営委員会医員）として記載されている三〇人の中には、医学博士が五人、薬学博士が一人、子爵が三人、男爵が三人入っている。貴族の称号をもつ者が多く入っていることは、この財団には帝国国家が参与していることを示している。例えばこの頃の同仁会の会長には皇太子が就いている。当時子爵の称号を得ていた後藤新平もまた、理事としてこの会の指導的な役割をもつ者の一人として記載されている。

同仁会の創立者たちは、文化交流を目指す東亜同文会といった組織がそうであったように、政治には非介入であることを原則とし、文化交流だけを行うとしていた[6]（黄 1982; Lee1989）。組織の公式的な目標は「日本と同様に、中国や他のアジア諸国の公衆衛生を守り、病んだ者を助けるために医学と薬学の知識と技術を広める」ことだった（「同仁会規則概要」、外務省外交史料館〔以下、外交史〕; Lee 1989）。同仁会の基盤は東京にあったのだが、この目的に基づいて、実際は海外での医学活動に活発に従事していた。一九二三年の『同仁』には、中国、韓国そして東南アジアへ、設立以降合計三二九人の医師と薬剤師を派遣していることが記されている。一九〇六年以降、焦点は医療従事者の派遣から満州国と朝鮮での医療組織の設立へと変容してきており、それにともなっていくつかの病院が開設されている。南満州鉄道株式会社（満鉄）の設立、および朝鮮の併合にともなって、これらの地域の同仁会病院は満鉄と朝鮮総督府に移管されている。一九一四年から同仁会は中国での活動を活発に展開し始めており、北京、漢口、青島、済南に同仁病院を設立している[7]。

同仁会は中国で医学教育への参入も試みたが、医学教育にはそれほど積極的ではなかった。一九〇六年には、中国からの留学生の教育を目的とした同仁医薬専門学校を東京に設立したが、一九一一年には財政難のため閉校を強いられた（黄 1982, p.99）。一九二三年に同仁会は上海に医学校を設立する計画を始めたが実現しなかった。[8] 済南の同仁病院もまた、地域で日本がスポンサーとなっている大学との協力の方向性を示してはいた（「機密 no.302」、「機密 no.88」、外交史）。すぐに閉校されてしまった青島医学校は一九二四年から一九三〇年まで、同仁会青島病院の管理下で開設されていた（黄 1982, p.101）。

このような植民地医学への関わりにともなって、同仁会は中国での日本医療帝国の核としての役割を果たそうと試みていた。一九二三年に同仁会は、中国での日本の主要な病院にとっての同仁会の役割について論じている。これらの病院には、北京、漢口の同仁病院、広東、アモイ、福州の博愛病院（台湾の総督府によって後援）、青島病院と済南病院、[9] 奉天病院（日本赤十字の満州支局が経営）、同様に満鉄が経営している多くの病院も含まれている。『同仁』に記載された概観によると、同仁会は中国で医療活動を行う日本の組織の中でもっとも活発であると主張している。従って同仁会は、中日友好を促進させる首尾一貫した計画を効果的に進めるために、日本によって後援されている様々な医学組織を統合する責任をとるべきだと論じている（「対支医療事業の統一案、同仁会はよろしく是が中心たれ」）。同仁会が中国での日本植民地医学の中で重要な役割を演じていることは、以下に続く議論の中で明らかになってくるように、多くの歴史的な資料が示している。

中国の四つの同仁病院では日本人の院長以下、日本人と中国人の医師が勤務していた。日本人医師の数は中国人医師より約三対一の割合で多くいた。これらの病院はかなり多くの中国人患者に治療を施している。リーの研究（1989）は「中国人患者のために安く設定されていた診療代のため、（北京）

表6　中国の同仁会病院での患者数

	北京		漢口		青島		済南	
	1930	1931	1930	1931	1930	1931	1930	1931
中国人患者	12,206	4,672	12,364	3,393	12,622	6,936	13,007	8,011
日本人患者	3,415	2,587	7,018	4,927	19,335	23,868	9,355	6,591
外国人患者	122	41	257	212	1,080	1,047	103	89

（出典：外務省外交史料館、「同仁会会員経営費調書」より作成）

病院は多くの中国人患者をひきつけていた。この病院はまた、北京の中国人住民に、無料でコレラの予防接種を提供していた。ある資料によると一九一七年に北京の全ての病院で合計八万一六四人を治療したとされているが、その同年に、北京の同仁病院は合計二万八七一人の患者を治療している」（Lee 1989, p.299）ことを明らかにしている。

表6は一九三〇年から一九三一年の間に中国の四つの同仁病院で治療を受けた患者数をリストしたものである。患者は中国人、日本人、外国人（「外国人」の定義は述べられていないが）に分類されている。一九三一年の中国人患者の減少は日中関係の新たな展開によるもので、反日感情を劇的に高めた満州事変のためである。同仁病院の運営の全期間を通して、実際の患者数は中国での対日感情によってかなり上下するものだった。しかし「日支事変によって引き起こされた低調期の後、そのつど、中国人患者は徐々に増加しており、また時には事変以前の水準を超える時さえあった」（Lee 1989, p.299）という。

一九三七年の日中戦争の勃発後、四つ全ての同仁病院は一時的な閉鎖を余儀なくされた。病院が再開したとき組織再編を行い、それまでとは全く異なった目的に対処することとなった。それは日本軍との協力に努めるというものであった。一九三七年九月二四日、「秘密」と記された電報で、日本の外務大臣が同仁会の議長に、日本軍と協力することと、戦争状態にある地域に医療チームを派遣することを指示したのである。外務大臣は、その目的は「日本人と中国人の患者の治療を行い、軍の和平工作隊の活動を可能にする」（"8420-1" 外交史）ことだと書いている。

政府の観点から見ると、植民地医学が中国でのプロパガンダや徴用に資するものであるのは明白だった。「極秘」と記され外務省で回覧された資料（一九三七年一〇月二一日付）は、中国における医療活動のための日本の政策を要約している。それによると中国北部へ防疫部隊を派遣することに焦点があてられており、これらの地域における日本による将来の活動を可能にするために、劣悪な衛生状態や不十分な防疫体制を改善するべきであると述べている。日本にとって同様に重要だったのは、防疫部隊を中国に派遣することはプロパガンダのためにかなり価値があることであった。これらの目的のために、この資料では、以下の事業を提案している。

1. 防疫に関する一切の調査研究
2. 防疫施設に関する調査並将来の施設に対する立案
3. 支那側防疫機関に対し必要なる援助を為す
4. 支那人に対し防疫に必要なる診断救護を為す
5. 事業報告書、調査報告書、研究報告書及意見書の作製提出

（「対支防疫救護班派遣に関する事業案」、p.197, 外交史）

表 7 医療チームによって治療を受けた患者数

	漢口病院派遣隊	青島病院派遣隊	済南病院派遣隊
患者総数（10/18/37-3/31/38）	56,899	53,637	83,994

（出典：外務省外交史料館、「支那派遣同仁会診療班施療患者表」より作成）

要するに防疫部隊は、日本人が最終的にその地の支配を確立する準備のために地域の健康状態を向上させ、これらの地域に関する医学的な知識を獲得し、現地の中国人を徴用することを目的としていたのである。

このような政府の指導に従って、同仁会は中国北部および中部の多くの地域の都市や村の中国人住民に対して医療と防疫を提供するために、二種類の医療チーム、診療班と防疫班を派遣している。これらの中国に派遣された医療チームは広い地域を巡回し、同仁病院がそもそも影響を与えていた範囲を超え、多くの遠隔地にまで達していた。この過程で同仁会の医療派遣団は、日本の軍事的な道具へと変容してもいたのである（黄 1982, p.97）。

参加した医師は、このような医療チームにおける彼らの役割は何だったのかということに関する具体的な見解を述べている。一九三八年にこれら医師が中国から戻り、日本で公開の会見を開いている。それは医療に関与している教育者や実践家からなる聴衆にむけた一連の短い報告からなるものだった。同仁会によって組織されたこの報告会での演説は、彼らの活動の性格と広がりを示すものであった。これらは外務省の秘密電報と一致したかたちのものであり、中でも同仁会の副議長はこれらの医療派遣団の平和的な性格を強調している。つまり同仁会は「日本占領下そして他の地域における難民の世話をするために」（「北支中支における同仁会の診療防疫事業について」、外交史）

それら派遣団が重要であると述べている。

またこれによると戦争開始から報告がなされるまでの一年の内に、同仁会は診療班として約二五〇人を派遣し、約二〇〇万円を費やしている。同様に日本政府の指示によって、防疫活動がこれらの地域で行われている。「軍との新たな協力関係をもつことと、戦闘地域においては伝染病の流行に弱くなる傾向にあるので」、同仁会は外務省によって中国北部および中部へ様々な防疫班を派遣する命を受けて、三〇〇人がこのチームとして派遣されている。一九三七年一〇月一八日から一九三八年三月三一日までの間に、漢口、青島、済南の同仁病院は九つの診療班を派遣しており、これらの派遣班は中国の様々な都市や町を合計一九回訪問している（表7）。

複数のヘゲモニー間での闘争

後藤新平による「科学的植民地主義」がそもそも定式化していたように、中国での日本の植民地医療は、近代主義と科学主義を普及し、日本の文化的そして政治的な影響を拡大する手段になることが意図されていた。しかし中国における他の帝国主義勢力とのヘゲモニー闘争に取り組む中で、日本の「科学的植民地主義」の実践家たちは、近代性と科学の「国籍」を消し去りながらも強調するという矛盾する語りを意識的に構築していた。日本人は中国における彼らの医療活動を、国境を越える境界無き奉仕活動であるとしていたのだが、ちょうど台湾で日本がこれらの医療活動を特別に「日本的な」事業であると強調したのと同じように、日本人による医療活動はアメリカとイギリスの病院などとは区別されるともしていた。

自身も医師であった下瀬謙太郎は上海訪問についての報告の中で、中国での日本人医師に「普遍的な善意の精神」が存在するのかどうかということを疑問視していた。彼は西洋の宣教師と違って、日本人医師が普遍的な善意の精神のため中国に行ったのではないことを認めていた。

語学待遇の序に一言すべきは人選の際に於ける第一交渉が「報酬問題」に在ることとなり。宗教家が犠牲献身の志を決し、東亜に骨を埋むるの覚悟を以て年月を忘れて活動しつつある如く支那の国土に興味を感じ、報酬問題を第二位以下に置いて其交渉に応ずる如き時代は、我邦に於いては到底近き将来に望み得べからずと為すべきや。(『雑感』、外交史)

それで下瀬は医療関係の教育者に、彼らと学生に態度を改めるよう求めて、この問題の解決法を以下のように提案している。

帝大公私立医大諸医専に於ける部長校長教授諸先生が、先以て同仁精神の何ものなるかを理解するは、頗る望ましき風潮なり。是等諸先生が先つ海外、殊に支那民人に対し、若干の趣味を有するに至ることは或は当面の喫緊事なるべきか。

去りとて言説に依りて簡単に支那趣味を鼓吹しえべきにあらず。医界有力の位地に在る諸先生の為に機会を作りて

同仁精神
海外趣味
人道主義
を高調し彼等の共鳴を得ることは其一手段たるべし。
尚更に精選したる学長教授諸氏に対し順次植民地並に支那内地を視察するの機会を与え実際に就て諸先生の主義主張を養はしむるは少くも其第二手段たるべし。（同）

日本人医師が中国に関心をもつようになることがなぜそんなに重要なのだろう。その答えは帝国主義的なヘゲモニー闘争において医療が道具として使われることの有用性（instrumentality of medicine）にある。同仁会の活動に代表されるような中国における日本の植民地医療は、帝国主義勢力の間での広い意味でのヘゲモニー闘争の一部だった。一九二三年に、『同仁』の編集部は、「武器なき戦《いくさ》」というタイトルの前言を掲載している。この「戦」とは、「世界の列強」の間の「貿易と産業の戦い」であって、中国における資源へのアクセスを競うだけではなく、中国人からの信頼も勝ち取らねばならないものだった（「武器なき戦」、外交史）。その前言では、この闘争において日本人はアメリカ人の後塵を拝しているという警鐘を鳴らしている。そのことを端的に示すこととして中国人の外国語の習得の例を挙げて、「今やより多くの中国の若者が英語を話すようになっており、彼らは出会った日本人に英語で会話できるかを尋ねさえする」（同）としている。

『同仁』のこの号の最初の記事で、この「戦」における医療の役割が明確に打ち出されている。「両国民の握手」と題されたこの記事は、日本はこの「戦」に勝つ必要がある、なぜなら日本と中国の間の協力は、地域の平和に欠くことができないからであると論じている。そして「このふたつの国の精神的な握手は、東アジアにおける平和の基盤であり、それを維持するための鍵となる」(「両国民の握手」、外交史)としている。さらに中国と日本との間の緊密な関係、いわゆる日中友好を保証するために最も効果的な戦略は、中国の人々に医療サービスを提供することだという。アメリカ人は同じこと(例えば中国における教育機関、医療機関の設立)をしていたと指摘しながら、日本と中国はいわゆる「同文同種」であり、文化的・人種的なものを共有するので、この「武器無き戦」で日本は究極的な成功をするだろうという楽観的な結論を出している。

『同仁』に見られる楽観主義と、下瀬の「雑感」に見られるプラグマティズムとの間の差異にも関わらず、これらの二つの資料からは、両者ともコスモポリタン医学の「国籍」の重要性を強調していることが読み取れる。日本にとって医療の提供者の中で主導的な立場に立つことは、中国への医療サービスを実際に提供することよりも重要なことであった。善意に満ちた文化外交から直裁なヘゲモニー闘争までのスペクトラムの中で、同仁病院は日本の軍国主義の興隆にともなって、ある極端から別の極端に移動したのである。それにもかかわらず戦争期を通じて変容しなかったことは、医療的な福音主義を自らが担うミッションとしており、中国の近代化のプロジェクトに於いて日本が「第一のエージェント」であることを主張していることである。

日本人医師はひとたび中国に派遣されると、他の帝国主義勢力とのヘゲモニー闘争のために、彼らの医療の「道具として有用性」についてより意識的となるだけではなく、この有用性に熱中するまでになっていった。例えば一九三〇年に済南の日本領事館から外務省に送られた文書の中で、済南同仁病院の「文化事業」に対する貢献を強調しており、そのことで領事はこの病院に対する政府からの財政援助の必要性を訴えている。この文書に与えられている例から見てゆくと、ここでいう「文化事業」とは、中国現地の住民に対して直接アプローチすることを指したものである。日本領事館は済南病院が長年の活動の中で中国籍の患者の率を上げてきたこと（その前年には五五％にものぼっていたこと）を称揚している。そして領事は、その時代の直近には日中間の緊張の高まりによる中国人の患者数の減少があったのだが、外務省は中国人に直接アプローチする活動を維持するために済南の病院への財政的な援助を続けるべきだと論じている。そしてさらに、済南同仁病院は多くの欧米系のキリスト教会によって支援を受けている地元の大学病院との厳しい競争に直面していることを強調している（「機密」no.302, 外交史）。

その二年後の日本の外務省と済南の日本領事館の間でのやりとりでも、再度同じ課題が取り上げられている。そのころこの病院では、日中関係の緊張の高まりにつれて、多くの中国人患者を失っていた。しかし領事は以前と同じ水準の活動が維持される必要性を主張している。なぜならそれは単なる業務の遂行というだけはなく、いまだに主要な敵であるキリスト教会に支援されている大学病院との「文化的戦場」を勝ち抜かなければならないからだとしている（「機密」no.88, 外交史）。この例からみると、済南の同仁病院と日本領事館はアメリカやヨーロッパに支援を受けている病院との競争を強く認識していたということが分かる。彼らは、中国における日本の文化的な戦争の熱心な参加者だったのである。(10)

日本の医療コミュニティからの支援

ヤング（Young 1998）が満州のケースで雄弁に物語っていたように、日本の帝国主義は単に政府や軍部の一部のリーダーたちによるいくつかの「誤った判断」によって展開されたものではなく、社会全体が動員されることによって成り立っていたものだった。それと同様に中国での広範な医療活動は、日本の医療コミュニティからの幅広い支援が無ければ、同仁会だけでは展開をすることは不可能であったであろう。このような「医師の犯した罪」に関するいくつかの痕跡が、歴史的文書の中から見出すことができる。例えば一九三八年五月一八日の週刊『医事衛生新聞』には、大阪帝国大学・谷口教授が陸軍省と外務省へある提案をしたことについての記事がある。ここでは医師が植民地医学に積極的な支援をしていたことが述べられている。以前には中国中央部（当時の用語での中支）の防疫活動を統括していた谷口は日本に帰国する際、中支での防疫に関する研究所を設立する計画を温めていた。その中で彼は具体案として、「北支（中国北部）の防疫研究所は、東京の伝染病研究所の研究者がほとんどのスタッフを占めているように、中支の新しい研究所は、大阪と北海道の帝国大学からの支援を仰ぐことができるだろう」（「防疫研究所員は伝研系が独占、谷口教授南京で語る」、外交史）と述べている。同様に同仁会の副会長であった宮川は、日本医師会で医学部の学部長や医科大学の学長たちを前にした公式の講演で、中国での同仁会への活動に積極的な支援を要請している（「民衆を医で宣撫――先遣隊すでに出発す」、外交史)。海外の日本の医学校からも、これらの活動を実現させるために医師が募られていた。満州医科大学と京城帝国大学は、満州事変の後、医療チームを満州に派遣する役割を任されていた(「公普通二三六」、一九三四年八月三日、「公普通五四四」、一九三三年五月八日、外交史)。

日本の医療コミュニティと軍部の間で幅広く協力関係がもたれていたことを示すもう一つの例について、タナカ(田中利幸)が詳細にわたる資料を示している。タナカは満州の七三一部隊における医学コミュニティの役割について検証している。中国人捕虜への残虐な人体実験で知られる七三一部隊は、京都帝国大学医学部を主席で卒業した石井四郎に率いられていた。石井は一九二八年にヨーロッパを訪れており、その際、生物兵器の研究状況を調査しており、日本に帰国後、日本も生物兵器を開発する必要があると確信している。この歴史の闇の部分について、タナカは以下のように述べている。

石井は一九三二年に、東京の軍医学校に、軍部からの全面的な支援の下で、防疫研究室を立ち上げている。同時に石井は満州でも、小さな秘密部隊である東郷部隊をハルピンから百キロほど南東にある背陰河という村に作っている。満州国の僻地が選ばれたのは、研究者が日本では実行することが難しかった人間にたいする医学実験を行うことを望んでいたからである。中国人捕虜を使用した人体実験は、東郷部隊が作られてからすぐに始まっている。かくして生物学兵器に対する防御方法の研究は主に東京で行われ、このような兵器の攻撃的な使用や生産についての研究は満州国で行われることとなったのである。(中略)一九二五年に、ジュネーブ条約は、化学兵器、

> 細菌兵器の使用を禁じている。石井は彼の計画がこの条約に反するものであることは明らかに知っていた。（中略）石井のグループは、兵器として使用できる事が可能な全てのバクテリアとウィルスを研究し、それを使う日本軍を守るために、それらに効果のあるワクチンを開発しようとしていたのである。（Tanaka 1996, p.136）

石井は一人だけでこれを行っていたわけではない。同仁会のリーダーたちのように、彼は同僚からの支援や援助を積極的に求めていた。彼は迅速に中国各地やその他の多くの地に研究所の支部を建設している。京都帝国大学の卒業生として、石井は医師をこの事業に参加させるために、彼のコネを存分に使用することが可能だったという。

> 一九三六年に七三一部隊を作り上げる数年前から、石井は日本の様々な大学の若きエリート医師や医学研究者を彼の事業に参加させるための活動を開始していた。特にそのために、京都大学医学部の教授は石井に協力的であった。彼の機関の支部は北京、南京、広東そしてシンガポールに建設されていた。そこでは七三一部隊によって開発された兵器の実験が行われ、これらの地域での生物兵器を使用した戦闘のための計画が練られていたのである。この時、石井の七三一部隊の配下には三千名のスタッフがおり、また彼の指揮下にある全ての支部を合わせると二万名にも登る数のスタッフがいたとされる。（Tanaka 1996, pp.136-137）

石井の下で訓練を受けた多くの医師は、それぞれの生物学兵器の実戦的展開について、詳細に渡る使用計画の作成を行っていた。彼らの多くは戦後、連合軍の捕虜となり、尋問の中で七三一部隊の活動に貢献していた日本の医学教育機関の役割を認めている。

同仁会と七三一部隊両者に対して医学コミュニティからの幅広い支援が存在していたことは、この期間においては緊密な国家と医学との間の相互関係と協力が存在していたことを示すものでもある。強制ではなく雇用によるこれらの事業への参加は、日本の植民地医学への医師の参与の主要なメカニズムであった。このような観察は、次のような重要な設問に私たちを導くことになる。なぜ医師は、彼らの専門職としての倫理に矛盾するこのような活動に、（職業倫理に明らかに反する「七三一部隊の活動」場合や、反すると含みのあるような「同仁病院での活動」場合に）、関心をもったのだろうか？　次の節では、どのようにしてこれらの矛盾が、公的・私的な言説の中で合理化されてきたか、もしくはもっともらしく言い抜けられてきたのかという課題について検証してゆきたい。

二重性――「白衣の兵士」

医師の帝国主義への関与について問うことは、ある意味、ナショナリズムと近代主義の両義的な関係について問うことだといえる。医師は帝国の設定した目標と医学の倫理の両方に奉仕することを要求されていた。戦時中の台湾人医師が一貫したアイデンティティを探求する一部として、この相対的な両義性の中でもがいてきたのとは対照的に、同仁会や日本の公共メディアはこの両義性を、公衆が消費できる物語に仕立てあげていた。一方で中国における公衆衛生を改善するという目標を掲げながら、一方で多くの命や財産を奪い全てを破壊する戦争に貢献することの折り合いを、日本はどのようにつけていたのだろうか。換言すれば、日本の国益のための戦争というプロジェクトの中で、普遍的な博愛精神がどのように適用され利用されていたのだろう。これらの問いに対する答えは、戦争遂行の中で破壊され葬られてきたのだが、いくつかの残った資料により、それを推測をするための情報を得ることができる。

個人的なレベルにおいて、こうした活動に従事した医師は、人命を救う人道主義者としての役割と、戦争の共犯者としての役割の折り合いをつけるために、「二重性（doubling）」を想定するという方法をとっていたということがタナカ（1996）によって論じられている。タナカによると七三一部隊の医師は、「彼らの活動を正当化するある種の論理を構築することが可能であったとされている。そのためこのような論理がいったん構築されると、（中略）『丸太』（中国人捕虜の呼び名）は既に人間ではなく、知識を得るという目的のための道具となるのである。その知識は日本人の生命を守るものとされていた。要するに、価値ある生命を救うことは、価値のない生命が失われてしまうということに勝るという確信があった。（中略）もちろんこれは、ある者の生命を廃棄することを喜んですることが、実際には、他者の生命を救うという願いと共存していることを意味している」（Tanaka 1996, p.162）という。タナカは、ロバート・ジェイ・リフトンがナチスの医師の中に見出したような、矛盾する欲望の共存と、七三一部隊の医師のこのような論理を比較している。どちらのグループも「二重性」という戦略により、医師は自分たちの残酷な行為を、「より価値のある」生命と権威のために奉仕するという、高い道徳的な大義に一貫したものだと見なしていた。七三一部隊の医師は、大東亜共栄圏という日本のスローガンが明らかにしているような、崇高で広義の道徳的大義と自分たちの仕事を等価にすることによって、彼らに与えられた特定の国家のアジェンダを正当化したのである。

リフトンとタナカの分析を集団的レベルにまで拡大すると、同仁会の医療活動についての日本の公共的な言説もまた、「二重性」の戦略によって構築されていることが分かる。七三一部隊によって進められた実験はあからさまに犯罪的な行為だと分類され、公共的に公表されることは注意深く避けられていたのとは異なり、同仁会の医療ミッションの活動は、報道や公開講演会などを通じて日本で広く宣伝されていた。それでも七三一部隊の医師と同じように、同仁会と日本の公共メディアは、「二重性」の戦略をとり、同仁会のもっていた帝国の兵士であり、同時に好意的な博愛主義者であるという二つの役割を構築し結合させていたのである。

日本における同仁会の医師——帝国の部隊

日本政府は中国に対する戦争を、中国人民に日本帝国の繁栄と文明を分け与える道徳的義務を果たすための「聖戦」として描いている。メディアの中で同仁会の医師の戦争における役割は、聖戦を遂行するために極めて積極的なものだと認識されていた。例えば帝国政府に対する忠誠の印として、医療チームのメンバーは、明治天皇を記念するために作られた、帝国の象徴的中心である明治神社を訪れ参拝をしている。同様に彼らが東京駅から出発する時に、彼らのほとんどが軍服を身にまとっていたことは、戦争とのつながりを強く示唆するものである。また一九三八年の四月二三日付の新聞では、防疫班は「防疫部隊」と書かれており、彼らの中国への派遣も「軍事的な進軍」と呼ばれている（「防疫部隊の進軍」、外交史）。この記事は防疫班が外務省の文化事業部により財政的な支援を受けていることを認めており、また彼らの活動は「戦場への科学の動員」（同）の一例であると記述している。これらのテキストから、日本の公共メディアが明白にそして積極的に同仁会の医師と戦争との結合を強調していたことが分かる。

中国における同仁会の医師——普遍的な博愛の精神

たとえ日本の中国への侵略が「聖戦」という美辞で謳われたとしても、同仁会の医師がひとたび派遣されたら、戦争と同仁会の医療活動とのつながりはある程度は和らげられなければならなかった。中国に入ったなら、彼らの公共的なイメージが帝国主義的な目標設定を抑制し、軍事メタファーの代わりに普遍的な博愛主義の精神が強調されていた。

中国で撮影された派遣医療チームの写真が一九三八年の新聞に掲載されている。そこにはこれらの写真に添えて、いくつかの描写が添付されている。これらの資料は同仁会の医師が、どのように言説を操作して公共的なイメージを作成してきたのかについての形跡をたどることができるものである。まず対照的なのは、東京出発の時の軍服ではなく、中国での仕事の時には医療チームのメンバーは白衣を着ていることである。これらの写真に付けられた記述は、この医療活動が「支那民衆に情の診療」を行うものであり、示唆されているのはある種の医学的な福音主義が醸し出す雰囲気である（「支那民衆に情の診療」、外交史）。同じように中国人民の前へ登場するための自己演出として、同仁会の医師は自分たちを近代文明のエージェントとして描いている。これら海外における医療活動の目的は、国境を越え無差別な人道的福祉を増進させることであると主張されていた。例えば、済南同仁病院から資金的支援を受けていた医療チームによって撒かれたビラには、日本の医師を「純粋な人道主義者」だと描いている。同仁会の医師は中国語でビラを作っており、若干の文法的な間違いがあるのだが、一般に彼らが主張したい要点は明確に記されているものであった。

同仁会済南病院、巡回診療のお知らせ
みなさん、いい機会が参りました！　このような機会を生かさないわけにはいかないでしょう。お忙しいことだと思われますが、少し、我々のことを説明いたします。
来たる一〇月一、二、三、四日の四日間、午前九時から午後四時までの間、当地の華東ホテルで、同仁会の済南医院は、一時的な診療所を開設いたします。
我々はみな日本から来た医師で、みなさんは医療によって若さを取り戻すことができるでしょう。もともと済南病院は済南では最大の病院で、日本人が開設したものです。この医院の目的は、日本国が中華民国において、最も発達した医学を普及することです。そのために新たな薬学と技術をもって東アジアにおける一般的な衛生状態を改善することを目指します。この医院は、このような目的を達成することを目指しております。いまこの地に我々はやってきて、最も進歩した日本の医学をさまざまな人々に紹介しようと思っているのです。そのために薬代や診療費は完全に免除されます。いろいろな病気を患っているみなさん、その病気を治すためにこの診療所に来てください。我々一行は、みなさんの病気を治すために歓迎いたします。

同仁会済南医院　巡回診療所

（「同仁会済南病院巡回診療報告」、外交史）〔この部分は中国語からの翻訳。原文は訳注15〕

このように、日本の新聞に書かれたような医師の「戦場に向けての科学の動員」は、ひとたび彼らが中国に赴くやいなや、医学的福音主義として全く別のかたちで表象されていたのである。

同様に、同仁病院で行われる予防接種についての以下のようなポスターは、帝国の利益とは反対に医師による中国での人々への奉仕を、強調している。

天然痘の予防接種、無料！

良民よ、同仁病院に急げ！

（外交史）

このつい数年前に七三一部隊で中国人捕虜に非人道的な丸太という呼び名を付けたような彼らの帝国主義的なイデオロギーとはまったく対照的に、ここで中国人民は「良民」と呼びかけられている。そして同仁会の医師は、善意に満ちた近代科学の供給者として描かれている。

さらに同仁会の医師は、自負していた医学的福音主義のミッションと、中国の伝統的な文化とをつなぎあわせようとしている。同仁会がなぜこの名前を付けたのかということに対してこの組織の副会長は、「古代の賢人が一視同仁の美徳を教えた」からであると答えている。「古代の賢人」とは儒家のことを指しており、一視同仁とは、元々中国の成句であった[訳注16]（「北支中支における同仁会の診療、防疫事業について」、外交史）。一九三七年の日本の新聞の記事の中で、同仁会が戦災で苦しんでいる地域に住む中国住民に医療支援を行うために医療チームを送り込んだことが書かれており、ここでもまたこの「古代の賢人」の教えが同仁会の医師の行動原則だと述べられている。この記事は「支那の民衆なら、一視同仁に。同仁会から救護班」と題されている（外交史。原典においても強調）。また一九三八年五月八日には『東京朝日新聞』に、日本人医師が忙しそうに中国人患者に治療を施している写真が何枚か掲載されている。ある他の写真は、孫文の有名な格言「天下為公」が刻まれた額の下で、日本人医療グループが中国人患者を治療している。写真の中央部にある額は、写真のキャプションには絶好なものであったのだ[11]（「支那民衆に情の診療」、外交史）。

これとは対照的に、日本は現在の中国政府が偉大な伝統から外れており、伝統を見捨ててしまっていると非難している。また再三に渡り日本は、中国軍が自分たちの人民に対して生物兵器を使用しているという非難もしている。一九三八年の東京における同仁会の講演会で、副会長の宮川はこの問題について詳しく触れている。日本の防疫チームが伝染病を防遏するためにとても勤勉に努力していることを報告する一方で、中国軍は日本の支配下にはいった地域にコレラ菌をばらまいていると非難している。宮川の報告によればコレラの伝染は、中国の軍隊や便衣兵（一般市民と同じ私服・民族服などを着用し、民間人に偽装した中国兵士）による「悪の行為」によって、九江、天津などの地域で発生しているという。宮川はこれについて、以下のように述べている。

今次の体験などにより、支那軍が細菌戦術を実施したことを疑いない。非人道的な行為を証明する事実は多数ある。而して此の細菌戦術は今後に対する防疫にとって大切な教訓と申さねばならない。（「北支中支における同仁会の診療防疫事業について」、外交史）

ちょうどその頃、『東京朝日新聞』は同様な主張の記事を掲載している。この記事は日本軍の力を弱めるために自分たちの人民に生物兵器を使っている中国軍の野蛮さを強く非難しており、中国当局への非難で締めくくられている。(12) 他の日本の新聞、『読売新聞』や『国民新聞』なども、同じような非難を掲載している（「卑劣な敵の細菌戦術」、「暴虐、自国民に報ゆ」、外交史）。これら全ての報告は、日本人の優しさと中国の野蛮さを図式的に対比させようとしたものである。これら報告のもたらすメッセージは実に明快である――古代の中国の賢人たちは「普遍的な博愛」の美徳を説いたのに、それを心底まで本当に受け継ぎ、実践の中で発展させたのは日本人であるというメッセージである。

同仁会の医師は、しばしば矛盾する言葉で描写されていた。それらの中には、「支那の民衆に情の診療：同仁会からの白衣の武士」（外交史。強調は著者）というものもある。他紙の記事は同仁会の中国における医療活動を、「匪賊の逆襲と戦う医術の宣撫班、目覚ましい同仁会の活躍」（外交史）と記述している。これらの報告は同仁会の医師が戦争の一部分であることを認知しつつも、それは攻撃的で帝国主義的な行為の一部ではなく、自分たちの人民に生物兵器を使うような中国政府の蛮行に対する戦争であるとしている。

短く言えば日本の公共メディアは、交戦的な武士と好意的な博愛主義者が同時に存在するように、同仁会の医師の二つの側面を結合させようとしていたのである。そのためナチスドイツや七三一部隊の医師のように、日本の新聞社は二重性という戦略を取っていた。その方法を正当化するために、日本の公共メディアは、同仁会の医師が戦争へ関与する理由として、この戦争は崇高な目的に基づいていること、そして時にはそれを称賛することまでしていた。そのためさらに、日本が中国古代の賢人の知恵を正統に継承しているという歴史的正統性についての物語も創作していたのである。[13]「聖戦」の戦士と「普遍的な博愛」のエージェントという二つの役割の統一が、集団レベルでの二重性の戦略の展開の中で表象されている。しかしナチスドイツや七三一部隊とは違って、同仁会の医師は自分たちだけではなく、中国人患者も説得しなければならなかった。次項で述べるように、この目標の達成のためには日本の医師と国家による注意深く計算された意識的な努力が必要であった。

注意深く計画された行為

この節では、同仁会の医療活動について、内部ではどのような考察がされていたのかに焦点を当ててみたい。同仁会の医師は、科学と国家の関係性を操作するのに必要なレトリックとテクニックを注意深く練り上げていた。ある時には、医師は彼らが日本という国家を代表していることを強調し、また別のある時には、科学と医学には国境がないと主張する必要があった。

医療ミッションに参加していた同仁会の医師は自分たちをどのように考えていたのだろう。彼らが最も気にしていたのは、医療奉仕活動がどのくらい中国人の日本に対する態度を変えることができるか、そして反日感情を和らげることができるかということである。いくつかの事例は、医療サービスが現地住民の意見を変えるために役に立っていることを示している。例えば一九三八年の同仁会での演説で外田は、同仁会の医師は「(中国人の患者たちに対して) 我々日本人についての新たな印象を与えることができ、またある程度までは日本の医療について彼らからの信用を得ることもできていた」(「石家荘、正定、及び済南における診療体験」、外交史[訳注17]) という評価を与えている。外田は例証のために、「日中友好と協力」のために意義があると考えられるというエピソードを想起している。彼によると、ある中国人の紳士が彼らが済南に到着してすぐの頃に医療チームを訪れた。その紳士は涙を流しながら、かつて彼の中国人の友人が同仁会済南病院で治療を受けていたことを語った。しかし戦争が始まり同仁会済南病院が閉鎖され、彼の友人は地元の中国人の病院に移され、不幸にもそこで亡くなってしまったという。この物語を語っている中国人の語り手によると、この患者は亡くなる前に、同仁会病院の日本人医師の名前を呼び、命を救ってくれるようにと懇願していたという。この患者は最終的には亡くなってしまったのだが、日本人の病院で受けた温かい治療に感銘しており、日本人をよりよく知ることができたと感じていたという。この中国人の紳士はそもそもアメリカで教育を受けていて、反日的な政府の官僚であったのだが、このように友人が日本の医療を受けた経験によって親日的な態度を醸成することになったというのである。外田はこのエピソードを、彼らのミッションを特徴づけるための実例として使用しており、「この方法で日中友好と協力という願いを満たすために懸命に働くべきである」（「石家荘、正定、及び済南における診療体験」、外交史）〔訳注18〕と結論づけている。

このエピソードで示されているのは、医療活動による信用の獲得や徴用が成功するための鍵は、「日本人の」医師によってもたらされたコスモポリタン医学の利益を、中国人が認識することである。そのため彼らが中国で働く際、彼らの医学の「国籍」が最も重要な構成要素であると見なしているのである。

済南同仁会病院の医療チームによってまとめられた同仁会の医師の回想集に収められている他の「成功例」もこの点を支援し、またそれを一層強化するものである。たとえば山東省の曲阜への五日間の巡回医療で、ある医療チームは、非常に重篤な状態にあった三歳児を診療し回復に至らせている。巡回診療の最終日にこの三歳児の父親は巡回医療チームに何人かの患者を連れて来て、「膝まづいて医師に感謝をして、どうかこのチームがもう少しこの場に留まってくれるようにと涙ながらに訴えた」（「同仁会済南医院巡回診療報告」、外交史）〔訳注19〕という。ここでも再度、このエピソードを記録した医師は、中国の農村で日本が歓迎されるために、医療活動は効果的であると結論づけている。

これらとは別のやり方で、医療チームは、彼らが医療サービスを行う機会をもつ「前」に、中国の現地人からの支持を得る必要性も認識していた。その場合、彼らは医療が「日本的なもの」であるというのではなく、「無国境性」を強調している。やはり曲阜を訪れた医療チームは、彼らが中国人からの協力を得るためのこのような側面について以下のように論じている。

孔子の出身地である曲阜は、伝統的な文化が深く根づいている土地柄だと言われている。そのため同仁会の医療チームが来るまでは、近代的な医師は誰もおらず、また鉄道がこの街の近くに開通する事さえ受け入れられていなかった。このように近代医療に対して潜在的に敵対的な環境であったにも関わらず、ここでの医療活動が比較的大きな成功を収めたのは、孔霊叔の援助によるところが大きい。孔は三〇年ほど前に日本の専門学校を卒業しているため、「日本のことに理解がある」からである。彼は日本の医療チームの訪問を歓迎してくれており、臨時診療所の開設の場を選択することや、宣伝のためのチラシの配布などの援助を与えてくれた。孔の援助は、この医療チームが現地で患者を集めることを成功させるのに不可欠のものであった。もしも孔が居なかったら、医療チームは「この地を十数年前に訪れ、一人の患者もこなくて失敗に終わっていたドイツの教会から派遣された医師のようになっていた」(「同仁会済南医院巡回診療報告」、外交史〔訳注20〕)と考えられる。実際に日本の医療チームはドイツの医師よりも成功していた。五日間で一六四人の患者を集めることに成功していたのである。この数は他のチームが記録したものに比べるとそれほど多くはないのだが、この町のことを考えると悪くはない数字である。

興味深いことに、孔と呼ばれる人物は、日本人の医療活動を推奨するのに、彼らがやっていることは特に日本的なものは何もないのだということを強調していた。この医療チームを援助するための彼の動機を説明する中で、孔は以下のように述べている。「私は特に親日というわけではない。しかし私は、国境を越えて、やるべきことを支援したいのである」(「同仁会済南医院巡回診療報告」、外交史〔訳注21〕)。この部分を記述しているのは医療チームの日本人医師で、彼はここで「国境なき医療」というテーマについてさらに語り、彼自身の見解も以下のように述べている。「私も、反日対親日、もしくは日本人と中国人の区別という課題についてあまり拘泥して始めたわけではない。むしろ私は自分を、一介の医師であると考えている。ただ単なる一医師として、医師の義務を果たす価値を信じているのである」（同上）。彼らの活動を国境のないもの、人名を救う使命があるものとして構築することによって、医療チームはその活動に共感をもつ中国人の政治的・社会的エリートの支援を得ること、そして好ましくない政治的な含意を避けることを追求していた。かくして日本人の医師の成功は、「国境なき医療」というイメージを確信をもって提起する能力と、「そしてその後で」、彼らが表象する国籍を強調することによって成し遂げられたものであったのだ。[14]

これまでのことをまとめるなら、医療チームには、彼らが直面していた文脈に応じて、二つの語りを、場合に応じたかたちで臨機応変に動員することが求められていたということでもある。一つは彼らの国籍を強調するものであり、もう一つはそれを消去するものである。この両者は、日本の中国における帝国主義的プロジェクトの中で確立された、医学と国家の関係性についての両義性を示すものである。同仁会の医師の「成功譚」は、この両義性を援用し、うまく操作する彼らの能力の証左となっているものでもある。

これらの「成功譚」に加えて、医療チームはまた彼らの失敗とこれから改善すべき点についても述べている。一九三八年の同仁会の報告の一つで、岡崎は医療チームの失敗の原因を文化的な理由に求めている。失敗の理由として彼が挙げているのは、言語の障壁、現地人の迷信、そして中国人の医学知識の欠如である。岡崎は南京での経験を振り返って、医療チームのメンバーによる「日本人スタイルでの中国語」が、コミュニケーションの障壁になっていると報告している。そしてまた現地中国人の不十分な医学知識は、医療チームに対する不信を深めているとしており、現地の慣習がもう一つの障壁となっているという。例えば岡崎によると、中国人は死後の霊魂の再来を信じており、伝染病で死亡した患者の火葬に抗議しているので、医療チームの防疫活動を妨げることになっているという（「南京における診療体験並びに支那人の特殊疾病について」、外交史）。

他の議論では医療チームの失敗を、政治的・経済的な理由に求めている。済南同仁会医療チームは、医療活動を完遂した後で小冊子をまとめており、これらに参加した医師が、彼らの活動について反省を行っている。一九三七年の最初の巡回診療の後で、医療チームは彼らのミッションに影響を与えたと考えられる諸要因についてコメントしている。活動の地域の選択と、チラシにどのようなかたちで宣伝をしているか（つまりイラストのあるものより写真を掲載したほうがいいなど）に加えて、現地の地方行政の態度が、決定的な要因であるとしている。「我々は文化レベルの低い内陸部で活動しているので、多分ほとんどの現地人は政治的な状況についてはあまり気にしていない。この文脈においては、地域の有力者の発言が、状況を決定する上で大きくものをいう。そのため内地における医療実践について我々が通常考えていることとは、根本的に異なる観点から、中国での医療活動を見て行かないといけないのである」（「同仁会済南医院巡回診療報告」、外交史〔訳注22〕）。

この著者は、「地域の有力者」が医療チームの活動に影響を与えていた例を挙げている。例えば済南の日本領事が医療チームの派遣について、山東省のトップに連絡を取った時は、すぐさま拒絶されている。同様にいくつかの地方の代表や有力者は、医療チームのメンバーに面会することさえあからさまに拒否している。他の例でも、中国人の官僚は地域住民に対して、日本からの医療チームは偽装した麻薬の売人であるというう通達まで出している。経済的要因についても考えなければならない。貧窮者の多い地区では、いくら医療クーポンを与えるなど、医療チームの対策を宣伝してもうまくいかなかった。また低所得の住民に対しては医療クーポンを配布するのに、地域の行政に依存せざるを得なかったようで、そうすると中国人の役人はクーポンを自分たちや友人、家族だけで独占する始末であったという（「同仁会済南医院巡回診療報告」、外交史）。

その年の後半に医療チームが二回目の巡回を終わらせた後、これに参加した医師は彼らの戦略を詳しく振り返って、以下のような八つの課題について将来的には対処しなくてはならないとしている。

1. 比較的済南に近くて本院を熟知せる地方から順次遠方に及ぼす方が有効である。
2. 一度診療した土地にも再三再四診療を繰り返す必要あり。
3. 伝単［宣伝のためのチラシ］は土地の人々に解り易く又絵を挿入する方よし。
4. 伝単は城内外［市街地の中と外］に亘り広く配布する事に努める。
5. 診療費は無料でなくては農村に於ては効果少し。
6. 診療所は旅館を使用する方良く官衙［公的な施設］を使用せぬ事。
7. 伝単や他の宣伝は、少なくとも一〇日おきにすべし。
8. 診療期間は一週間乃至一〇日ほどもなくては診療も行届かず、宣伝も徹底せぬ、周村の如き

は一〇日乃至二〇日間を必要とする。（「同仁会済南医院巡回診療報告」、外交史、p.60）

これらから見ると一般的に言って、主な懸念は地域、宣伝そして経済的な問題にあるようだ。地域の中国人の有力者や行政は相変わらず大きな問題のようだが、ここでは医療チームは敢えてそれらから距離をとることを選択したようであり、医療活動を行う臨時診療所のために、公的な施設を利用するのではなく、旅館（つまり民間の施設）がいいとしている。

これらをまとめると、医療チームは様々な要因を彼らの自己分析の中で考察している。彼らは技術的な課題（宣伝のためのチラシの準備やその配布の方法）、文化的な障壁（言語問題や地域の慣習）、経済的課題（医療費）、そして政治的な問題（中国人の役人の態度）について議論をしている。もし「成功譚」が医学と国家の関係性のための言説的な操作の重要性を例証するものだとするなら、これらの「失敗譚」は、これら医師の言説的な操作が効果的であった後に、綿密な対応を必要とするような一連の物質的な条件が何であったのかを明らかにするものである。

統治性と国籍——帝国主義における近代医学

この章では中国における同仁会病院とその医療チームの活動を概観してきた。その中で私は、同仁会が当初計画していた多くのプロジェクトは台湾で行われていたものと類似したものであったことを示してきた。例えば医師の派遣、病院の設立、現地の医療実践者の育成などが含まれていたが、さまざまな理由から、日本の植民地医療は中国で根づくことはなかった。同仁会は医療はできたのだが、医学教育はできなかったのである。同仁会の医療プロジェクトは日本の戦時動員に巻き込まれ、国家と近代性の関係についての両義性を露呈することになった。同様の両義性の中で一貫したアイデンティティを追求するために苦闘していた戦時下の台湾人医師とは対照的に、同仁会の医療チームに参加した日本人の医師はこの両義性を冷徹に分担し、巧みにそれを操作していたのだ。

ここでの国家と近代性の両義的な関係性は、中国と日本の間の特異な関係性が機能していた結果出現したものであるとも言える。私の分析は、日本が非公式帝国によって中国を支配しようとする試みにおいて、日本は近代科学をマスターしていることと同様に、中国と共有する過去をもつことを主張しなくてはならなかったというデュースの議論と同調するものである。[15] しかし同仁会病院の物語は、それに第三の要素を付け加えるものである。それは日本人が、「同仁（普遍的な福祉）」という偉大な中国の伝統のこの時代における正統的な継承者であるという自己表象を強調するものであったことだ。日本の植民地主義が定式化していたのは、アジアの伝統から西洋の近代性へと必ずしも直線的に進歩することではない。そうではなく中国の過去を同時代的に適応させようという日本の試みをもって、アジアの伝統と西欧の近代性の間にある大きな分裂に挑戦していくと主張するものであった。日本の植民地的な言説は大日本帝国を、「アジアの近代性」を体現するものとして位置づけており、普遍的な近代性のエージェントとしての立場と、特定の文化的なつながりの中で優れて進んだ存在である「兄」としての立場の両者を、素早く切り替えながら自己表象してきた。ある意味ではこの特異な立場性のために、中国における日本の医学プロジェクトにおいて、医学と国家のつながりは両義的になり、ずっととらえどころないもののままに終わってしまったのである。

このような両義性は、日本帝国主義における植民地医学の複雑な役割にも反映している。台湾における医学は日本の科学的植民地主義の統合的な一部として発展してきた。それは漸次的で「自然な」植民地の全般的な変容の中におかれたもので、中国での医学の役割とは異なるものであった。中国における日本の医療活動は、日本の占領地域での住民の健康状態を改善しており、日本帝国主義の宣伝としてある程度は影響をもっていた。しかし、このような面での努力は制度的な実践と専門職の文化にはほとんど影響をもたらさず、現地人エージェント集団を形成することには失敗をしている。台湾と中国では、ともに植民地主義を推し進めるための道具として医学が利用されていた。台湾の植民地医学は、長いプロセスの中で現地コミュニティの中に徐々に定着していったのだが、中国での企ては、帝国主義的な国家活動の一部となっていたにすぎなかった。

より一般的なレベルでは、この議論は専門職業化と帝国主義の交差面を検証する本書の試みを完成させるものである。以前の章で指摘してきたように、専門職の社会学のための基盤は西欧と北米の研究者によって築かれたものなので、帝国主義における専門職が社会的にどのように埋め込まれているのかという点はほとんど検証されずにきている。本書は専門職と人種・民族性の関係におけるさまざまなパターンについて、歴史的・理論的な面からよりよい理解をえるための試みである。その中で、三・四・五章では民族性と専門職が相互に埋め込まれていることを議論してきた。そして本章では、中国における同仁会の医療活動についての分析を行い、近代的な覇権主義国家と専門職の関係を再検証する近年の学問的な問題関心に応答しようとした。

近年、専門職の自律性についての想定を批判的に再検討する研究が出始めており、中でもフリードソンによって提出されているものが顕著である。[16] たとえばジョンソン（1995）は、ヨーロッパでの専門職の自律性に関する想定の根本的な疑問を呈している。フーコー主義的な概念である「統治性[17]」を適応して、ジョンソンは職業的専門化を、統治のプロセスの一部であると見ている。ジョンソンが主張するのは、一九世紀ヨーロッパにおける専門的知見の集約と専門職の連合体の成長が、近代国家の勃興とその支配の新たなテクニックに直接関連したものであるということである。それは「人口の分類と監視、臣民・市民の規範化、そして逸脱した主体の規律訓練」を含むものである。そして「医学、精神医療、法そして会計学などの専門職の法制度化の確立全ては、……政府の計画と政策の産物である」（Johnson 1995, p.11）という。この観点からみると、専門職の自律性は、国家規制にとって便利で有用なテクニックとして機能する限りにおいて、専門職集団に与えられるものである。皮肉にも、そして多分直観とは最も反して、国家の利害は、専門職から自律性を取り上げることによってではなく、専門職に技術的自律性を与えることによって、最もよく保持されるのである。そのためジョンソンは専門職をめぐる研究全てを批判する、以下のような議論を提出している。「もし我々が我々の問題設定を専門職の自律性とそれに対する干渉という点で枠づけているとするなら、今日専門職をめぐって起こっていることを理解することはできないだろう。（中略）専門職の特徴である自律性が技術的な仕事を支配するというフリードソンの見解は、常に状況依存的である」（1995, p.21. 強調は著者）。

専門職の自律性をめぐる想定に対するジョンソンの批判を受け入れる一方で、国家と専門職の間で、

（特にヨーロッパと北アメリカの外でのさまざまな文脈で）、異なる種類の相互作用のパターンを理解するための経験的な研究はさらに進めなければならない。すでにいくつかの研究は、植民地社会においてこの課題を研究する方向に進み始めている。植民地社会での研究は、専門職の活動とその発達の経路を形作るのに、国家は中心的で無視できない文脈を代表するものであることをよく例証するものである。例えばマンデルソン（1996）の植民地マラヤでの衛生政策の研究は、健康状態、イデオロギー的な正当性、そして社会的な秩序の間にある関連性を探ったものである。ジョンソンがヨーロッパの専門職について論じたように、マンデルソンは、イギリスの植民地官僚が植民地医学によって植民地の物質的な条件をより良くすることができたということについて論じている。そしてその中で、イギリスは植民地医学によって植民地支配のイデオロギー的な正当性を結実させたとしている。つまりここでより重要なことは、イギリスでは専門職を用いてこの新たな空間での秩序を作り出し、それを押しつけることができるようになっていたということである。植民地の衛生プログラムは、被植民者を清潔で利用できるものに変容させるために、個人とその社会的環境に影響を与えることが意図されていたのである。これらの衛生的・社会福祉プログラムとそれに対する予算の支出をロンドンの政府に対して正当化するために、イギリス植民省（Colonial Office）は、政体の合法性の中にこれらの活動を位置づけた。それは植民地医療についての彼らの政治的な計算の根拠を示すものにもなっている。より広い観点から語るなら、植民地医学は未知の領域を「知るための」道具でもあった。「植民地官僚が物事を範疇づけようとすることに強迫観念ともいえるような情熱を傾けたことは、混沌ではなかったとしても『暗冥の地（terrain vague）』であった場に秩序を打ち立てようという彼らの努力を如実に映し出したものである。植民地という空間に秩序を押しつけようというのは、その地を知ること、発言権を持つこと、そして支配を実践することの一部であった[18]」(Manderson 1996, p.235)。

多くの点で同仁会病院は、植民地の文脈における医学と国家の間にある、複雑でまだ十分に研究されていないダイナミックな関係を例証する、興味深いケースの一つのであると考えていいだろう[19]。より重要なのはこのケースが専門職と統治性について、国家という課題をどう考えるかという新たな問題を我々に提起するものでもあることだ。マンデルソンが行ったような英領マラヤにおけるイギリス人医師のように、同仁会の医師は近代性を普及させるエージェントであると自らを位置づけ、帝国主義的な国家に奉仕しそれを代表していた。しかし彼らが他とは異なっていたのは、先行する欧米の植民地主義を勤勉に比較して、それら先行者たちとの競争に直面したこと、そしてその中で、日本人が最も強力であるというわけではなく、また唯一の近代主義の代表者ではないという事実をどうにかしなくてはならなかったことである。フーコー、ジョンソン、マンデルソンらの研究が示唆するように、専門職は近代性の名の下で国家支配を自然化し、そして国家支配に法的な正当性を付与する機能をもつ。中国での日本の植民地医療の歴史が我々に教えるのは、グローバルな競争の場において、自国の影響力を外国に及ぼしたいと考える国家は、国家そのものではなく、その特定の国家の「国籍(nationality)」を自然化し法的正当性を求めようとするということである。専門職がこのような国際的競争に国家によって関与させられることになるにつれて、そしてその関与の結果、海外でのサービスを提供するようになるに従って、国家は分配すると約束した近代性の断片を注意深く梱包しなくてはならなくなる。このような文脈において、専門職は、それが提供するサービスと、それが代表する国家との関連を明言しなくてはならないという使命を負うことになる。現代のようなますますグローバル化が進む時代に、私たちは専門職と国家（state）の間のつながりについて、さらなる注意を払う必要がある。そこでより重要になってくるのは、専門職と各々の国家（nation）の関係であることは言うまでもない。実際に、専門職とおのおのの国家の結びつきを見ることで、それらの専門職がどのように近代性を「自己主張」する努力を払っているのか、そのために何が中心的なものであるのかが分かってくる。そしてこのような理解の仕方は、近代性が普遍的であるとする含意をもついかなるものに対しても、根本から挑戦するものでもある。

第七章　専門職のアイデンティティ、植民地的両義性と近代性のエージェント

第二次世界大戦での日本の敗北の後も台湾の医師は構造的な変化に直面し続け、新たなアイデンティティを確立してきた。しかしこの章はこのような継続中の物語に一旦区切りをつけ、日本植民地時代の台湾医師の辿った三つの段階について再考する。

本書では台湾人の医学的・民族的な共同体の物質的・文化的・構造的次元が交差する面に光をあて、第一章で提示した分析枠組みから彼らを取り巻く「関係論的配置」の中で集団としての台湾人医師がどのような立場をとってきたかを分析した。そこでは広い視点からとらえた彼らの関係論的配置を、さらに植民地国家と台湾の市民社会の枠組みの中での構造的変容として分析した。そこには三つの異なる時期があり、それぞれの時期についての医師の集団的アイデンティティの語りが展開してきたことを再構築した。第三章で分析したように、一九二〇年代には医師がある程度の組織的自律性を享受しており、職業的実践と政治的態度の双方において国家の規制から相対的に距離を置くことができた。彼らの職業的な文化は、植民地の広範囲で制度化された民族的な不平等を批判するように働きかけるものとなっていた。同時にまたこの職業的文化は彼らの民族共同体における多くの伝統的文化慣習に

対する批判的態度を促進させ、医師の高い市場での位置づけは台湾人民族共同体から距離を取らせることになってしまった。相対的にリベラルな市民社会は専門職の進歩的側面を動員し、反植民地運動への参加を推奨した。この文脈において台湾の医師は、専門職の役割を国家に対する奉仕と定義した、「国家の医師」というアイデンティティの語りを展開してきた。

第四章は一九三一年の満州事変と一九三七年の日中戦争の勃発の間での医師のアイデンティティの語りの変化と、彼らを取り巻く関係論的配置の変化の両方に焦点を当ててきた。この期間は国家支配が強められるなかで、それまでの時代で形成された生まれたての台湾の市民社会が破壊される脅威にさらされていた。この時代の激烈なまでに規制的な国家は、専門職の相対的な自律性を侵犯し、その目標と方向性も押しつけた。これらの強められた国家と専門職の結びつきは、専門職の市場をより広く開拓する結果を招いた。また規制と市場価値の高まりの見返りとして、台湾医療共同体を帝国医療システムにより深く統合していった。植民地における新しい経済傾向とともに拡大した専門職市場は、医師と彼らの同胞との階級間格差をより強固にするものとなった。彼らの職業的共同体と民族的共同体の文化的つながりはさらに弱まった。要するに医療共同体は、台湾人の民族的共同体とともにある多くの古いつながりに代わって、植民地国家とのより強いつながりを発達させたのだ。このような状況下で、医師は自分たちを「国家の医師」と同一視していた前時代の名残を徐々に失っていった。この時代は医師として集団的アイデンティティの語りを刻むことができなかったのだ。

皇民化時代（一九三七―一九四五）、台湾人医師は総動員体制の関係論的配置の下に置かれていた。彼らの民族性と専門職における組織的・物質的・文化的次元は厳しい国家の支配の規制の対象となっ

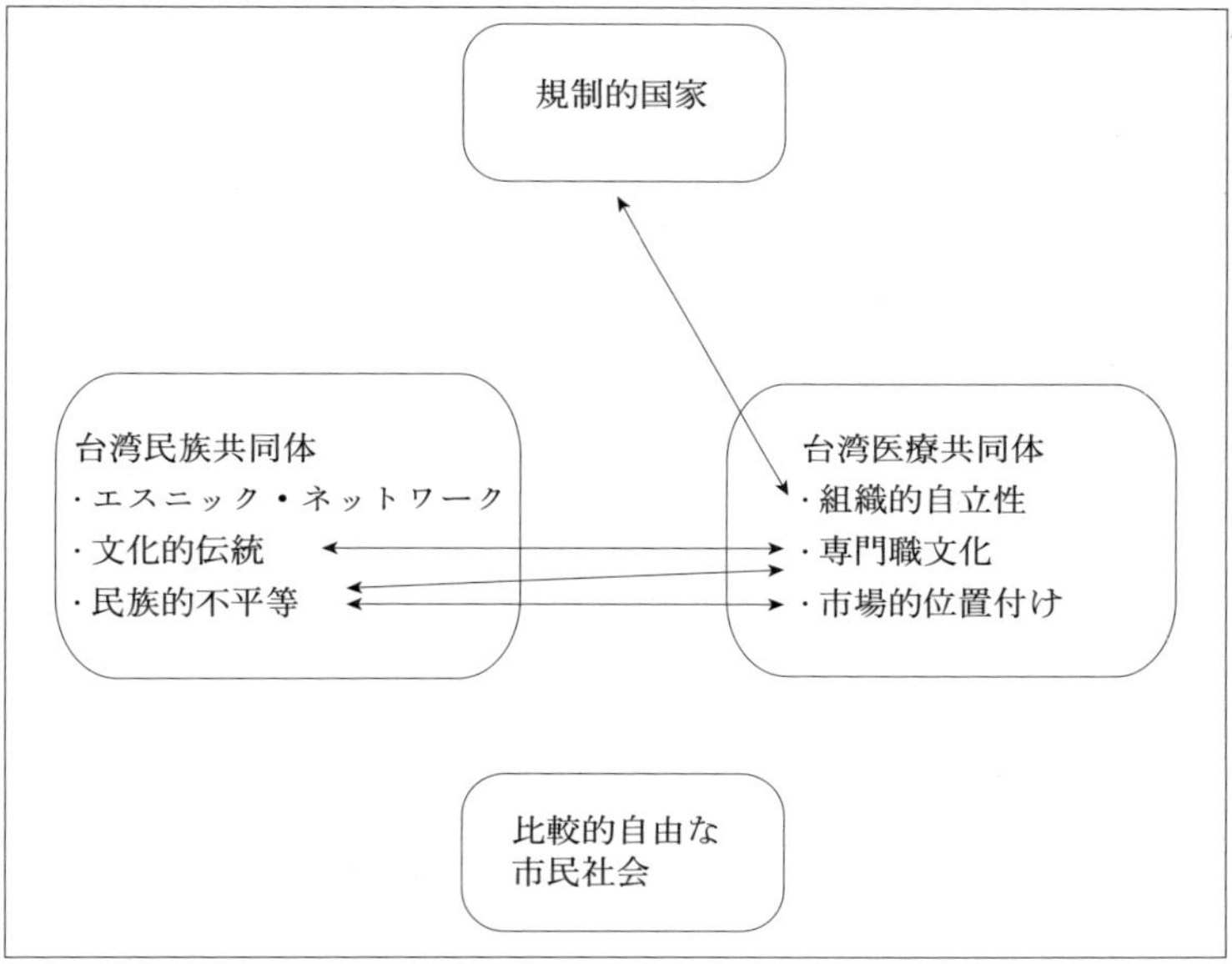

図式 5　医師の中間的な立場、国家の医師 1920–31

ていた。一方で市場における台湾人医師の位置づけは上昇し続けたが、民族的共同体との文化的なつながりは弱められたままほとんど変化することはなかった。戦時下の植民地におけるこれらの構造的な諸条件全てを無視しながら、専門職がもつ文化的レパートリーを通して、台湾人医師はこの時期「医療的近代主義者」というアイデンティティの語りを展開してきた。この語りの中で医師は自らを「近代的」と定義しており、この場合の近代性とは民族性を帯びないものだと定義していた。これが「反植民地主義的植民地主義者」によって構築された帝国における民族的関係についての、最も深層にある混乱の原因の一つでもある。「医療的近代主義者」の経験は、専門職の役

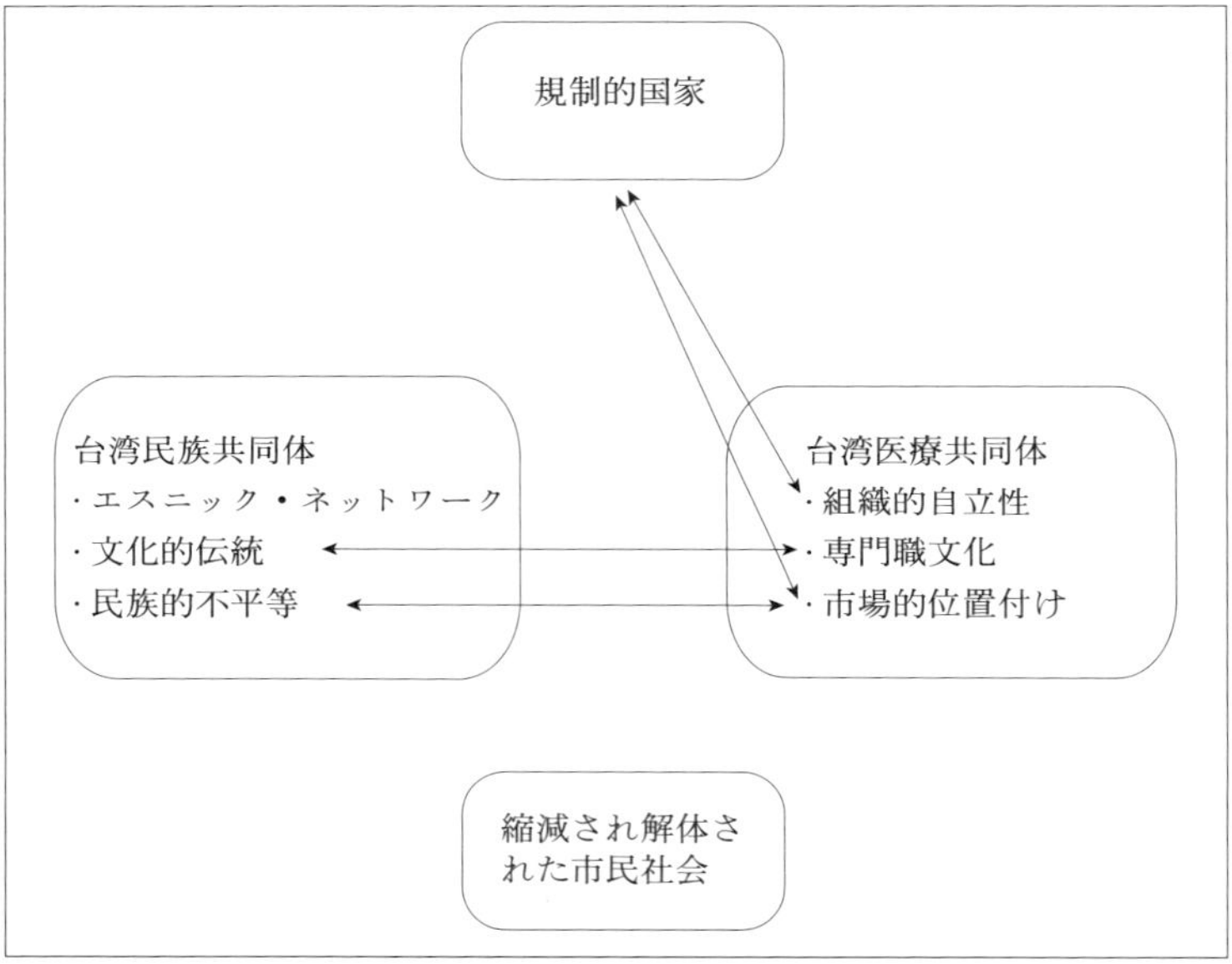

図式 6　医師の中間的な立場、公共的領域の破壊 1931–36

割が民族的な関係とアイデンティティの変容の制度的な場であったことを示す雄弁な事例を与えるものである。

より複雑な歴史的詳細とこの過程の意義についてはここでは扱わないが、私たちはこの専門職に関する関係論的配置についての四つの一般的な変化を同定することができる。それは、（1）民族と専門職の間の結びつきが弱まること、（2）国家と専門職の結びつきが強化されること、（3）国家と民族の結びつきがより密接になっていること、そして（4）市民社会に対する国家の優越性が支配的になることである（図式5—図式7）。これらの四つの構造的な変化は、この民族的専門職の「位置どり（positionality）」の変遷を説明するものである。さらにこの分析を

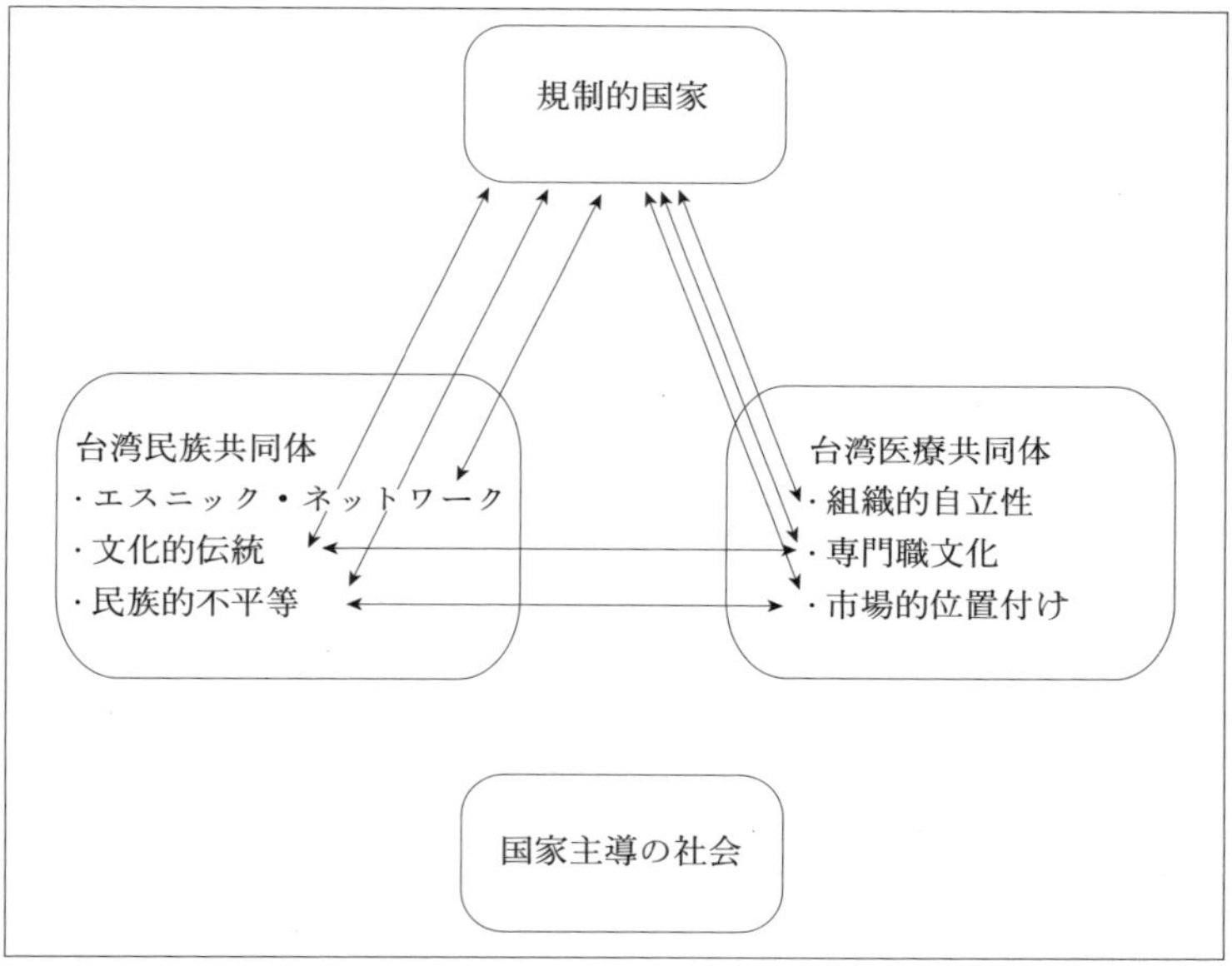

図式 7　医師の中間的な立場、医学的近代主義者 1937–45

練り直してみると、専門職の自律性はこの専門職の社会的動員を促進する重要な鍵である一方で、専門職の市場における高い地位は、その社会的参加から彼らを引き離す主要な要因でもあったことが明らかになってくる。想像力の源泉としての専門職の文化は、専門職と民族共同体との間の繋がりを確立する際にも否定する際にも言及されるものであった。国家・社会の関係のより広い文脈は、この専門職の両義的な政治的潜在性の表現を形成する上で重要であった。この専門職は自由な市民社会に活発に参加していたのだが、国家の支配が増加するようになるとそのような活動からは急速に撤収しているのだ。

構造的条件が変化しつつあったこと

が、医師の動員・解放・同化を説明するための要因として考えられるが、構造的条件だけが、医師の集合的アイデンティティを決定していたわけではない。医師は、国家の医者や医療的近代主義者の語りを発達させてきた。そのつど彼らは、特定の歴史的な節目を生き抜くことを通して、そこから彼らのアイデンティティを想像し明言するための経験を引き出していた。これらのアイデンティティの語りの形成は、関係論的配置の内部にあるいかなる一般的な論理によっても決定されるものではない。構造的条件だけが、必ずしも特定のアイデンティティを生み出すわけではないのだ。

人種化された専門職の歴史社会学

台湾人医師の研究は、専門職の社会的役割についての私たちの社会学的な想像力を広げるものである。これらの医師が、社会的にどのような位置どりをしてきたのかについて理論化することは、専門職の歴史社会学がなぜ必要かという問いに対する解答を与えるものとなる。医師の位置どりは専門職業化と植民地化が交差する歴史の中で形作られたものであり、専門職の歴史社会学は彼らの構造的な位置とアイデンティティの語りを十分に説明することができる。ここまでの分析は、ある程度まで全体についての見方を確立している。その見方とは、この専門職が市場や国家と間で定常的な相互作用を行っているという面だけでなく、人種・民族性・ジェンダーのような社会的な範疇との絶え間ない相互作用の観点から概念化されたのである。

私の研究はこうした認識の下で、アボットが述べるように職業的専門化は「その道筋を決定することを助長する文脈の中で起こる」(Abbot 1988, p.23)という発想を肯定し、この理解をさらに発展させていくことを目的としている。アボットは、職業的専門化の過程を形作るなかでの職業間の関係の重要性を主張しているが、その一方で、専門職と民族の間、またさらに人種とジェンダーの間などにおける相互作用を含む集団レベルにも焦点を当てている。それを私の分析はさらに発展させることを意図してきた。

民族性や人種、ジェンダーによって専門職が構築されると論ずることはいかなる意味をもつのだろう? 表層的にその答えは、不平等な職業機会と賃金の格差に対するありきたりな説明の中に容易に見出すことができるだろう。しかしより掘り下げた視点から見るなら、機会と報酬の不平等には「深層構造」が存在していることを示すものでもある。この「深層構造」は専門職の社会的形成の過程で出現してくるものである。これは、別のかたちでは「制度的思考構造[1] (instituioinal thought structure)」として描写されるものでもある。「深層構造」は思考の枠組みを供給しており、その専門職に集団的な語りのスタイルを与えるものである。つまり自分たちの専門職が何であり、どのように運営されており、何を成し遂げようとしているのか、そしてその専門職がどのようにそのアイデンティティを定義するのかという、語りのスタイルを決めるものである。

私が強調したいことは、専門職における「深層構造」が形成され変化していく相互作用的過程によって、専門職の集合的アイデンティティはもともとからジェンダー化され人種化されてきたのだが、このことは容易には認識されてこなかっただけであるということだ。それゆえ人種・民族・ジェンダーは非公式な排除の機構ではなかった（Freidson 1986）。むしろ人種・民族・ジェンダーは、医師のアイデンティティの要素として内面化されていたのである。この流れで見ていくなら、私たちは与えられた時間・空間の内で、台湾人医師や黒人の法律家もしくは同性愛者の経営者についても、単に彼らの数をどうやって増やすのかという問題に拘泥するだけではなく、専門職の「深層構造」がどのように形成され変化しうるのかという、より根本的な問いにも直面しなくてはならないのである。この問題の根本に横たわっているのは、専門職の中で「既定」とされてきた人種・民族性・ジェンダーに関する形成のされ方とその運用について理解することが必要であるという点である。そしてそれはただ単に専門職に就いている少数派の人々のためだけではなく、専門職全体（と専門職の社会学者たち）のために、その重要性を認識することが必要である。換言するなら、社会学者はより意識的に専門職業化におけるエージェントを人種化しジェンダー化していかなければならないのだ。

本書において採用し展開してきた関係論的観点からの専門職のアイデンティティ形成についての分析と議論は、専門職のアイデンティティと、他の社会的制度を通じて生まれたアイデンティティについての語りの関係についての問題も内在的に提起している。民族・人種・ジェンダー的な少数派の一員でありながらも専門職に就いている者にとっては、これらのアイデンティティの競合する源泉について折り合いをつけたり統合したりといったかたちで、さまざまな選択を行うことが強いられている。これらの「中間の立場にある」専門家たちにとって、専門職は、彼らの民族的（あるいは人種的、ジェンダー的）自覚を形成するものであり、またアイデンティティを主張する制度的な場となっている。台湾人医師のアイデンティティは、日本植民地主義に奉仕する者としての専門職の「既定《デフォルト》の」アイデンティティと、彼らを取り巻く状況との相互作用の中で形成されてきた。これは限られた一般化しかできない極めて特異な歴史的事例だが、専門職の社会学にとっては普遍的に重要な問題のひとつである少数派の専門職の中間的な立場についての確固たる事例を提示するものである。換言するなら、私は一般的問題を提起するために、特定の実例を使ったのである。

本書における私の焦点は主に集合的なレベルに置いており、個々人の選択と苦闘についての課題は他の場での議論にゆずっている。専門職における既定の民族・人種・ジェンダーを構造的問題として認識し、それに直面してきた諸研究（例えばKanter 1977; Woods 1993）があるように、私はこれらの問題に対する「集合的」な葛藤があることを定式化してきた。私はこの葛藤にさらに焦点を当てて、このことについてのより深い理解を得る必要性があるという主張が受け入れられることを願ってやまない[2]。専門職における「既定の」民族的、人種的、ジェンダー的アイデンティティから派生する構造的問題は、深く痛々しい個人的問題として頻繁に経験されており、またそのようなものとして理解されるべきだが、私はこれらの問題が「集合的」アイデンティティの葛藤という文脈で研究されることこそが重要であると考えている。なぜなら構造的問題は集合的解決を求めるものだからである。このように少数派の専門職のグループによって形成された潜在的ネットワークは、意味のある新しいアイデンティティの集合的・創造的表現のための場となりうる。本書の中では、その好例でもある台湾人医師のアイデンティティ形成を議論してきた。これらのアイデンティティの語りは困難と両義性を伴いながら、彼らの専門職の「深層構造」を、彼らの専門職によって周辺化された経験や声と統合することになるだろう。要するに私は専門職の「深層構造」が、不平等な機会を作り出す過程を研究するだけではなく、より重要なのは、通常では彼らの所属集団では得られないような機会を獲得しようとする人々に、ある特定のアイデンティティを強制的に課す過程を研究する必要があるということである。さらに私はそれを学問的にも実践的にも緊急性のある論点だと見ている。組織レベルでこれら少数派の専門家たちが多様でしばしば矛盾するアイデンティティの語りとどのように苦闘しているかについて、すでに多くの研究が生み出されている。

　専門職のアイデンティティについて、何が「既定」であるかという問題と、それに対する専門職内部の葛藤に焦点を当てることが求められている。そのようなアプローチは組織化されている知識人がどのような条件の下で政治に関わるようになるかを明らかにする、より大きな学問的観点について研究をすべきだと論じていたザルドとマッカーシーの設問に部分的に答えるものともなるだろう（Zald & McCarthy, 1994）。ザルドとマッカーシーが設定した問題は「どのように制度の中で、その制度に就いている知識人が、制度の社会的配置を批判することができるのだろうか？」（同、p.97）というものである。専門職の文化は特定の場で、特定の専門職の中で形成されるという一般的性格があるので、ザルドとマッカーシーは、専門職に就いている者の批判的思考の主要な源泉として、専門職の文化を考察することを提案している。例えば「ある社会で医者は（ラテンアメリカにおいては特にそうであるように）、政治と一般的な文化的課題に深く関与しているエリート的な文化集団であるかもしれないが、別の社会での医師は政治に対し相対的に中立な技術官僚《テクノクラート》であるかもしれない」（同、p.111）という見方もある。より特定的に言うなら諸専門職の間では、目的に対する手段をどうとるかの前提も異なっており、それゆえ専門職ごとに社会変容にどのような態度をとるかについての立場も異なっていると主張している。そのためザルドとマッカーシーは、「法律家は経済学者とは異なる見方で世界を見るように訓練される。だから法律家と経済学者が貧困の改善に同時に関与したとすると、彼らがどのようなプログラムを立ち上げたとしても、彼らが選ぶ戦略、うまくいくと考えるプログラムそして技術も、大きく異なるであろう」（同、p.111）と論じている。

台湾人医師の研究は、ザルドとマッカーシーの結論を前進させるものである。本書は一つのレベルで、専門家は社会変化に対して異なる「形式」をもつというザルドとマッカーシーの観察を支持し、実証的な例を与えるものである。

例えば植民地時代には台湾の全ての知識人が近代主義についての多数派の語りに曝されていたなかでも、医師の近代主義的イデオロギーは、植民地の医療制度という特定のものの上に基礎を置いており、非常に際立った「社会的診断」を生み出した。さらにこれらの「社会的診断」がどのように形成されてきたのかを辿ることは、それらが専門職の文化によって構築されていただけではなく、特定の時代と場所において生み出された専門家の集合的アイデンティティの語りが仲介となって形成されたものであることを示唆してもいる。換言すると専門家は、より広く非専門的な諸問題についての言説を形成するために、たくさんの方法を彼らの専門職の文化の中に取り込むことが可能であった。どのように彼らがそれを可能にしてきたのかというと、それは彼らの集合的な自己アイデンティティによって可能とされてきたのだ。国家の医師と医療的近代主義者の間の対比がこの点を浮き彫りにしてきている。一九二〇年代において台湾人医師は、近代化への努力を通じて彼らの民族的共同体における社会的な病を「治療すること」に専念していた。だが戦争時には、自らは近代主義的な専門職の文化にまだ沈潜していたにも関わらず、彼らは近代性に到達するという普遍的な約束を果たすことを試み、それによって民族的な特質を抑圧していた。両方の時代において、社会的変化に対応するための「形式」は同じ専門職の文化から形成されたが、それらはアイデンティティの語りについての別々の路線に沿って展開され、結局は対照的なものとして、それぞれの仕方で別々に出現することになっていった。そのため本書では、専門職のアイデンティティの形成が、社会的変化に対する専門職の「形式」の形成において、もっとも重要なことであったことを強調しておきたい。どれほどの（反）植民地の専門職の境遇が、他の事例に一般化できるかについてはさらなる研究を待つ論点であるが、この研究は専門職の社会学的研究における集合的アイデンティティの重要性を強調するものである。(3)

専門職の集合的アイデンティティを強調することで、私は専門職を市民社会の中心にあるものと再度扱い直したい。マックス・ウェーバーとフランクフルト学派の後継者たちは、専門職は公共圏において重要なプレイヤーとなりうるが、不幸にも自ら公共圏から退く傾向にあると指摘している（Habermas 1989; Marcuse 1964; Weber 1968）。西欧の社会が形成される時代に、専門職組織は組織的自律性によって西欧の公共圏の主要なセクターを構成してきた。しかし専門職に就いているものは徐々に、「彼らの合理性を公共的ではないもののため使う、さらに少数の専門家（specialists）の集団へ分裂」（Habermas 1989, p.175）してゆき、彼らの組織的自律性を高めることと、市場での集合的な価値を高めることにのみ専心するようになってしまった。ハーバーマスはこのプロセスを、システムによる生活世界の植民地化の一部であるとしている（Habermas, 1984）。このような観点は、（いつもそうはしていないのだが）専門家が公共圏において重要な役割を演じることができるという想定を支えるものでもあった。

だがこの想定は、専門職の領域の中には社会的な空間が存在しており、その空間は専門職のアイデンティティのために競合している基盤に批判的な考察をする場ともなりうるという認識にたつと、必ずしも正しいとは言えなくなる。特に複数の社会的ネットワークと文化に関わりをもつ専門職は、集団的な動員や批判的な語りを言明するための場に潜在的になりえていることも考慮に入れなくてはいけないだろう。

これら「中間の」部分の大きさとダイナミックスは、特有の歴史的文脈によって異なるのだが、そこにあるアイデンティティのために競合している基盤の間での緊張は、開かれた言説を維持させることができるであろうし、かくして「社会的なるものの領域」を保持することができる。このように不定形でフレキシブルな空間において公共的な言説の指標となっているのは、彼ら自身で確立したものに固執することではなく、異なる集団において変化しつつある関心に自ら適応することとなっている傾向が強い。

この「社会的なるものの領域」は、市民社会の活力の基盤を形作るものである。

市民社会の公共圏は、単純な領域にはなり得ない。それは、経済学者が確立された法則を元に（あたかも天気を予測するように）経済を予測できると主張していることに、国家的権威の代表者が注目をうながしているような領域とは違うのである。人々が市民として、自然と彼らの人生の進路についての公共的な言説に参加するために、それは制度的に組織された具体的な許容力を持っていなくてはならない。この許容力は、公式の制度によって成り立っているものだけではなく、社会的なものを可能にする領域（realm of sociability）としての市民社会によっても成り立つものである。（Calhoun 1992, p.311）

専門職の各構成部分が、「公共的な言説に参加する」ための許容力を育てるためのこのような「社会的なものを可能にする領域」を保持することができる限りにおいて、彼らは市民社会の重要な基礎を構成している。この「社会的なものを可能にする領域」の中での専門職のアイデンティティをめぐる争いは、優勢である文化的な理解に対しての挑戦を引き起こすものであり、また新たな文化的な理解の形成にインスピレーションを与えるものでもある(4)。

この点とともに、本書の始めにおいて展開した「関係論的思考」の概念について、まとめておきたい。第一章において説明したように、集団のアイデンティティは、ある社会的な状況への反応の中で見られる、公的な声明・文化的象徴・共同体での儀式などを通じて伝えられる変化しつつある集団の語りと見るべきであると私は主張してきた。私が論じてきたアイデンティティの語りは、隠れたネットワーク・社会運動・集団的な組織などのような組織的な場に現実のものとして存在している。しかし私たちのほとんどは、互いに競合するアイデンティティの語りに直面して、自身が「中間の」領域に居ることを発見するであろうし、そしてひょっとすると、新しい集合的語りを表現するための新しい組織的基盤を組織するように動機づけられ、それによって新しい「社会的なものを可能にする領域」を広げているのかもしれない。

台湾における日本の植民地化――その構造とアイデンティティ

強調点はそれぞれ異なっているものの、日本の植民地化に関するほとんどの研究は、歴史の中の個々人や組織レベルの経験よりも、植民地の構造的な力の在り方により大きな関心をはらってきた。一方で多くの研究者は、台湾での日本の五〇年間における支配の間に設立されてきた社会的基盤《インフラストラクチャー》と文化的な制度に焦点を当てる近代化論の立場を取ってきている。現時点までによく知られている主張としては次のようなものがある。「彼らの過失全てにも関わらず、日本人は韓国と台湾において相当な規模での経済的発展を促進してきた」(Gann 1996. Gold 1988も参照)。その一方でポスト近代主義の見方ではこれまで一般的であった視点を転倒させ、近代化論の代わりに近代化における植民地主義的な性格についてを主な問題としている。例えばミッチェルによるエジプトにおけるイギリスの植民地化の研究を引き合いに出しつつ、カミングスは日本によるアジア諸国の植民地化を日本が西洋近代を内面化する歴史として位置づけ、それを西洋中心の複雑なヘゲモニーの網の目が拡大するなかで、ある一部分を担ったものであると再解釈している。彼は「このヘゲモニーの網の目には、クモがいる。つまり最初はイギリス・アメリカ、次にアメリカ・イギリス、そして戦争があり、それに敗れてからはアメリカ単独のものとなった。そして(大体一九七五年以後、今日に至るまで)三者が一体となったかたちでアメリカのものとなっている。それは日本・韓国・台湾の三国で、これらの三国は、ほぼこの網の目の中において工業化をなし遂げていたのである」（Cumings 1995, p.51）と論じている。

歴史的に異なる段階における近代化の諸エージェント（この張り巡らされたヘゲモニーの内で「クモ」として特定されるもの）は、近代体制の規律的権力にさまざまな国々を次々と取り込んでいったことに対し、全て同罪であるということだ。カミングスはまた、以下のようにも論じている。

ミッチェルがイギリス領エジプトの分析で見出したように、一連の公共教育システムでは、自己監視と抑圧という悪徳をもって、産業に奉仕する政治的な従属物として、被植民者は訓練されるものとしてだけ意図されていた。日本の植民者は植民地の市民に規律と訓練を施した。（中略）そこに私たちは、日本の植民地主義の中にあった否定できない名残（と皮肉）を見て取ることができる。つまり彼らは植民地主義者であり、近代化主義者でもあったという事実である。（中略）西洋帝国主義という形式の近代のプロジェクトに脅かされつつも、一八六八年以降、日本はそのことを内面化し自らのものとしてきたし、近隣諸国にそのプロジェクトを押しつけた。それは高度に規律訓練化され、合理的であり、ほとんどマックス・ウェーバー型とも言える植民地主義であった。しかしこの植民地主義は、究極的に非合理的なものであった。なぜならそれは自らの競争相手を創造することなしには持続することができないものであって、そのため自ら墓穴を掘ることになっていった。（同、pp.8-9）

このように、「近代化」の解釈は根本的に異なっていたにもかかわらず、近代主義者とポスト近代主義の研究者たちは、台湾における日本の植民地主義を、主に「近代」のヘゲモニー的な世界秩序の中に台湾を包摂してゆく歴史であると解釈してきたのだ。日本帝国を植民地化・近代化の連鎖における繋ぎ目であると定義しつつ、カミングスは、エージェンシーよりも構造を強調するという点において近代化論者の見解と、ほとんど異ならない見方を提出しているのである。(5)

デュース、メイヤース、ピーティーの三人によって、日本の植民地主義と帝国主義についての記念碑的な三部作がうみだされている（Myers and Peattie 1984, Duus, Myers, and Peattie 1989, 1996）。これらの著作は、私たちを次の段階へと導いてくれるものであった。これら三部作や、他の最近の学術的な試み（例えばYoung 1998; Moris-Suzuki 1998）のおかげで、ピーティーのシリーズの第一巻での導入部で指摘されている方向で、より深い検討を及ぼせるようになってきた。ピーティーが示したのは、以下のような事である。

日本人は植民地で制服を着た圧制者という没個性的なエリートではなく、また彼らは単に進歩と文明の確固とした規範ではなかった。そうではなく彼らは、熱心な行政官や計算高い投資家であり、裕福な地主や小作農民であり、教師や乱暴者であり、主婦や売春婦であり、そしてまた医師や探検家であって、彼らは集合的に日本の展望と偏見、計画性と情熱、知識と無知、利他主義と貪欲さを体現するものだった。現代の研究が、日本の植民地のあり方を、それを実際に生きた活動的な個人を視点において描きだすことができた時に、最終的には日本の植民地主義が、人間性ではなかったとしても、未だに持ち合わせていないような人間らしさを併せ持って記述されるよ

うになるであろう。（Peattie 1984, p.52. 強調は著者）

日本植民地主義についての理解を発展させる上で具体的な集団の経験を研究することは、抽象的な植民地的カテゴリーよりも有益なものである。ピーティーの主張をさらに拡張してみると、「日本の植民地のあり方」の中には一般的に被植民者というカテゴリーとして言及されてしまっている「それを実際に生きた活動的な個人」が居たということを認識すべきであるということでもある。日本帝国主義のさまざまな形式の下で生活を送っていた台湾人、朝鮮人、中国人、満州人他の人々は、抵抗か協力かの線上にそって差異化されるだけの顔のない植民地的な従属者の集団としてではなく、むしろ貧農、教師、医師、商人、行商人、娼婦など、彼らの役割によって認識される必要もあるということだ。「植民地者」と「被植民地者」の両者について、不均一な社会的・文化的経験に関する注意深い分析を通して、私たちは日本の植民地主義の過程と名残をよりよく理解することができるだろう。このことはこれまでの歴史記述の中で描写されてこなかった空隙を単に埋めることだけではない。被植民者の中にあった集団の立場から植民地の歴史にアプローチすることは、植民者を中心とした思考の枠組みでは到達することのできない経験の意義を明らかにするだろう。

この観点は特に帝国内部における民族的アイデンティティや民族関係の議論によく当てはまるものである。定式化された植民地的カテゴリーに依存するのではなく、むしろ不均質な集団の経験を研究することを通して、私たちは日本の植民地主義の民族的アイデンティティや民族関係についての微妙なニュアンスを含んだ理解を展開することができる。日本の公式植民地言説では、植民者と被植民者の間に上下関係のある差異を主張する一方で、密接な人種的・文化的な同一性があることが強調されていた。かくして生成された両義性は、公式言説の論理だけからその意味を引き出すことができるものではなかった。「ヨーロッパ人たちが人種的な『他者』に遭遇した時とは異なり、（日本の植民地主義においての）他者性の不在もしくは不可視性は、見ることと知っていること、知覚することと認識することの間で、ある差延が作動する瞬間を仮定するものである。この瞬間は、それはもし沈黙が保たれるなら、差異が一時的に保留にされ別のものに取って代わられるのである」（Ching 1998, p.65）。そのためむしろ日本の植民地的な関係における両義性は、さまざまな集団がその意義を見出そうとして苦闘するときにのみ、有意義なものとして機能していったのだ。小熊の言葉を借りると、「そのような状況（植民地的関係）の下で、実際に生活を送った人々はただ単に、それを選んだわけではない。（中略）被植民者は、彼ら自身の観点を表現しようと試みた。それは、排除と包摂という『政治的語彙』では表現できない何かであった」（小熊 1998, p.13）。日本でのさまざまな植民地的アイデンティティの表明がどのようなものであったかという課題に近年の研究は取り組み始めている（例えば Young, 1998）。一方で私たちはまた、被植民者がどのようにこの両義性と苦闘してきたかについてより多くの研究をする必要もあると考えられる。それは（植民地的な諸関係を再生産し再定義するための指標ともなる）彼らの政治的・文化的創造力を明らかにするために行われるものとなるだろう。

もちろんこのような両義性が日本の植民地主義に特有のものであったと推定することは無分別なことかもしれない。むしろ諸帝国は、多くの「重複し、押しつけあいながら、たがいに不調和な『創造の共同体』である」（Morris-Suzuki 1998, p.161）と認識されている。そしてそれゆえに、アイデンティティティについての多くの曖昧なカテゴリーを生産してきた。しかしストーラーが観察しているように、特に植民者と被植民者の狭間に位置する集団は深刻なアイデンティティの両義性に直面していた。なぜなら彼らは、「ある歴史の瞬間においては、彼らに特権が与えられ、そして別の時には彼らを名指しで排除するような、頻繁に変更される一連の判定基準」の下で、まさに判断される対象として、植民地的な視線の下にさらされていたからである（Stoler 1989, pp.154-155）。しかしこれらの植民地の両義性は日本帝国の公式のイデオロギーが「アジアの兄弟の絆」を強調していたという理由から、恐らく日本の帝国内ではより中心的な経験であった。モリス＝スズキは、日本帝国におけるこの課題が顕著なものであったことを以下のように説明している。

第一に、日本国家の性格とそれに伴うその創造の状況から、個人の自律性と権利の感覚が比較的薄弱で、義務が比較的強い（特に国を守るという義務について強調された）ような、市民権についての見方が生まれてきた。第二に、（中略）日本の植民地化は、（中略）「太陽の沈まない帝国」という比喩は呼び起こさなかったが、その代わりに（中略）植民者と被植民者を結びつける詳細な繋がりを明らかにすること、そして熱心に彼らを区分するための境界線を画定しようとすることの両面に対する情熱を呼び起こしている。この両義性について知的な遺産は、今日に至るまで残存している。（Morris-Suzuki 1998, p.162）

本書は日本の科学的植民地主義と、それに引き続く皇民化イデオロギーにおけるこうした両義性を追跡してきた。「自然」な近代化を進めることを中心課題として展開してきた科学的植民地主義の政策に、両義的な民族的イデオロギーが編入されるにつれて、日本の行政は、植民地システムと現地共同体の両方に位置しており、その両者を効果的に橋渡しすることのできる現地人のエージェントを育成する必要があるという論理を忠実に履行するようになった。また同様にこの植民地的なエージェント育成の試みは、本質的な矛盾を内包している植民地内でのある社会的な立ち位置を創出することになった。「自然」な日本化が、強制的な同化政策に取って代わられた台湾の植民地支配の最も後期でさえ、同様の構造的矛盾は根強く残っていた。大東亜共栄圏という名のスローガンが力説していたことは、この地域において共通の文化的・人種的な親近性、共通の経済的関心、そして新しい東アジアの文化の創造ということであった（Duus, Myers and Peattie 1996）。このようなイデオロギー的な構成は今日の社会科学言語を用いるなら、多民族性を許容するという社会的な約束をアピールするものであった[6]。しかし多民族的な帝国をつくるという約束は、植民地政策において一貫して実現されることは決してなかった。例えば多くの皇民化政策は、一方では天皇に対する全面的な忠誠を植民地の臣民に要求しており、また一方では彼らに完全な市民権を与えることを意図的に遅らせることを組み合わせたものであった（小熊 1998, pp.9-12）。

台湾人医師の経験を通じて、私たちはそのような両義的な植民地的関係に直面した被植民者の抱いた大きな混乱と創造性のいくつかを見ることができる。なぜなら日本の公式的・非公式的な植民地の中で台湾は「科学的植民地主義」として、そして後には大東亜共栄圏の民族性を形成することを目標とした日本帝国主義の「成功例」に、最も近いものだったからである（Peattie 1984）。同時に医療の展開と普及は植民者そしてある程度は被植民者の間で、こうした「成功」を示すひとつの指標とみなされていた。このような「成功」を担っていたネイティブのエージェントという役割において、台湾人医師は深く根を張った構造的な緊張に直面しており、そして彼らのアイデンティティの語りにおいて首尾一貫したものを求めるために、多くの困難に取り組んでいた。変容しつつある構造的配置関係が彼らの反植民地運動への動員・解体・同化を条件づけていた一方で、彼らが一貫性のあるアイデンティティを築くために払っていた集団的な努力は、彼らの行動の意味を定義するものとなっていた。彼らのアイデンティティの語りは、二元論的な選択肢という公式の枠組みの中では表現できないものとして小熊が描写した被植民地の立場を表現しているものでもある。

彼らのアイデンティティの語りは、「国家の医師」から「医療的近代主義者」（つまり抵抗から同化）の間を通して、植民地イデオロギーを内面化するとともに破壊していくものでもあった。またそれは植民者と被植民者の二元論を超越するある種の様式を確立する動きでもあった。その最初の動きの中で、台湾の「科学的植民地化」のエージェントは国家のための「近代化」を唱え、国家でさえ「治癒」するナショナリスティックなエージェントとして彼ら自身のありかたを規定しているものだった。このアイデンティティをもったころは反植民地主義的な動きが際立った期間であると考えられており、日本の植民地主義における特定の制度的・文化的な側面を自ら受容することによって、台湾人医師は植民地支配に直面しながら自らの権限を獲得していった。帝国の終焉に向かうなかで台湾人医師は、それ以前とは対照的に、医学的な近代性は普遍性をもつと主張し、民族的境界さえも超越する近代主義者としてのアイデンティティを確立しようと試みていた。この期間に医師はかなり高い度合いで日本に同化されていたのだが、彼らの同化は民族性というカテゴリーそれ自体を抑圧する結果を生み出すものでもあった。そしてこのことが公式の皇民化イデオロギーの元来の意味を変化させる結果をともなってもいたのである。これら両方の台湾人医師の動きを見るなら、彼らのアイデンティティは科学的植民地化のイデオロギー（そして後の大東亜共栄圏におけるイデオロギー）から逸脱していた。つまり台湾の医師は日本帝国によって定義されたものよりも高い目的（つまり台湾という国家や「近代性」）のためのエージェントとして自らを再定義しようとしていたし、それに連れて医師のアイデンティティは日本帝国のそもそもの意図から逸脱したものとなっていたのである。彼らの物語が映し出しているのは、日本帝国における両義的な植民地的関係について、被植民者による解釈がどれほど公式の植民地的言説を変容させてきたかということ、そしていかに彼ら自身が自分でアイデンティティを形成してきたかということである。

この観点から抵抗と理解を語ることは、一貫した利害関係を代表する安定的なカテゴリーとしての植民者と被植民者が存在するという想定に基づいたいかなる分析にも注意を払うべきだということでもある。過去の研究で記述され、本書の前の部分で見直してきたように、そのようなカテゴリーと関心を体現している数多くの集団が存在していたのだが、植民地の歴史への私たちの知識をより深化させるためには、中間的なグループに関するより深い理解が求められている。一般に中間的なグループは（様々な度合で、そして異なる型式ではあったのだが）、帝国内の東アジア近代性によって約束された人種的・文化的な親近性への信念を共有していた。しかし東アジアの過去と未来をそのように解釈するという植民地的な創造譚は、（日本の植民地官僚がそうしたように）特定の政策、行動そして相互作用を被植民者に強制することに対して、被植民者の側からの批判が投げかけられることになった。彼らは、植民地的な近代性をもたらすという約束に対してはそれほど抵抗したわけではないが、この約束を実行する上で被植民者のエージェントとしての役割が限定されていたことに対して集中的に抵抗していたのである。

これらの中間的な集団が近代性についての普遍的な主張をした上で自らのアイデンティティ形成を行う際に、自身のエージェントとしての役割について苦闘していた。その時、それにともなう彼らの同化の過程も一貫した過程というわけにはいかなかった。近代性のもつ普遍主義を額面通り受け止めるには、近代化のもたらす果実を帝国主義の暴力と概念上切り離さなければならなかった。しかし彼らにとっては、社会の現実の中で、近代の果実と帝国主義の暴力は同時に展開しているものであった。西欧の帝国主義の犠牲者が伝統と近代の両方を抱擁しようとした場合に、彼らはデュ・ボイス主義的な「二重の意識（double consciousness）」を苛まれるとされている。それならば日本の帝国主義の下にあった台湾の医師は、彼らのアイデンティティを近代性のみに置こうとしていたので、この中間的な集団は、「分断された意識（fragmentary consciousness）」を確立したと主張できるのではないだろうか。黒人の知識人たちは、彼らのアイデンティティは近代性によって形成されているがその完全な一部ではないという認識、アフリカとアメリカの両者の自己をもつという認識、その「アメリカ」が「アフリカ」に対して暴力を働いたという認識と格闘しなくてはならなかった（Gilroy 1993）。それとは対照的に台湾人医師は近代性のみを受け止めようとした。そのことで彼らのアイデンティティの語りは、実際の経験を抑圧し、一時的に懸架させることになり、そのためそれを不安定で分裂的なものにしてしまった。
このような同化したアイデンティティの語りにみられる緊張感は、植民者と被植民者の類似性を言いたてる植民地主義の公式言説に隠れている偽善性を暴き立てるものとなっている。他のところでも主張したように、文明化されたもの（市民的なるもの the civil）と文明化されていないもの（市民ではないもの the uncivil）というカテゴリーをつくることで西欧の帝国主義が推奨され正当化されてきたように、カテゴリーを分けることは日本帝国主義の基本的アイロニーを必然的にともなうものとなっていたのである。

日本においての市民性（文明性 civility）の追求は、国家の統一を維持し、他の国家と対等に交渉するための地位に達するための自覚的な努力によって始まったものである。（中略）家族と他者を分けることは、［日本の］市民性における重要な文化的モチーフとして作用していた。日本は家族の美徳を捨てるのではなく、その統合を維持することにより多くの努力を注いでいた。（中略）西欧諸国家の福音主義的な帝国主義が、非市民的な異教徒たちに市民性という福音を広げるための試みとして正当化された一方で、（中略）、［日本の］帝国主義は、国家的な家族として誰を認めるかという問題と、国家に入らない領域外のメンバーの誰を含むかという問題の両方に直面していた。これらの矛盾する要求を与えられたとき、権威主義だけが矛盾を拒むことが可能であり、イデオロギー的な分断を妨ぐことができるとされていたのだ。（Lo and Bettinger 2001, pp.269-270）

近代性のエージェント

日本の植民地主義をこのように解釈することは、幅広い他の問題を提起することになる。その一つは、科学が伝えられるものである限り、それが「誰によって」地域社会に伝えられたかは問題となるのであろうかというものである。日本の植民地官僚は自身がアジアの近代化のための唯一の合法的なエージェントだと想定するという、その傲慢さに根本的な欠陥があったのだが、同様に台湾人医師も東アジアの近代化の過程でその地域での近代化の任務を担うエージェントとしての役割にもっぱら自身の関心を寄せていた。長い期間にわたるこの歴史的取り組みについて、本書は台湾人医師の近代の「エージェント」としての複雑な役割を分析し例証してきた。そして科学が具体的な社会的・政治的な関係を通じて伝えられ、発展し、受け取られる関係について、さらに普遍的な科学の語りとの間で異なる集団がとる交渉の方法について検討してきた。近代はそれを送りだす側で文化的に決定されている計画《プロジェクト》と、その受け手のもつ文化で決定される価値判断の中にあって、それらの外部には決して存在し得ないものである。人的なエージェントが欠如した近代は存在しないように、地域化（現地化 localize）されていない近代など存在しない。近代は自ら普遍的であろうとする自己主張にも関わらず、近代が普及する際には、本質的に関係論的な過程を構成している。

この観点は近代性の歴史について、新たに二通りの方法での解釈を可能にする。第一の解釈は、近代性が西洋や北米で発達したという規範的な想定に疑問を呈するものである。この視点は、西洋の社会科学の中に近代性は「非文化的 acultural」であるという諸理論が広く存在してきたが、それを批判する最近の学問的な傾向に属するものである。たとえばタイラーは、以下のように述べている。「過去二世紀にわたって近代化の諸理論の中で支配的だったのは、（近代とは）非文化的なものであったとするもの、またはその亜流であったことは明白である。（中略）この変化はエミール・デュルケムによる（社会についての）機械論的な説明から社会結合についての微分的で有機的な形式による解釈への移項、もしくはトクヴィルの漸進的な民主主義といったような文化中立的な社会発展理論によって部分的に説明されてきた。〔訳注23〕マックス・ウェーバーの解釈によると、合理化はいかなる時代の全ての文化の内部において起こり得る定常的な過程であった」（Taylor 1999, p.155）。近代性を「非文化的」なものと見なす諸理論は、「近代西洋に特有の文化を反映してきた様々な変化を、問題のない発見による産物として見なす」（同、p.160）ので、近代西欧に特有のはずだったものを人類普遍的なものだと誤って分類するという点で大きな間違いを犯していたのである。

このような諸理論の代わりに近代性についての文化的な理論は、以下のような認識を示している。「元々の文化が全く破壊され、人々は死か強制的に同化させられているようなところがある。ヨーロッパ植民地主義にはこのようなケースが数多くあって、そのためヨーロッパの植民地主義が信頼できないものとなっているのだが、それ以外の場合で（近代への）移行が成功したところでは、人々は新たな（近代的な）日常実践を受容するために、自分たちがかつてもっていたのだがもはや修正され転換させられている伝統的文化から、なんらかの（文化的）源泉を探し出し、それをふたたび身に纏おうとしている」（同、p.162）。そこでは近代化は内部的な論理によって引き起こされるのではなく、特定地域での近代と非近代の遭遇を通して行われるものである。それらの場で、「移行のための異なる出発地点が（中略）、異なる結果を導く」（Gaonkar 1999, p.15; Gilroy 1993; Rofel 1999）のである。

第二に、近代性を場に限定された遭遇であると概念化することは、近代化のプロジェクトにおける周辺に居る者の参加にはさまざまな様式があるという認識を要請するものである。植民地の文脈における被植民者の行動は、植民者による徴用のやり方と反植民地的な抵抗の枠組みを使って理解されるのが一つの典型となっている。例えばチャタルジー（1993）のような研究者は、植民地的な伝統のどのような側面であっても、それを現地人社会に統合しようとすることは、植民地的な企てを可能とすることであると主張している。その一方でバーバは植民地的なハイブリッドを、「国家と帝国の間の裂け目における文化の橋渡しをするブローカーとして」見ており、「国家の様々な周縁部分から、国家の『統合化する諸境界 totalizing boundaries』への対抗的な語りを生み出す」（Pieterse 1995, p.56）ものであるとしている。しかし両方の立場とも、究極的に被植民者は初発の参照点に留まった枠組みの中での植民地的な対象であると解釈されていることを示唆している。近代性のプロジェクトが植民地的に強制されるのは常に暴力的で介入的であるのだが、周辺化された人々の経験は「単に」この強制への批判としてだけ読まれるべきではないだろう。そのように読むことは、彼らの経験を中央にいる人々に対するコメント（それがいかに批判的なものだったとしても）にすぎないものとしてのみ扱ってしまうというリスクを冒すことになり、そのために彼らに「他者性」を再度押しつけることになってしまう。

そうではなくむしろここでは、二重の意識や分断された意識などの経験をもつ、周辺化させられた人々の側にあった創造性を理解することが重要なのである。それがたとえ非常に欲求不満に満ちており、また無視され続けてきたものだとしても、被植民者が近代化のプロジェクトに参加しようと試みたことは新しい文化的伝統を作りだし、近代性に新たな意味を付与し、伝統と近代との関係性を言明するための新たな可能性をもたらしたのである。植民地的な中心から見て意図せぬ結果として、周縁における これらの近代性のエージェントは、近代の諸側面を再定義するものとなっている。日本の「反植民地的植民地主義者」もそのケースの一つであり、また台湾の「国家の医師」も皇民化における「医療的近代主義者」もそのようなケースであると考えていいだろう。

だから近代化のプロジェクトは、理性が目的論的に自己開示していくプロセスというよりも、特定の場における一連の遭遇なのである。それはハイブリッド化[7]のプロセスによって記述されることが可能なものである。全てのハイブリッド化・近代化の連鎖は同質のものではないので、異なる種類のハイブリッドをどのように差異化するかが問題となる。これについてはすでにいくつかの提案がなされている。たとえば「制度や実践はひとつの方向に収斂していくものであり、文化は差異化の新しい形を見出していると言いだしたい誘惑にかられる」(Taylor 1999, p.164) ものもあり、また「ハイブリッドの連続体を構築すべきである。ひとつの端には、中央を志向しており主流の言説を受け入れ、そしてヘゲモニーを模倣しようとする同化主義的なハイブリッドがあり、もうひとつの端には、主流の言説を曖昧化し (中略) 中央を転覆させようとする、体制を不安定化させるハイブリッド」(Pieterse 1995, pp.56-57) もある。しかしこのような概念的なフレームワークは、まず手始めに行われる近似的な概観にしかすぎないだろう。近代性は不平等な社会的・政治的そして経済的な関係の中で発展するので、近代の周縁において自らを（近代化されようとするのではなく）自身で近代化しようとすると、この不平等な関係性の網の目の中に参入することを強制されることになる。そしてそうすることで、彼らは自分の位置取りと存在論という課題と折り合わなくてはならなくなってくる。彼らは彼ら自身のための一貫した「近代的な」アイデンティティ獲得の過程において、文化的・政治的な想像力を発展させ、それによって制度的・文化的もしくは抵抗・同化という分裂の間に意味を見出す交渉ができるようになる。統合への試みは緊張を含むものかもしれないが、彼らに押しつけられた二元論的な枠組みの中に必ずしも回収されるものではない。これらの存在論的な語りは、実際のところ、近代文化の統合的な部分を構成する重要なものとなっているのである。

近代化のプロジェクトがハブリッド化の歴史を通して現れてくるということを主張するために、ハイブリッド化の観点を、植民地研究・ポストコロニアル研究の領域を超えたところから考えてみたい。ハイブリッド化は、まるで「西洋」が「汚点のない」ままであり、「真の」近代性を代表するかのように想定されたなかで、非西洋社会においてのみ起こる過程というわけではない。むしろそれは「近代的な」制度や文化の継続的な創造や再形成といった中で行われ、その「近代性」は、西洋でも非西洋社会でも同様に、さまざまに異なる集団が自身の置かれた特定の文脈において「近代性」という枠組みを再定義しながら展開しているものである。本書で展開してきた関係論的な視野が示唆するように、固定化されたカテゴリーによって概念的に限定されたまま留まる代わりに、この視野によって社会的な経験の複雑さをよりよく理解することに努めるべきであり、また私たちの概念的カテゴリーを洗練するためにこの視野からの解釈を用いるべきである。

ある意味で本書を書くことそれ自体がこのハイブリッド性（アイデンティティの交雑性）を明確にする試みの一つである。私はアメリカ社会科学のカテゴリーから台湾の植民地の歴史へと概念的な旅をしてきた。そして「西洋的」な学問のあり方に異議申し立てを行い、ある課題を提起するために、またアメリカの社会科学に戻ってきた。北アメリカのアカデミズムにおける社会科学者として、なぜ私たちは台湾人医師の物語を気にかけなければいけないのかという問いがなされるだろう。一世代前だったら、おそらく私たちは「地域研究の専門家」である同僚に、この問題を容易に譲り渡すことを決めていたであろう。しかし現在では、社会の周縁グループの人々の経験は社会科学の対象として適切ではないと退けることはもはや容易ではない。いまや周辺を「地域研究者」に任せるのではなく、以前は排除されていた人々についての社会史が、専門職や近代性、植民地主義といった、私たちになじみ深い概念がいかに不自然かを提示できることを、すでに私たちは深く認識している。私たちは自身が行っている学問《ディシプリン》の歴史性《ヒストリシティ》自体をより深く理解しなくてはならないだろうし、それによって長年懸案となっていたような、開かれた、謙虚で、徹底した対話を行う準備を迫られているのである。

付論——史料とデータについて

本書で引用した史料についての短い解説を加えておく。以下の四つのカテゴリーがある。

1. 公共圏における台湾人の活動と言説についての史料

（a）『台湾総督府警察沿革史』——この史料は、台湾における日本の警察によって記録されたもので、彼らの目に「反体制的」であるとされたあらゆる活動が記載されている。これは中国語でも『台湾社会運動史』というタイトルで翻訳されている。

（b）『台湾民報』——植民地台湾で、政府に関連していなかった唯一の一般紙。一九二三年の創刊で、一九三〇年には『台湾新民報』と名称が変更されている。

（c）『杏』——杏会の会誌。一般向けには刊行されていなかった文芸誌。一九四三年から一九四七年の間、台湾の教育を受けたエリートの間で回覧されていたもの。台湾人医師が台北高等学校時代に同名のグループを創設し、彼らにより編集されていたものである。

2. 医療における専門職としての経験についての史料
（a）『台湾医学雑誌』
（b）『嘉義医師会雑誌』
（c）『東寧会誌』　台北帝国大学医学部で刊行され、後にその同窓会が刊行。
（d）『南冥会誌』　台北医学校で出版されていたニューズレター。後にその同窓会が刊行。
なおこの（c）と（d）については、部分的にしか残されていない。しかし戦後も同窓会組織がこれらの刊行を続けており、そこに記載された回想などから医学校の同窓生の戦前の職業生活などが垣間見られる。

3. 国家の政策と規制についての史料
（a）『台湾総督府　府報』および『台湾総督府　官報』
（b）『台湾総督府民生事務成績提要』。一九一九年に『台湾総督府事務成績提要』と改名。これは年次刊行物である。
（c）『台湾総督府臨時情報部部報』、戦時官報。
（d）『台湾時報』、総督府の監視・指導の下に刊行されていた定期刊行物

4. 個人史の聞き取りについて
私に最初の情報提供者である張を紹介してくれたのは、日本の研究者である所澤潤（群馬大学教育

学部教授）である。他の医師は張を通じ、彼の友人や他の知り合いなどを紹介していただき、情報の提供を受けることになった。この世代の台湾人の医師にアプローチするには適切な紹介なしには非常に難しいことなので、このようなつてをたどって医師たちへのインタビューが成功した。そのようにして、私は一〇名の医師にインタビューを行った。八名は台湾で、二名は日本で、全て一九九四年に行われたものである。それらのインタビューは、平均で二―三時間程度のものであった。そのうちの二名は、最初のインタビューの後、再度のインタビューに応じてくれた。本名を使うことを許可してくれた張以外、全ての医師は匿名に留まることを希望していた。そのためそれらの医師の語りは、本文の中への引用では、おのおのアルファベットで示している。これらのインタビューは中国語および日本語で行われたが、本書はその英訳でインタビューの内容を論じている。

一〇名のうち九名は男性である。また一〇名全員が民族的には台湾人であって、つまり数世代前に台湾に移住した漢族の末裔である。彼らは全員が中流もしくは中流の上にあたる出自である。また全員が一九四五年から半世紀に渡って台湾を支配していた国民党に対して批判的な態度を示していたことは特筆に価するだろう（戦後最初の政権交代は二〇〇〇年の総統選挙で行われている）。彼らのうちの何名かは国民党の批判を公にしており、そのための活動にも参加していたが、他の何名かの医師も、国民党について聞かれたなら、明らかな嫌悪を示していた。しかし彼らの間で、国民党に代わるべきものが何かについて特定のコンセンサスがあったわけではない。またこれらの医師全員は、現在の台湾での公用語が北京官話であるにもかかわらず、台湾語をしゃべることを好んでいた。何人かの情報提供者は会話の途中で、会話を日本語に切り替えることもよく行われていた。彼らの言語の選択は、インタビューの最初から、私に彼らの民族的なアイデンティティの重層性を感じさせるものでもあった。

方法論的な省察

抑圧的な体制下における公的な動員についての多くの研究と同じように、私の研究プロジェクトは体系化されていないデータをどのように扱うかという難しさに直面した。植民地台湾で公的な動員の内容を示すデータの種類は、公共圏の大きな変容に応じて異なるものとなっている。一九二〇年代に出版界は、植民地国家と社会についての批判を出版することができた。そのためこの期間の医師たちの公的な活動と言説を定常的に記録したものとしては、新聞の記事を使用した。一九三〇年代になると出版界は、増加する国家検閲の対象となってきた。その代わりに台湾では文学活動が盛んになってきた。そのためこの期間においては、医師が公共圏にどのように参与してきたかを理解するために、文学系の雑誌と、一九三五年の第一回の公共選挙についての研究を利用した。一九三七年の日中戦争の勃発の後になると、植民地国家は台湾でのほとんど全ての新聞と雑誌の統制を強めた。多くのメディアのスペースには戦争の宣伝が押しつけられ、中国語の出版物は一九三七年には公式に禁止された。さらに最終的に一九四四年には、全ての新聞が政府に管轄された一つの新聞に強制的に合併されることになった。同じような強さの国家統制が、一九三九年の第二回の公的な選挙にも働いていたといわれている。戦争末期の爆弾とともに、このような強力な国家統制は、この期間の台湾での公共生活について書かれた記録のほとんどを破壊している。そのため私はこの期間の医師の経験を理解するための主な資料として、口頭インタビューや出版された口述史料を使用した。

このようにデータに大きなバリエーションがあることは、私が本書で見出したことについても多くの点で影響を及ぼしている。第一に、出版された資料と口頭でのインタビューは、医師が彼らの公的な役割を省察する二つの非常に異なる環境があったことを明らかにするものであった。このような環境の差異は、彼らの言説の中に私が見出した差異のいくつかを説明するものであるのだろうか？　第二に、私の情報提供者たちは、戦争中に二十代であって、彼らは彼らより年長の世代の戦争経験を詳細に渡って伝えることはできていない。第三に、私は限られた数のインタビューしかできなかった。どのようにして彼らの言葉を、全ての台湾人医師の戦争中の経験へと一般化できるのであろうか。

実際第一の問題点は、私の発見の価値を低くすると言うより、結果的には高めるものともなっている。日本統治下の出版界は、反植民地主義的活動や言説についての報道には、含みを込めた柔らかい表現を取りがちであったのだが、その一方で一九二〇年代の新聞記事は台湾人医師たちの反植民地活動の動員への活発な参加を示している。今日の台湾で行われた口頭インタビューで、情報提供者は彼らの反日的な感情を自由に議論し、またそれを強調することさえ可能であったのだが、実際は逆にそうではなく、これらのインタビューで語られたのは、台湾人医師によって与えられた日本人が残した伝統に対しての積極的な評価であった。換言するなら一九二〇年代と戦時中の両方で、新聞記事とインタビューの両方の資料を使うことができるのなら、私はこれら二つのグループの医師たちの間で、より鮮明なコントラストを見出すことができたのかもしれない。

もう一つの同様な推測は、戦後における中国人と台湾人の接触が、台湾人の親日感情を強め、それによって逆に、植民地時代の回想をより明るい光で照らしだす効果をもたらしているとも考えることができる。同様に、インタビューが行われた一九九〇年代の台湾独立運動の高まりという雰囲気がどの程度まで情報提供者の皇民化時代の記憶にバイアスを与えていたのかという点も考慮に入れねばならないだろう。このことに答えるためには、一九四五年の前と後で書かれたり、残されたりしている他の資料を比較し対照することが必要だろう。たとえば本文でも論じてきたような『杏』に著されている強い親日感情は、戦後に回想の中で形成されたものではない。その一方で、私が現場で経験したことから、これらの医師は彼らの政治的見解を表明するに当たって注意深くはあったが誠実であると信じるに至った。彼らは一九九〇年代を、日本時代の伝統を礼賛することができる時代だと見る代りに、国民党時代に彼らが何を言ったのかということについて、まだ注意深くなくてはいけないという必要性を感じている時代だと見ていた。彼らは（張を除いて）名前を厳しく匿名とすることを望んでいたし、時折私の録音を止めるように要請した。そして特定の話題について語る前に、私が民族的に台湾人であることを確認したりしていたのである。同時に、私が匿名性や秘匿性について保障すると約束すると、彼らは彼らの意見を誠実に述べ始め、彼らの若い時の経験を熱心に語り始めた。

それでもそのような反応は、これらの医師の国民党への忌避感によるのか、それとも若き日々へのノスタルジアが戦時中の彼らの生活をロマン化していることによるのかは、問われるべきなのかもしれない。同様に情報提供者の数が少ないことが、私の発見の有効性にとっての問題点であるということもいえる。これらの問題点を解消するために、私はこれらのインタビューで得られた結果を、様々な資料で補った。それらには台北帝国大学医学部の戦前・戦後の出版物、その同窓会組織の出版物や刊行された回想録・自伝そして口述史、さらに「杏」会によって編纂された未刊の資料などである。これらの様々に異なる種類のデータは、それぞれの方法でバイアスがあるのだが、皇民化世代の医師たちの集合的アイデンティティにおいて、主要ないくつかのパターンに収斂するものが存在しているといえる。それは近代主義的な専門職の文化に対して焦点を当てることであり、台湾の共同体の指導者としての自己意識であり、そして自らを日本の伝統へ全体として連携させるような傾向である。いくつかの点で、異なる種類のデータの間では差異が存在しており、それらは我々にとって、この混乱に満ちた興味深い時代についての問題点でもあり、また今後の課題として残されているものである。

現在入手できるデータだけでは、より古い時代の医師たちの戦時中の経験についてのこの集団の全体的な（cohort）像を与えるものとなってはいない。その結果、これまでの医師たちの戦時中の経験についての議論だけでは、歴史的過程の衝撃について、効果的にこの集団に関する特徴を描き出すことがまだできてはいない。つまり本書で取り上げた資料だけでは、戦時中の同化の過程が若い世代の医師たちを変容させたように、当時の年長の世代の医師たちも変容させた（もしくはさせなかった）ということを示せるわけではない。この問いについての厳密な解答を得ないうちは、私の情報提供者たちについての一般化を超えて戦時中の台湾人医師の経験についての私の見解を一般化するべきではないだろう。実際に、戦時中の台湾についての資料の稀少性のために、これらの課題は今後の台湾史の研究者にとって、取り組むべき課題でもある。戦時中の台湾についての私の発見は、この領域におけるほんの小さな貢献でしかないのだから。

訳者あとがき

◎本書の著者について

本書は、ロー・ミンチェン（Ming-Cheng M. Lo）による、*Doctors within Borders: Profession, Ethnicity, and Modernity in Colonial Taiwan*, University of California Press, 2002 の全訳である。

著者のロー・ミンチェンは、現代のアメリカで活躍する台湾出身の社会学者である。ローの漢字名は駱明正である。名前の呼び方については、日本語では「らく・めいせい」とも読めるのだが、台湾の読みをアルファベットで記載した Lo Ming-Cheng がアメリカでも流通している。そのため現在の活躍の場での呼称と、それを音訳した「ロー・ミンチェン」という表記が日本でも最も適切であろうということを本人とも確認したので、本書ではこの表記をとることにした。

著者は国立台湾大学を一九八七年に卒業した後、アメリカのミシガン大学大学院に進み、そこで社会学の学位を一九九六年に得ている。本書はその時の博士論文が元となったものである。博士論文の執筆のプロセスやそれを刊行するまでの経過については筆者による前書きなどに記されたとおりである。このように著者は中国語（台湾華語）を母語とする出自を持っており、現在のアカデミックな活動言語（と生活言語）を英語としている著者は、日本語を主な資料とするこの時代を研究テーマに選んでいるわけである。このことから、著者はすでにその段階でマルチカルチュラルであり、著者の言葉と概念を借用すれば、著者自身が意識的なハイブリッドであると考えられる。

ローは現在では、アメリカのカリフォルニア大学デーヴィス校の社会学部の教授として勤務している。社会学部の教授として、アメリカの社会学会を中心に活躍しているローの現在の関心が幅広いものとなっていることがさまざまな面からうかがえる。論文などからはアメリカにおける健康・衛生をめぐる問題の中でも、特に移民にとっての社会保険をめぐる問題への医療社会学からのアプローチや、人種・エスニシティと移民問題などに言及したものが目立っている。このことは、ローが、オバマ・ケアが焦点化しているアメリカの状況に積極的に関与しているパブリック・インテレクチュアルである様子を示唆するものであると考えていいだろう。また市民社会の文化と社会運動、文化の社会学や比較歴史社会学などにも関心を示している。これらについては、社会学の専門ジャーナルへの活発な文筆活動による貢献を行なっている。それとともに、さまざまなシンポジウムやイベントなどで、台湾社会や東アジア政治や歴史問題についての積極的な発言もしていることが、いくつかのウェッブでの情報からも知られている。つまりローは、アメリカでの社会学プロパーでの学術的活動のみならず、東アジアについての歴史社会学や地域研究・政治的動向などについても発言をおこたらない重要な立場にあり、市民社会とアカデミックスの立場からさまざまな形での社会的・学術的な貢献をしていることが分かる。

◎本書の特徴とタイトル

本書はアメリカの社会学者として、このように第一線で活躍しているロー・ミンチェンによる出発点とも言える研究成果である。植民地期台湾の医師の社会的な立場を鋭く分析するこの研究は、ローのその後の活躍ぶりを十分に予兆させるものであり、理論的にはなかなか堅牢な構造を持ちながら、具体的には豊富な資料・史料に裏打ちされた経験的な記述を持つもので、歴史社会学の仕事としては出色のものである。むしろ良質の社会史であるともいえる。

本書は、従来から歴史学・植民地研究の対象となってきた台湾での医学史、医療と医学の社会史に、社会学的な視点から鋭い理論的な分析を行なったものである。そのため本書は、この二つの分野を切り結び、新たな領域を切り開いたものであると言えるだろう。一読されれば瞭然なのだが、植民地台湾における医師、医学の持った社会的・政治的な意味について、極めて明瞭かつ経験的な分析が展開されている。従来は歴史学の枠内でとどまりがちだった医師（と医学）の社会史が、専門職業化という社会的プロセスを集団的に検討することにより、本格的な社会学の枠組みから検討されている。また植民地における医学や科学の在り方についても、単なる近代化論や「科学的植民地主義」のエピゴーネンではない立場から、ある種の「ハイブリディティ」の表現としての医師集団の在り方を検証している。その意味で、単純で精密な、つまりより記述的な歴史的叙述（ヒストリオグラフィ）を期待された場合に、本書の分析的なスタイルは、ある種の理論的枠組みを優先させていることから、若干の戸惑いを呼び起こすものであるかもしれない。しかしいわゆる「専門職の社会学」と呼ばれる分野の理論的到達点を、植民地的な文脈の中にあてはめて分析する本書は、歴史学・社会学の双方にとって重要な視線を提起しており、医師の社会史と呼ぶにふさわしいものであると考えられる。

そのためにここでまず、本書のタイトルについての説明をしておきたい。本書の原タイトルは、直訳するなら『国境のなかの医師たち――植民地台湾における専門職、民族性そして近代性（*Doctors within Borders: Profession, Ethnicity, and Modernity in Colonial Taiwan*）』となる。敢えて国境の「なかの（within）」医師たちというタイトルを選んだのは、このタイトルは英語では、現在世界の各地で活躍するＮＧＯ「国境なき医師団（原語はフランス語のMédicins sans Frontières, 英訳はDoctors without Borders）」が即座に想起されるものであるからであろう。国境を超え、世界各地の紛争地や飢餓・災害に際して飛んでいくフランス起源のＮＧＯである彼らとは全く対照的であったのが、植民地的な状況下で植民地統治の政策目標のために医師となっていった植民地台湾の台湾人医師という社会集団である。それを扱ったのが本書であり、英語環境の中で、医学のヒューマニタリアンな側面を強調する（同時にモダニズムとグローバリズムの典型的な表象でもある）「国境なき医師団」との対比で、英語では非常にアイロニーの利いた、よいタイトルであると考えられた。しかし、このＮＧＯ日本語訳に対応させるには、台湾の医師集団は、ＮＧＯ的な「団」としての行動目標を掲げていたわけではなかったし、日本語でwithout/withinを的確に標記するのは難しい。そこで本書は、『医師の社会史――植民地台湾の近代と民族（*Social History of Doctors: Modernity and Ethnicity in Colonial Taiwan*）』とした。ある意味で本書は「医師」という専門職集団についての研究であり、人間を扱っているので、医学そのものの歴史を扱っているわけではないので、科学・医学の社会史ではない。医師の集団としてのアイデンティティ形成を社会学的な枠組みを十全に展開しながら論じる本書は、十分に社会史（Social History）の風格をもっている。

そして植民地台湾という語はそのままサブタイトルに残したが、本書は台湾の歴史の特殊性から入り、大きな世界史・社会学・文化研究を見渡せる立場を構築したものであり、より一般性をもつ一書であると考えるため、これはメインタイトルに位置する語ではとりあえずないと考えた。また近代性（modernity）や民族性（ethinicity）については日本語でのおさまりを考え「性」という表記は省いた。

◎翻訳語・原典との対照などについて

訳しながら、英語的にも生硬な表現や、博士論文にありがちな文章技巧における「青臭さ」もあったのだが、可能な限り、原文のニュアンスを生かすような翻訳を心がけたつもりである。特に訳出に関して注意をした語、また英語としては二重の意味を持つため訳出に注意を要した語については訳注をつけ説明を加えておいた。また基本的に、日本語文献からの引用（日本語の歴史資料からの引用）については、できるかぎり原文にあたった。後藤新平文書・総督府関係の文書類や小田俊郎の著作など、すでに国会図書館では何回か見ていたのだが、ローに端的な引用を示されると、新鮮な目で同じ文献を再度検証することになった。訳者はきわめて不勉強なため、第七章の外務省・外交史料館の同仁会関係の資料についてはほとんど見てこなかったので、今回の訳出にあたり詳査をさせていただいた。この機会がなければ、このように読むことはできなかったと思われるので、貴重な機会を得たことを喜ばしく思う。ただ原著者からのアドヴァイスを得ながら主要な原文・原典・一次資料は同定できたが、それでも全てを完全に確認できたわけでない。その場合には英語から可能な限り忠実な訳出を行なったことは訳注などで明記しておいた。

◎各章のまとめと解説

ここで本書の概要を振り返りながら、ローの重要な論点を短く解説しながら、押さえておきたい。

第一章では本書の理論的な枠組みが設定されている。この章と第七章（最終章）はかなり理論的な章であって、ある意味で歴史記述のスタイルにはあまりなじまないものであり、社会学の理論記述のスタイルに通じていない場合、やや読みにくい章でもある。しかしここでは、本書が試みようとしているのが歴史における植民地主義の問題と、社会学で問題化されてきた専門職業化の問題をつなぐことであることが示されている。それは単なる分類論的な思考による精緻化や再構成ではなく、新たな関係論と理論的な因果論によってこれを記述する試みであると明示されている。これはひとり社会学の理論のみならず、歴史学の中に適応されてもいい理論的な視線でもある。つまりある意味で、社会学者からは、歴史学者も学べるところがあることが強く示唆されているのだと読むことも可能であろう。そしてさまざまな社会的カテゴリーが交錯する面を強調することが概念化され、方法論としての歴史的手法が提示されている。これはアメリカの博士論文にありがちな理論的前提とも言える枠組みを提示した章であり、歴史的記述を指向する読者は特に拘泥しなくてもいい部分であるとも言えるのだが、それでも本書の要諦となる社会学的分析の概要を示している章であり、ローによる本書の価値を全体としてとらえる場合には不可欠なものである。

第二章は、台湾史の概要から日本植民地統治についての枠組みが示され、その中での医師の社会的な集団としての形成を論じている。中でも後藤新平による「科学的植民地主義」という方針は、すでに多くの論文があり、よく知られているものだが、この方針と植民地医学の関係性を明瞭に提示している。

第三章は一九二〇年代に出現した台湾人医師の「国家の医師」というアイデンティティについて詳しく分析している。医師の立場は常に「中間」の立場であり、構造的な矛盾の中に置かれたものだった。それは専門職と国家、民族集団と専門職集団、さらには医療コミュニティ内部のエスニックな分裂や職業文化の在り方など、さまざまな軋轢の間に常に位置していた。またいわゆるリベラルな日本人の教師たちが作りだした自由な職業文化は、どのような限界の中にあったのかを論じ、そしてそのような軋轢を含むなかで彼らの市場的価値、つまり経済的な立場はますます強くなり、エリート層として出自の民族コミュニティとの乖離も始まっていることを描いている。それはいわゆる近代化を推進するエージェントという役割を担うことでありながら、台湾人医師には同時に植民地的な状況の中でどのように振る舞うべきかという問題が突きつけられていたということでもある。

その中で台湾には市民社会と呼ばれるものが生成されつつあり、さまざまな社会運動や文化運動が興っている。そこで医師たちは大きな役割を果たすことになる。その時に自らの語りであり、また集団的な言説として流布したのが、「国家の医師」というアイデンティティであった。これを代表するのは台湾文化協会を中心に活動した、蔣渭水による「診断書」という文章である。台湾自治の請願運動や政党の設立までに至ったこの運動の興隆は、しかし本格的な政治運動として、政党による具体的な権力獲得の運動にまでは成長しきれなかった。

そのある意味でのアイロニーともいえる事例が、阿片論争と医療費をめぐる論争である。日本の台湾総督府が提示した阿片の統制をめぐる政策に、医師たちは非常に効果的に抵抗を組織し、医学を楯にして「科学的」立場を取りながら権力を牽制しつつ、いくつかの切り崩しなどによる（主に日本人の教師との師弟関係による）例外はあったのだが、ある程度までは市民の期待に応える「国家の医師」として責任ある立場を取ってきた。つまり、近代主義的な医師の集団が、政治的に高い意識をもち、まともに民族共同体を守る立場を堅持してきて、それにある程度、成功したのである。しかし大きなアイロニーは、その専門職集団は、医療費の軽減を求める市民社会の声には全く反対しており、市民や民族の共同体を防衛するのではなく、専門職を防衛するという立場に立ちきっていたので、大きな失望を呼ぶことになったのである。

本章のまとめの部分では、このように、国家、植民地医学、専門職、市場的立場、民族共同体との関係、日本人の指導者との関係など、複雑に張り巡らされた関係性の中での医師の立場を、再度、「ハイブリッド」という社会学的な理論的枠組みに位置づけている。それは日本植民地主義のもっていた人種をめぐるハイブリディティの問題性に呼応したものでもあり、この時代の医師の立場を明確に示す概念でもある。（日本植民地主義における人種的カテゴリーの問題やハイブリディティについては、最終章〔第七章〕でも再度詳しく論じられる。）

第四章は一九三一年の満州事変以降、そして一九三七年からの日中戦争（歴史的に同時代的用語としては支那事変もしくは日華事変、もしくは第一次日中戦争〔日清戦争〕に対比して第二次日中戦争〔一九三七―一九四五〕と呼ばれる日中の全面戦争）までの、中国大陸における日本の軍事行動の漸次的な拡大期に焦点を当て、一八九五年以来の植民地化によって緩やかだが着実に生成されてきた植民地台湾の市民社会と医師のアイデンティティが、戦局の展開とともに急速に解体されていくプロセスを検討している。これはまた植民地本国における大正リベラリズムの崩壊とも呼応するものである。この時期、文学運動だけは逆に興隆しているかのように見える。しかしこれはさまざまな市民社会の多様な運動が、文学運動に切り縮められたためであるとしている。例えば政治運動は、自治を要求した成果として地方での選挙などが実現しているが、これはより日本への包摂を進める性格のものでしかなかったという。その中で集団としての台湾の医師と医学は、日本帝国主義の医学システムがより拡大するなかで、徐々にその立場を変質させていっている。台湾はこの時期、すでに非衛生的な地ではなく、すでに内地と同等の場に昇格し、より拡大するフロンティアに向けて医学ミッショナリィを送り出す地であるとされたのである。つまり日本に植民化「される」側から、日本の植民化を「する」側のエージェントに、いわば急速に格上げされていったのが、まさにこの中国戦線の拡大の時と同期しているのである。

このことを考える上で、科学と帝国主義の枠内で、日本の植民地帝国大学の位置づけが問われることになる（詳しくは塚原他、『科学と帝国主義——日本植民地の帝国大学の科学史』〔2006〕などを参照）。日本は「帝国大学」をもったことで、特異な「知」と「権力」の関係をもった新興の帝国であったことを塚原・愼をはじめとする科学史家・医学史家は提唱してきた。いわゆる「植民地帝国大学の科学史研究」プロジェクトの提唱である。このプロジェクトが明らかにしてきたのは、そのような「帝国大学」は、東京に始まり京都が続くが、いわゆる「七帝大」ではなく、植民地に二つの帝国大学、すなわち台北帝国大学と京城帝国大学が設置されていたことと、その特異性と重要性である。これら二つの植民地帝国大学は大阪帝大・名古屋帝大に先んじるものであった。台湾についてみるなら、この章で論じられている時期の少し前であるが、台北に帝国大学が設立されたのは、一九二八年である。そして日本の帝国の拡大と、その中での台湾の位置づけの変容という文脈でいうなら、一九三六年に、この帝国大学に医学部ができたこと（正確にいうなら医学専門学校が帝国大学の医学部の昇格したこと）が、それと呼応したものであったことは、本章でも明確に示されている。それはそもそも、植民地台湾の「内地」と新たなフロンティアに対する格付けの上での昇格にも対応したものである。このように大学で行われる科学・医学研究は大きな意味で、帝国主義プログラムと無縁ではないことが、ここでも明白である。

ここでローは、台湾人医師の社会的在り方として、職業市場における価値を分析している。そして彼らは単なる専門職業人としての経済的優位性だけではなく、小規模のビジネス投資を行なうプチブル層として、ますます現地人コミュニティからの乖離が進んでいった。彼らの立場は、いわゆる現地人ブルジョアジーとしての階層を形成するに至る。

また国家の医師というアイデンティティが変質していった際に、唯一、文化的な言論活動が許された分野となっていた文学の領域から、どのように社会的なコミットをしたか（もしくはできなかったか）、市民社会においてどのようなアイデンティティ形成と言説の発話が可能であったのかが論じられている。そもそも「国家の医師」の語りは沈黙を余儀なくさせられていた。しかしその中で、ここでは非常に象徴的に、呉新栄の「医学は私の妻であり、文学は愛人である」という言葉を引いて、それを医師による分散したアイデンティティの表明であると分析している。つまり文学だけがある種の意見表明の場となっており、それは民族の問題や政治の問題についての示唆もできる可能性をもつ場となっていたなかで、実際の言説では、「穏やかな不義の雰囲気を包みこんだ空気を吹き込まれ、最終的に不安定でなぞめいたものとなってしまった」という。これは前の時代に、文学によって強烈な社会的・政治的な立場性を主張した蔣渭水との大きな差異でもある。

第五章は一九三七年から終戦に至るまでの医師のアイデンティティを分析している。本書では最も重要であると考えられるので、この章については、若干の僭越を顧みず、やや多めの解説を付けくわえながら紹介しておきたい。

この章は「皇民化」の下での医学を論じ、医学の完全な政治化の中での台湾人医師たちの思想と行動について深いレベルでの検証をしている。この章がやや他の章と異なる印象を与えるのは、章の後半部分で医師たちからの多くのインタビューを使っているからであると考えられ、史料的な厚みも加わり、歴史としての耐久性も高い章である。このいわゆる「皇民化」の時代は、日本帝国による末期的で強権的な文化抑圧の時期であり、歴史記述がある種の抑圧・隷属というモデルに帰してしまいがちな時代なのだが、そのような単純化された抑圧のモデルをローは端的に否定している。そしてローの分析の視線は、被抑圧の側に織り込まれた無数の「ひだ」を丁寧に読みこんでいくスタイルをとるもので、それは実に深く、また隠蔽されカモフラージュされ続けてきた「ひだ」を剝離する手つきはきわめて鋭い。この知的作業はスリリングでもあり、またある種の爽快感さえ感じさせるものがある。

日本帝国の戦時体制の構築という圧倒的な抑圧の力とイデオロギー的な制圧を、台湾の医師たちはどのように抱えこみ、そして「抵抗」を試みようとしたのだろうか。抑圧の桎梏をどこまでも乱反射させるような堅牢さ（ロバストネス）をもつのが、非抑圧者の文化であることは、かつてパウロ・フレイレが喝破していた。そのような状況下で、ハイブリッドとしての「台湾人医師」という「近代化のエージェンシー」を担った者たちを、ここではローが温かいが沈着冷静なる学問的分析の視線から描いている。つまり被抑圧の側の複数の声に深い共感と冷徹な分析の視線を送ることで、単なる従属だけではなかった、医師たちの深い内面的な闘争と相克・葛藤を描きだしているのが、この章である。そのためこの章は、本書の中で、最も読み応えのある章である。その意味ではモノグラフ的な独立性もあり出色であると考えられる。

その意味でこの章は従来の歴史記述に反省を迫るものとなっている。そもそも日本の「皇民化」政策、すなわち国家主導による集中的な同化政策の下で、台湾人医師の体制内化がさらに進んでいたことは、直裁的な体制化ととらえられてきた。そしてこの政策の中で、戦時医療体制の確立と医学の完全な政治化が進行していた。このことは、本章でも明確に論じられている通りである。そして台湾の植民地医学における位置づけも、かつての同化の対象から、「前線への基地」へと変容していく。すなわち台湾は「熱帯医学研究の中心」、すなわち「南方進出の拠点」として、本国からの認知と、新たな承認をされるようになる。ただこの場合、前線に駆り出される内地人医師の「代役」を果たすことになった台湾人医師たちは、複雑な役目を負わされることになった。彼らを単なるコラボレータとして断罪するなどという無粋をローは自らのものとしない。台湾人医師たちが、自分のキャリアの帝国内での上昇と、帝国の拡大の下支え、そして未だに拡大し続ける民族コミュニティとの乖離など、多重的な役割を期待されていたことに注目し、あくまで彼らの視線に寄り添って分析と検討を進めるのである。

その中でローが主張するのは、この頃の医師たちは、唯一、「近代化のエージェント」というアイデンティティを保持することで、状況との折り合いをつけていたのだということである。それは近代性が持ち込まれた地では、「近代性」とは、現地の状況や思想性に従ってさまざまな出現形態をとるように、皇民化政策の下での医師たちは、民族性の問題や政治性を棚上げにしながら、医学のもつ「近代性」のポジティブな面だけを合理的なものとして自らに引き受けようとしていたのだという分析を行なっている。このような合理性には、ヒューマニズムに基づく職業倫理やリベラルな職業文化も含まれる。ある意味、台湾人医師の「理想」とした日本人の指導者のリベラリズムや職業的な自律性を希求することの、抑圧下でのぎりぎりの表現でもある。

このような意味で、ここでの近代性は「変幻自在（protean）」であり、また台湾人医師はこのような近代性の都合のいい面のみをアイデンティティの語りに動員する立場をとっているものでもある。それを、ローは、「分断された意識」の産物でもあるとしている。これこそが、彼らを突き放す所から眺めた厳しい視線だが、非常に鋭い。それは医師個人が、植民宗主国である日本に対する個人的な愛着をもっていることや、日本人の教師との師弟間のつながり、そして彼らの信奉する近代性の骨頂とも言えるコスモポリタン医学（近代科学）をもたらした日本式（欧米式）の教育を受け入れることで社会的な上昇をものの見事に果たしている医師としての社会的（市場的）在り方が重層的に覆っている。その中で、台湾人医師たちは、民族や政治の問題を意識の上で一端切り離すという意味で、ある種の「分断」を行うことで、自分の存在を合理化したものでもあるとしているのだ。

このようなロー分析は、その時代を生き抜いてきた医師への温かい視線と、彼らを時代の中で分析しようという冷徹な視線が交錯しているもので、溜飲を下げる思いがする。豊富な事例の中で、医師たちのおかれた「関係論的」な複雑な布置状況を、バランス良く見渡し、アイデンティティ形成の微妙な機微を見逃さない。日本人の指導者との関係や、個人としての（「友人」としての）日本人の描き方、そして彼らの間に構造的に存在していた差別や距離感など、当時の医師たちから引き出したインタビューを効果的に（文献的史料での補完や裏づけなどを怠らず）再構成しており、鮮明な像が描かれていることは、ローの歴史家としての力があますところなく表れているものと考えてもいいだろう。

この部分の記述はそれをハイブリッド・アイデンティティの理論的な問題でもあるとして締めくくっている。このような医師という専門職の人々のハイブリッドはたとえ少数であったとしても、植民地と近代化のプロセスの中で、実に顕著な例として、歴史のみならず社会学においても重要な交錯点での発現形態を示すものであるというローの主張は間違いないものであろう。

さらにこの章は、杏会というインフォーマルな学生の勉強会に焦点を当てて、終戦間際に医師となった世代のアイデンティティを論じている。これも事例として非常に興味深いものであり、歴史記述として、これだけでもオリジナリティがクレームできる新奇（新規）性をもっているケースである。これはまた日本植民地期の最後の世代の記録でもあって、その後の日本関係者への弾圧を考えると、貴重な記録ともなっている。

ここでは日本植民地主義の主張してきた同質性を強調する民族イデオロギーについての分析もされている。ある種の同質性（東洋人として、東洋文化を共有する者として）が植民者と被植民者の間に存在しているのだと主張した日本植民地主義のイデオロギーについては、近年では小熊英二をはじめ優れた研究が多く出されている。ローのこの本は、そのテーマをめぐって、台湾人のエリート層についての重要なケース・スタディを示すものとなっている。そもそも欧米の植民地主義に対しては「反植民地主義」的であるという自己クレームを行なう日本植民地主義は、それ自体、「反植民地的植民地主義」である。このようにツイストした両義的なイデオロギーの中で展開された台湾の「科学的植民地主義」において、中心的なエージェントとなった医師たちが選んだのは、ある種の民族カテゴリーの分断、もしくは選択的な部分における判断の中止であったという。つまり、アイデンティティや社会的な役割として、民族問題や政治の問題には、一時的に目をつぶっておこう（それで医学に専念する、もしくは近代化のエージェントという役割を担う）という判断が、広く集団的になされていたのではないかと多くの資料や証言をもとにして推定している。そこでそのような民族カテゴリーの分断が、上記の「分断された意識」に基づく「医学的近代主義者」というアイデンティティを生んだと結論づけているわけである。そしてその際、文化レパートリーの中で選ばれたのもこのような「医学的近代主義」であったというのだ。

皇民化の時期は、国語運動や創氏改名、そして全面的な動員体制の確立など、かなり厳しい時期である。そのため従来は、かなり顕著となっていた抑圧と、それに隷属（もしくは反発と弾圧）のモデルだけで「皇民化」の時代の語りが理解されてきた面は否めない。しかしローの詳細かつ豊富な記述は、そのような一面的な理解をはるかに超えるものとなっている。そして何より重要なのは、このように厳しい皇民化政策の中でも、ある種たくましくしなやかな思想と感性で、「抵抗」とさえ呼びうるような思想的な葛藤があったこと、そしてそれを生き抜くための「医学的近代主義者」というマヌーバーの存在系譜が明晰に跡づけられたことである。そのような創造性と想像力の産物はしかし、ある種の「分断」の結果でもあり、戦術的な棄却の帰結でもあることは、ローが鋭く指摘している。それでもそれは植民地の文脈や近代化の複層性の中に生まれたハイブリッド性の発現であり、このような事例研究が示すのは、他のさまざまなケースに適応するような、社会学的な理論としての可能性も秘めたものであることは、強調しても強調しすぎることはないであろう。

第六章は主に文献研究により、日本が中国で行なった医療プロジェクトについて、台湾での医療プロジェクトとの対比を行なうことを目的として書かれた章である。ここで論じられるのは中国での同仁会プロジェクトである。中国における植民地医学は、台湾でのケースと異なり、すでに多くの植民地列強との競争の下にあった。そして台湾で成功をおさめたような医学教育と職業専門家層の形成には到らなかった。それらのことを、主に外務省外交史料館に収蔵されている資料を中心に論じられたのがこの章である。詳細な文献的検証と七三一部隊についての検討なども含み、医学と国家の関係が論じられている。その場合、台湾でのケースとは全く異なるアプローチが試みられていることが明らかにされる。特に、中国での医療チームは、「医学の国籍」について、二つの語りを、場面状況に応じて素早く使い分けていたことが明瞭に示されている。専門職のアイデンティティの持ち方と両義性が、中国の同仁会プロジェクトでは台湾でのケースとは対照的な差異をもって展開されていたことが明らかになっている。史料的に外交文書を利用しており、重要な比較のための実証的・経験的な軸を提示している章である。

第七章はこれらの事例研究を理論的に総括した章である。三つの時代における台湾での関係論的配置の変容を図式的に整理しながら、構造的条件だけではなく、歴史的状況性がアイデンティティ形成には重要な要因になっていたことを示している。また専門職の歴史社会学的アプローチについて、これまでの先行研究を広くレビューしながら、本書が示してきたケースの重要性を再検証している。専門職は技能や免許によって国家やその他の社会的諸条件から自立している、もしくは自律性をもっているものであるというわけでは必ずしもなく、国家や民族・ジェンダー・人種といった諸条件は、構造的なものとして組み込まれてものである。それは本書が示した植民地的状況性についてもいえることであり、このような、さまざまな社会的ネットワークをつなぐ「中間の」ダイナミックスをとらえることが重要であるという点が再確認される。また台湾における日本の植民地化の中で、いわゆる「上から」の目線で国家の施策を分析するだけではなく、「生きられた」植民地の経験から、何が言えるのかを検証しなくてはならない。そのために小熊やテッサ＝モリス・スズキの見解では、新たな東アジアの秩序を目指した日本の拡大帝国イデオロギーの問題性と歴史性を指摘している。しかしこの課題は、まだまだ、さまざまな観点から読み解かれなければならないだろう。そのような意味でも、われわれは今なぜ、台湾の医師の問題を注目しているのかという問いへの本質的な答えがここにあるのだともいえるとしている。このことをさらに言葉を補って解説するなら、近代性のエージェントという観点からこの問題を再考する時には、ポストコロニアルなハイブリッド性がどの場面で、どのような社会的・物質的エージェンシーによって出現しているのかを明確にする必要があるということでもあろう。そしてそれらの場合、どのような葛藤がありどのような相克の中で何を犠牲にして何を獲得しようとしたのかという状況性や戦略性を示すことこそ、重要な要請となっていると考えていいし、ローのこの仕事は、その意味で具体的で経験的な貢献になっていることは間違えなく言えるものであろう。

このように本書は、歴史社会学の優れたアプローチを取った仕事であり、台湾史や植民史、日本帝国主義の歴史に心を寄せる人々はもちろんのこと、輸入学問レベルでの抽象化に満足しがちで、歴史という豊かなケース・スタディの場面に向かってはある種怠惰とさえ思える多くの社会学者には、ぜひとも一読を願いたい作品である。またSTSや医療社会学、そして植民地主義やカルチュラル・スタディーズの専門家層も、本書には呼応するものであると考えられる。本書の日本語訳の刊行が、さまざまな領域での議論を呼び起こし、この領域への関心の高まりが見られることを希望している。

◎科学と帝国主義という領域からの観点

ここで本書が、訳者の専門とする科学史で、「科学と帝国主義」と呼ばれる研究領域においても、重要な切り口を示していることを解説として付け加えておきたい。これまで科学史は、近代化論や技術的・科学的な進歩史観に強く影響されてきた。しかし技術史・医学史などの領域を含め、科学・技術・医学と帝国主義（主に一八七〇年以降の後期植民地主義）の関係を問う領域が展開してきた。例えばダニエル・ヘッドリクによる技術と帝国主義の研究や、インドのディーパック・クマールによるインド史を科学と帝国主義の側面から再編した研究、さらにデヴィド・アーノルドなどによる医学史を生態学的帝国主義と結びつけた研究や、中国における帝国医療を「衛生的近代主義（hygienic modernity）」と定義づけたルース・ロガスキーなどがあり、科学史の中でも最も熱の入った議論が展開される領域となっている（「科学と帝国主義」という研究領域については塚原の論文「科学と帝国主義が開く地平」、『現代思想』、vol.29-10，〔2001〕などを参照）。日本の帝国主義と科学・技術・医学についても、さまざまな研究が進展している（愼・坂野『帝国の視角／死角――〝昭和期〟日本の知とメディア』〔2012〕などを参照）。これについては日本のみならず、韓国・台湾そして中国の科学史家も、大きな関心を払い始めており、重要な学問的課題となっている。台湾においては民主化にともない、台湾史という領域自体が立ちあがってきたが、その中でも日本帝国主義時代の研究は盛んであり、本書はその一つの表れであるとも言える。台湾における日本帝国主義時代の歴史研究は、いわゆる植民地近代化論や植民地的近代性という議論の軸があるが、経済史・農業史・教育史などを中心に、近代性をめぐる評価が重要な焦点となっている。科学と帝国主義の枠に入るものとして、台湾では医学史・医療史が盛んであり、傅大為による産科医療とジェンダーの研究など、よく知られている。

ここで科学と帝国主義の知見から、台湾の医師のもつ歴史的意味について、やや広い比較の軸をとって解説をしておきたい。そもそも、台湾において医師は近代教育（科学教育）の成果を身につけたことで、特異な高い地位を占めている。それは社会的エリート層であることや経済的な富裕層、政治的なリーダーシップを取る立場というだけでは説明しきれないものがある。それが日本植民地時代に淵源をもつことは、すでに広く知られていることでもある。これは近代化の成功例と捉えていいのだろうか？　またそれは植民地時代の蔣渭水のような医師が、また傑出した反植民地運動のエリートであったことによって、ある種のアイロニカルな関係性があったことが、象徴的に理解はされてきている。ただそれは、植民地下における高等教育を受けた単なる近代化のエージェントであると理解されてきたり、いわゆる覚醒したエリート群像のひとりであると脚色されたりしてきた。それは一般的な歴史の理解では、たとえば朝鮮のエリート層は京城帝国大学の法学部で学び、「官僚」を指向していたことや、またインドネシアの独立英雄であるスカルノとハッタが、バンドン工科大学でオランダ植民地下の高等教育を受けたエリートであったことと、あまり変わりのないものとしてとらえられてきた。

ただ、ここで「医学」という学問が台湾でもっていた意味や、社会集団としての医師の立場性、そして言説としての彼らのアイデンティティの形成は、それほど深くは捉えられては来なかった。しかし日本植民地下の台湾での「医学」は、植民地朝鮮での「法学」や、インドネシア（当時は蘭領東インド）での「工学」のもつ意味と、明らかに差異がある。「工学エリート」が独立を担ったインドネシアと、「医学エリート」が皇民化政策に押さえ込まれた台湾では、高等教育を植えたエリート層のアイデンティティや社会的期待、そしてそれに呼応した社会運動の展開も、微妙ではあるが、大きな差異をもっている。本書はそのことを台湾の事例に即し、そしてそれも時代に応じて大きな変質を遂げてきたのだということを、明晰に描き出している。台湾はロガスキーが描き出したような「衛生的近代性」の枠組みで理解できるのか。もしくは日本が台湾で伝授した「医学」は、ヘッドリクが論じるような「帝国の道具」の一つであると考えることができるのだろうか。科学と帝国主義の枠内で論じられるさまざまなテーマに取り組む上で、ローのこの書が様々な導きの糸を隠していることはいうまでもないだろう。

＊

本書の訳出は、一九九〇年代から二〇〇〇年代を通じての東アジアSTSネットワークの立ち上がりと、『EASTS: an International Journal（東アジアSTS国際誌）』創刊の副産物でもある。民主化運動を担ったことで日本より数段勝る深みを得た台湾と韓国の学問的同僚が議論の相手をしてくれたことに感謝を表明したい。特に本書の訳出には台湾の研究者から多くのアドヴァイスを得た。現在の東アジアSTS国際誌の編集長であり、ロー氏と社会学での古くからの友人である呉嘉玲氏をはじめ、台湾社会学の領袖たる陳東昇氏、前編集長の傅大為氏、そして李尚仁氏と郭文華氏に謝意を表したい。また日本で「科学と帝国主義」の研究を進める同志である愼蒼健氏、東アジアSTS共同体を日本のSTSの代表として支えてくれてきた中島秀人氏・藤垣裕子氏、そして東洋史の飯島渉氏には、改めて謝辞を述べたい。

最後になるが、本書の翻訳は、神戸大学で訳者のゼミに参加していた阿部賢介君の留学準備のテキストに本書を選んだことに端を発している。輪読会をともにした宮川卓也君、金玲仙君、松岡夏子君、中尾麻伊香君、また彼らをともに指導してきた三浦伸夫教授、小笠原博毅准教授、リサーチ・アシスタントの松本佳子博士にも感謝をしたい。その後阿部君は商社マンとして辣腕を発揮していたが、台湾・国立政治大学に留学し修士論文を成した。この修士論文は、台湾で一冊の書物として中国語（台湾華語）で刊行されている（『關鍵的七十一天：二次大戰結束前後的台灣社會與台灣人之動向』〔空白の七十一日：終戦前後の台湾社会と台湾人の動向〕、台北：国史館、二〇一三年七月）。この阿部君の研究成果が、ロー氏の祖父が謀殺されたという二二八事件をめぐるものであることに、ある種の感慨を禁じ得ない。

なお訳者の個人的事情もあり、刊行までには思いのほか時間がかかってしまった。編集担当であった勝康裕氏は激務のため前田晃一氏に変更を余儀なくされるということもあったが、彼らの助力なしには本書の出版はありえなかっただろう。このように東アジアの同志、大学での同僚、そして学生たちや編集者の手を煩わせ、時間がかかってしまったのだが、文章におけるすべての責任は訳者にある。

塚原東吾

著 者

ロー・ミンチェン（Ming-Cheng M. Lo, 駱明正）

1996年よりカリフォルニア大学デーヴィス校社会学科にて助教、准教授を務めた後、2011年より同教授。

主要業績：*Handbook of Cultural Sociology*（共編, 2010, London: Routledge), "CulturalBrokerage: Creating Linkages between Voices of Lifeworld and Medicine in Cross-Cultural Clinical Settings", *Health* 14 (5); "Hybrid Cultural Codes in Non-Western Civil Society: Images of Women in Taiwan and Hong Kong", (共著), *Sociological Theory*, 28 (2) など多数。

訳 者

塚原 東吾（つかはら とうご）

1961年東京生まれ。ライデン大学医学部にて1993年博士号取得。

現在，神戸大学大学院国際文化学研究科教授。

主要業績：『科学と帝国主義——日本植民地の帝国大学の科学史』（皓星社，2006）；「〈帝国〉とテクノサイエンス」『現代思想』41巻9号（2013年7月号）；「ポスト・ノーマル時代の科学の公共性」『科学』vol. 83, no. 3（2012年3月号）；カウシック・S・ラジャン著『バイオ・キャピタル——ポストゲノム時代の資本主義』（青土社，2011，翻訳）；ダニエル・R・ヘッドリク『情報時代の到来——「理性と革命の時代」における知識のテクノロジー』（法政大学出版局，2011，共訳）など。

サピエンティア　**36**
医師の社会史
植民地台湾の近代と民族

2014 年 4 月 7 日　初版第 1 刷発行

著　者　ロー・ミンチェン
訳　者　塚原東吾
発行所　一般財団法人　法政大学出版局
〒 102-0071 東京都千代田区富士見 2-17-1
電話 03（5214）5540 ／振替 00160-6-95814
組　版　HUP ／印刷　三和印刷／製本　誠製本
装　幀　奥定 泰之

ISBN 978-4-588-60336-5　Printed in Japan

人名索引

ア行

カ行

サ行

タ行

ナ行

ハ行

マ行

ヤ行

ラ行

ワ行

事項索引

ア行

カ行

サ行

タ行

ナ行

ハ行

マ行

ヤ行

ラ行

参考文献

英語

Abbot, Andrew. 1993. "The Sociology of Work and Occupations." *Annual Review of Sociology* 19: 187-209.

——. 1992a. "What Do Cases Do? Some Notes on Activity in Sociological Analysis." Pp. 53-82 in *What Is a Case? Exploring the Foundations of Social Inquiry*, ed. Charles C. Ragin and Howard S. Becker. Cambridge: Cambridge University Press.

——. 1992b. "From Causes to Events: Notes on Narrative Positivism." *Sociological Methods and Research* 20: 428-55.

——. 1988. *The System of Professions: An Essay on the Division of Expert Labor*. Chicago: University of Chicago Press.

Anderson, Benedict. 1991. *Imagined Communities: Reflections on the Origin and Spread of Nationalism*. 2nd ed. London: Verso.〔『想像の共同体——ナショナリズムの起源と流行』白石さや・白石隆訳，NTT出版，1997.〕

Arnold, David. 1993. *Colonizing the Body: State Medicine and Epidemic Disease in Nineteenth-Century India*. Berkeley: University of California Press.

Asad, Talal, ed. 1973. *Anthropology and the Colonial Encounter*. London: Ithaca Press.

Balibar, E., and E. Wallerstein. 1991. *Race, Nation, Class: Ambiguous Identities*. Trans. Chris Turner. New York: Verso.〔『人種・国民・階級——揺らぐアイデンティティ』（新装版）若森章孝他訳，大村書店，1997.〕

Balzer, Harley D. 1996. "Introduction." Pp. 3-38 in *Russia's Missing Middle Class: The Professions in Russian History*, ed. Harley D. Balzer. Armonk, NY: M. E. Sharpe.

Barclay, George W. 1979. *Colonial Development and Population in Taiwan*. Princeton, NJ: Princeton University Press.

Barlow, Tani, ed. 1997. *Formations of Colonial Modernity in East Asia*. Durham, NC: Duke University Press.

Barth, Fredrik. 1969. "Introduction." Pp. 9-38 in *Ethnic Groups and Boundaries: The Social Organization of Culture Difference*, ed. Fredrik Barth. Boston: Little, Brown.

Beasley, W. G. 1990. *The Rise of Modern Japan*. London: Weidenfeld & Nicolson.

Berezin, Mabel. 1996. "Non-liberal Politics: A Social and Cultural Analysis." *Lecture given at the Center for Studies of Social Transformation*, University of Michigan.
Berlant, Jeffrey. 1975. *Profession and Monopoly: A Study of Medicine in the United States and Great Britain*. Berkeley: University of California Press.
Bhabha, Homi. 1994. *The Location of Culture*. New York: Routledge.〔『文化の場所——ポストコロニアリズムの位相』(新装版) 本橋哲也他訳, 法政大学出版局, 2012年〕
Bledstein, Burton. 1976. *The Culture of Professionalism*. New York: Norton.
Bourdieu, Pierre. 1977. *Outline of a Theory of Practice.* Trans. Richard Nice. Cambridge: Cambridge University Press.
Breuilly, John. 1982. *Nationalism and the State.* Manchester, England: Manchester University Press.
Brint, Steven G. 1994. *In an Age of Experts: The Changing Role of Professionals in Politics and Public Life*. Princeton: Princeton University Press.
Brooks, Clem, and Jeff Manza.1997. "The Social and Ideological Bases of Middle-Class Political Realignment in the United States, 1972 to 1992." *American Sociological Review* 62 (2): 191-209.
Brubaker, Rogers. 1992. *Citizenship and Nationhood in France and Germany*. Cambridge, MA: Harvard University Press.〔『フランスとドイツの国籍とネーション——国籍形成の比較歴史社会学』佐藤成基・佐々木てる監訳, 明石書店, 2005年〕
Burrage, Michael. 1990. "Introduction: The Professions in Sociology and History." Pp. 1-23 in *Professions in Theory and History*, ed. Michael Burrage and Rolf Torstendahl. London: Sage Publications.
Calhoun, Craig, ed. 1994. *Social Theory and the Politics of Identity*. Cambridge, MA: Blackwell.
——. 1993. "Nationalism and Ethnicity." *Annual Review of Sociology* 19: 211-39.
——, ed. 1992. *Habermas and the Public Sphere*. Cambridge, MA: MIT Press.〔『ハーバマスと公共圏』山本啓・新田滋訳訳, 未來社, 1999年〕
Chatterjee, Partha.1993. *The Nation and Its Fragments: Colonial and Post-Colonial Histories*. Princeton, NJ: Princeton University Press.
——. 1990. "A Response to Taylor's 'Modes of Civil Society.'" *Public Culture* 3 (1): 119-32.
——. 1986. *Nationalist Thought and the Colonial World-A Derivative Discourse*. London: Zed Books.
Chen, Ching-chih. 1984. "Police and Community Control Systems in the Empire." Pp. 213-39 in *The Japanese Colonial Empire, 1895-1945*, ed. Ramon H. Myers and Mark R. Peattie. Princeton, NJ: Princeton University Press.
——. 1967. "The Police and the Hoko Systems in Taiwan under Japanese Administration

(1985-1945). Pp. 147-76 in *Papers on Japan,* 4, ed. Albert Craig. Cambridge, MA: Harvard University Press.

Chen, Edward I-te.1984. "The Attempt to Integrate the Empire: Legal Perspectives." Pp. 240-74 in *The Japanese Colonial Empire, 1895-1945*, ed. Ramon H. Myers and Mark R. Peattie. Princeton, NJ: Princeton University Press.

Cheng, Tun-jen. 1989. "Democratizing the Quasi-Leninist Regime in Taiwan." *World Politics* 41: 471-99.

Ching, Leo. 1998. "Yellow Skin, White Masks." Pp. 65-86 in *Trajectories: Inter-Asia Cultural Studies,* ed. Kuan-Hsing Chen. London: Routledge.

Chou, Wan-yao.1996. "The Kominka Movement in Taiwan and Korea: Comparisons and Interpretations." Pp. 40-68 in *The Japanese Wartime Empire, 1931-1945,* ed. Peter Duus, Ramon H. Myers, and Mark R. Peattie. Princeton, NJ: Princeton University Press.

——. 1991. "The 'Kominka' Movement: Taiwan under Wartime Japan, 1937-1945." Ph.D. diss. Yale University.

Christy, Alan S. 1997. "The Making of Imperial Subjects in Okinawa." Pp. 141-70 in *Formation of Colonial Modernity in East Asia*, ed. Tanie Barlow. Durham, NC: Duke University Press.

Cohen, Jean. 1979. "Why More Political Theory." *Telos* 40: 70-94.

Cohen, Jean, and Andrew Arato. 1992. *Civil Society and Political Theory*. Cambridge, MA: MIT Press.

Cooper, Fred, and Ann Stoler. 1989. "Introduction: Tensions of Empire: Colonial Control and Visions of Rule." *American Ethnologist: The Journal of the American Ethnological Society* 16: 609-21.

Copper, John F. 1993. *Historical Dictionary of Taiwan.* Metuchen, NJ: Scarecrow Press.

Cornell, Stephen. 1996. "The Variable Ties That Bind: Content and Circumstance in Ethnic Processes." *Ethnic and Racial Studies* 19 (2): 265-90.

Corrigan, Philip, and Derek Sayer. 1985. *The Great Arch: English State Formation as Cultural Revolution.* Oxford: Blackwell.

Cumings, Bruce. 1995. "Colonial Formations and Deformations: Korea, Taiwan, and Vietnam." Paper presented at the Annual Meetings of the American Political Science Association, Chicago.

Czarniawska-Joerges, Barbara. 1997. *Narrating the Organization: Dramas of Institutional Identity.* Chicago: University of Chicago Press.

Davidson, James W. [1903] 1988. *The Island of Formosa, Past and Present.* Reprint, Taipei: Southern Materials Center.

Davies, Celia. 1996. "The Sociology of Professions and the Profession of Gender." *Sociology* 30 (4): 661-78.

Dirks, Nicholas, ed. 1992. *Colonialism and Culture*. Ann Arbor: University of Michigan Press.

Dunn, Fred L. 1976. "Traditional Asian Medicine and Cosmopolitan Medicine as Adaptive Systems." Pp. 133-58 in *Asian Medical Systems: A Comparative Study*, ed. Charles Leslie. Berkeley: University of California Press.

Duran-Arenas, Luis, and Michael Kennedy. 1991. "The Constitution of Physicians' Power: A Theoretical Framework for Comparative Analysis." *Social Science and Medicine* 32: 643-48.

Duus, Peter. 1989. "Japan's Informal Empire in China, 1895-1937: An Overview." Pp. xi-xxix in *The Japanese Informal Empire in China, 1895-1937*, ed. Peter Duus, Ramon H. Myers, and Mark R. Peattie. Princeton, NJ: Princeton University Press.

Duus, Peter, Ramon H. Myers, and Mark Peattie, eds. 1989. *The Japanese Informal Empire in China, 1985-1937*. Princeton, NJ: Princeton University Press.

——, eds. 1996. *The Japanese Wartime Empire, 1931-1945*. Princeton, NJ: Princeton University Press.

Eley, Geoff. 1992. "Nations, Publics, and Political Cultures: Placing Habermas in the Nineteenth Century." Pp. 289-339 in *Habermas and the Public Sphere*, ed. Craig Calhoun. Cambridge, MA: MIT Press.

Emirbayer, Mustafa. 1997. "Manifesto for a Relational Sociology." *American Journal of Sociology* 103 (2): 281-318.

Espiritu, Yen L. 1997. *Asian American Women and Men: Labor, Laws, and Love*. Thousand Oaks, CA: Sage Publications.

——. 1992. *Asian American Panethnicity: Bridging Institutions and Identities*. Philadelphia, PA: Temple University Press.

Fine, Gary A. 1998. "'Main Street' on Main Street: Community Identity and the Reputation of Sinclair Lewis." *Sociological Quarterly* 39 (1): 79-101.

Fix, Douglas L. 1993. "Advancing on Tokyo: The New Literature Movement: 1930-1937." Pp. 251-97 in *Riju shiqi Taiwanshi guoji xueshu yantaohui lunwenji*, ed. History Department at National Taiwan University. Taipei: National Taiwan University.

Foucault, Michel. 1979. *Discipline and Punish: The Birth of the Prison*. Trans. Alan Sheridan. New York: Vintage Books. 〔『監獄の誕生——監視と処罰』田村俶訳, 新潮社, 1979年〕

Frankenberg, Ruth. 1993. *White Women, Race Matters: The Social Construction of Whiteness*. Minneapolis: University of Minnesota Press.

Fraser, Nancy. 1987. "What's Critical about Critical Theory? The Case of Habermas and Gender." Pp. 53-71 in *Feminism as Critique: On the Politics of Gender*, ed. Seyla Benhabib and Drucilla Cornell. Minneapolis: University of Minnesota Press.

Freidson, Eliot. 2001. *Professionalism: The Third Logic of the Practice of Knowledge*. Chicago: University of Chicago Press.

——. 1994. *Professionalism Reborn: Theory, Prophecy, and Policy*. Chicago: University of Chicago Press.

——. 1986. *Professional Powers: A Study of the Institutionalization of Formal Knowledge*. Chicago: University of Chicago Press.

——. 1970. *Profession of Medicine: A Study of the Sociology of Applied Knowledge*. New York: Harper & Row.〔『医療と専門家支配』進藤雄三・宝月誠訳，恒星社厚生閣，1992年〕

Friedland, Roger, and Robert R. Alford. 1993. "Bringing Society Back in: Symbols, Practice, and Institutional Contradictions." Pp. 232-63 in *The New Institutionalism in Organizational Analysis*, ed. Walter W. Powell and Paul J. DiMaggio. Chicago: University of Chicago Press.

Gamson, William. 1992. *Talking Politics*. Cambridge: Cambridge University Press.

Gann, L. H. 1996. "Reflections on the Japanese and German Empires of World War II." Pp. 335-62 in *The Japanese Wartime Empire, 1931-1945*, ed. Peter Duus, Ramon H. Myers, Mark R. Peattie. Princeton, NJ: Princeton University Press.

Gaonkar, Dilip P. G. 1999. "On Alternative Modernities." *Public Culture* 11 (1): 1-18.

Gellner, Ernest. 1983. *Nations and Nationalism*. Ithaca, NY: Cornell University Press.〔『民族とナショナリズム』加藤節監訳，岩波書店，2000年〕

——. 1964. *Thought and Change*. London: Weidenfeld and Nicolson.

Giddens, Anthony. 1985. *The Nation-State and Violence*. Berkeley: University of California Press.〔『国民国家と暴力』松尾精文・小幡正敏訳，而立書房，1999年〕

Gilroy, Paul. 1993. *The Black Atlantic: Modernity and Double Consciousness*. Cambridge, MA: Harvard University Press.〔『ブラック・アトランティック——近代性と二重意識』上野俊哉・毛利嘉孝・鈴木慎一郎訳，月曜社，2006年〕

Gold, Thomas. 1988. "Colonial Origins of Taiwanese Capitalism." Pp. 101-17 in *Contending Approaches to the Political Economy of Taiwan*, ed. Edwin A. Winckler and Susan Greenhalgh. Armonk, NY: M. E. Sharpe.

Graham, Lawrence Otis. 1995. "'Head Nigger in Charge': Roles That Black Professionals Play in the Corporate World." *Business and Society Review* 94: 43-50.

Gutek, Barbara A. 1989. "Sexuality in the Workplace: Key Issues in Social Research and Organization." Pp. 56-70 in *The Sexuality of Organization*, ed. Jeff Hearn et al. London: Sage.

Haber, Samuel. 1991. *The Quest for Authority and Honor in the American Professions, 1750-1900*. Chicago: University of Chicago Press.

Habermas, Jürgen. [1962] 1989. *The Structural Transformation of the Public Sphere: An In-*

quiry into a Category of Bourgeois Society. Trans. Thomas Burger, with Frederick Lawrence. Cambridge, MA: MIT Press.〔『公共性の構造転換——市民社会の一カテゴリーについての探究』細谷貞雄・山田正行訳，未來社，1994年〕

——. 1984. *The Theory of Communicative Action*. Vol. 1. Trans. Thomas McCarthy. Boston: Beacon Press.〔『コミュニケイション的行為の理論』（上中下）河上倫逸他訳，未來社，1985–1987年〕

——. 1974. "The Public Sphere: An Encyclopedia Article (1964)." *New German Critique* 3: 49-55.

Halliday, Terence C. 1987. *Beyond Monopoly: Lawyers, State Crises, and Professional Empowerment.* Chicago: University of Chicago Press.

Hart, Janet. 1996. *New Voices in the Nation: Women and the Greek Resistance, 1941-1964.* Ithaca, NY: Cornell University Press.

——. 1992. "Cracking the Code: Narrative and Political Mobilization in the Greek Resistance." *Social Science History* 16: 631-68.

Haskell, Thomas L., ed. 1984. *The Authority of Experts: Studies in History and Theory.* Bloomington: Indiana University Press.

Hechter, Michael. 1975. *Internal Colonialism: The Celtic Fringe in British National Development, 1536-1966.* Berkeley: University of California Press.

Hechter, Michael, and Margaret Levi. 1979. "The Comparative Analysis of Ethno-regional Movements." *Ethnic and Racial Studies* 2 (3): 260-74.

Ho, Samuel Pao-San. 1984. "Colonialism and Development: Korea, Taiwan, and Kwantung." Pp. 347-98 in *The Japanese Colonial Empire, 1895-1945*, ed. Ramon H. Myers and Mark R. Peattie. Princeton, NJ: Princeton University Press.

Hobsbawm, E., and T. Ranger, eds. 1983. *The Invention of Tradition.* Cambridge: Cambridge University Press.〔『創られた伝統』前川啓治・梶原景昭他訳，紀伊國屋書店，1992年〕

Hoffman, Lily M. 1997. "Professional Autonomy Reconsidered: the Case of Czech Medicine under State Socialism." *Comparative Studies in Society and History* 39 (2): 346-72.

——. 1989. T*he Politics of Knowledge: Activist Movements in Medicine and Planning*. Albany: State University of New York Press.

Hohendahl, Peter U. 1979. "Critical Theory, Public Sphere, and Culture: Jurgen Habermas and His Critics." *New German Critique* 16: 92.

Horowitz, Donald L. 1985. *Ethnic Groups in Conflict.* Berkeley: University of California Press.

Hroch, Miroslav. 1993. "From National Movement to the Fully-Formed Nation: The Nation-Building Process." *New Left Review* 198: 3-20.

——. 1985. *Social Preconditions of National Revival in Europe: A Comparative Analysis of the*

Social Composition of Patriotic Groups among the Smaller European Nations. Cambridge: Cambridge University Press.

Hunter, Janet. 1984. *Concise Dictionary of Modern Japanese History.* Berkeley: University of California Press.

Iriye, Akira, ed. 1980. *The Chinese and the Japanese: Essays in Political and Cultural Interactions.* Princeton, NJ: Princeton University Press.

Jansen, Marius.1984. "Japanese Imperialism: Late Meiji Perspectives." Pp. 61-79 in *The Japanese Colonial Empire, 1895-1945,* ed. Ramon H. Myers and Mark R. Peattie. Princeton, NJ: Princeton University Press.

Jarausch, Konrad H. 1990. *The Unfree Professions: German Lawyers, Teachers, and Engineers, 1900-1950.* New York: Cambridge University Press.

Joffe, Carole E. 1995. *Doctors of Conscience: The Struggle to Provide Abortion Before and After Roe v. Wade.* Boston: Beacon Press.

Johnson, Terry. 1995. "Governmentality and the Institutionalization of Expertise." Pp. 7-24 in *Health Professions and the State in Europe*, ed. Terry Johnson, Gerry Larkin, and Mike Saks. New York: Routledge.

Kanter, Rosabeth Moss. 1977. *Men and Women of the Corporation.* New York: Basic Books.〔『企業のなかの男と女——女性が増えれば職場が変わる』高井葉子訳，生産性出版，1993年〕

Keene, Donald, ed. 1951. *The Battles of Coxinga: Chikamatsu's Puppet Play, Its Background and Importance.* London: Taylor's Foreign Press.

Kennedy, Michael D. 1991. *Professionals, Power, and Solidarity in Poland: A Critical Sociology of Soviet-Type Society.* Cambridge: Cambridge University Press.

——. 1990. "The Constitution of Critical Intellectuals: Polish Physicians, Peace Activists, and Democratic Civil Society." *Studies in Comparative Communism* 23: 281-303.

Kerr, George H. [1965] 1976. *Formosa Betrayed.* New York: Da Capo Press.〔『裏切られた台湾』蕭成美訳，同時代社，2006年〕

Kimball, Bruce A. 1992. The "True Professional Ideal" in *America: A History.* Cambridge, MA: Blackwell.

Kiser, Edgar, and Michael Hechter. 1998. "The Debate on Historical Sociology: Rational Choice Theory and Its Critics." *American Journal of Sociology* 104 (3): 785-816.

Kondo, Dorinne. 1990. *Crafting Selves: Power, Gender, and Discourses of Identity in a Japanese Workplace.* Chicago: University of Chicago Press.

Krause, Elliott. 1996. *Death of the Guilds: Professions, States, and the Advance of Capitalism, 1930 to the Present.* New Haven, CT: Yale University Press.

——. 1991. "Professions and the State in the Soviet Union and Eastern Europe: Theoretical Issues." Pp. 3-41 in *Professions and the State: Expertise and Autonomy in the Soviet Union*

and Eastern Europe, ed. Anthony Jones. Philadelphia, PA: Temple University Press.
——. 1977. *Power and Illness: The Political Sociology of Health and Medical Care.* New York: Elsevier.
Kreckel, Reinhard. 1980. "Unequal Opportunity Structure and Labor Market Segmentation." *Sociology* 14: 525-50.
Lai, Tse-han, Ramon H. Myers, and Wei Wou. 1991. *A Tragic Beginning: The Taiwan Uprising of February 28, 1947.* Stanford, CA: Stanford University Press.
Larson, Magali S. 1990. "In the Matter of Experts and Professionals, or How Impossible It Is to Leave Nothing Unsaid." Pp. 24-50 in *The Formation of Professions*, ed. Rolf Torstendahl and Michael Burrage. London: Sage Publications.
——. 1984. "The Production of Expertise and the Constitution of Expert Power." Pp. 28-80 in *The Authority of Experts: Studies in History and Theory*, ed. Thomas L. Haskell. Bloomington: Indiana University Press.
——. 1977. *The Rise of Professionalism: A Sociological Analysis.* Berkeley: University of California Press.
Latour, Bruno. 1993. *We Have Never Been Modern.* Trans. Catherine Porter. Cambridge, MA: Harvard University Press.〔『虚構の「近代」——科学人類学は警告する』川村久美子訳，新評論，2008年〕
Lee, Sophia. 1989. "The Foreign Ministry's Cultural Agenda for China: The Boxer Indemnity." Pp. 272-306 in *The Japanese Informal Empire in China, 1895-1937*, ed. Peter Duus, Ramon H. Myers, and Mark R. Peattie. Princeton, NJ: Princeton University Press.
Leslie, Charles. 1976. "Introduction." Pp. 1-17 in *Asian Medical Systems: A Comparative Study.* Berkeley: University of California Press.
Lo, Ming-cheng. 2000. "Confronting Contradictions and Negotiating Identities: Taiwanese Doctors' Anti-Colonialism in the 1920s." Pp. 210-39 in *Globalizations and Social Movements: Culture, Power, and the Transnational Public Sphere*, ed. John A. Guidry, Michael D. Kennedy, and Mayer N. Zald. Ann Arbor: University of Michigan Press.
——. 1994. "Crafting the Collective Identity: The Origin and Transformation of Taiwanese Nationalism." *Journal of Historical Sociology* 7: 198-223.
Lo, Ming-cheng M., and Christopher P. Bettinger. 2001. "The Historical Emergence of a 'Familial Society' in Japan." *Theory and Society* 30: 237-79.
Long, Susan. 1980. "Fame, Fortune, and Friends: Constraints and Strategies in the Careers of Japanese Physicians." Ph.D. diss. University of Illinois at Urbana Champaign.
Macdonald, Keith M. 1995. *The Sociology of the Professions.* London: Sage Publications.
Manderson, Lenore. 1996. *Sickness and the State: Health and Illness in Colonial Malaya, 1870-1940.* Cambridge: Cambridge University Press.
Mann, Michel. 1986. *The Source of Social Power.* Cambridge: Cambridge University Press.

Marcuse, Herbert. 1964. *One-Dimensional Man: Studies in the Ideology of Advanced Industrial Society*. Boston: Beacon Press. 〔『一次元的人間——先進産業社会におけるイデオロギーの研究』（新装版）生松敬三・三沢謙一訳，河出書房新社，1980年〕

Marshall, T. H. [1964] 1965. *Class, Citizenship, and Social Development*. Garden City, NY: Anchor Books.

Maynes, Mary Jo. 1992. "Autobiography and Class Formation in Nineteenth-Century Europe: Methodological Considerations." *Social Science History* 16: 517-37.

McClelland, Charles E. 1991. *The German Experience of Professionalization: Modern Learned Professions and Their Organizations from the Early Nineteenth Century to the Hitler Era*. Cambridge: Cambridge University Press. 〔『近代ドイツの専門職——官吏・弁護士・医師・聖職者・教師・技術者』望田幸男監訳，晃洋書房，1993年〕

Melosh, Barbara. 1982. "The Physician's Hand": Work Culture and Conflict in *American Nursing*. Philadelphia, PA: Temple University Press.

Melucci, Alberto. 1989. *Nomads of the Present: Social Movements and Individual Needs in Contemporary Society*. London: Hutchinson Radius. 〔『現在に生きる遊牧民（ノマド）——新しい公共空間の創出に向けて』山之内靖・貴堂嘉之・宮崎かすみ訳，岩波書店，1997年〕

Mendel, Douglas. 1970. *The Politics of Formosan Nationalism*. Berkeley: University of California Press.

Meskill, Johanna Margarete Menzel. 1979. *A Chinese Pioneer Family: The Lins of Wu-feng, Taiwan, 1729-1895*. Princeton, NJ: Princeton University Press.

Morris-Suzuki, Tessa. 1998. "Becoming Japanese: Imperial Expansion and Identity Crises in the Early Twentieth Century." Pp. 157-80 in *Japan's Competing Modernities: Issues in Culture and Democracy, 1900-1930*, ed. Sharon A. Minichiello. Honolulu: University of Hawaii Press.

Mosse, George. 1985. *Nationalism and Sexuality: Respectability and Abnormal Sexuality in Modern Europe*. New York: H. Fertig. 〔『ナショナリズムとセクシュアリティ——市民道徳とナチズム』佐藤卓己・佐藤八寿子訳，柏書房，1996年〕

Mueller, Carol M. 1994. "Conflict Networks and the Origins of Women's Liberation." Pp. 234-63 in *New Social Movements: From Ideology to Identity*, ed. Enrique Larana, Hank Johnston, and Joseph R. Gusfield. Philadelphia, PA: Temple University Press.

Myers, Ramon H., and Mark R. Peattie, eds. 1984. *The Japanese Colonial Empire, 1895-1945* Princeton, NJ: Princeton University Press.

Nagel, Joane. 1994. "Constructing Ethnicity: Creating and Recreating Ethnic Identity and Culture." *Social Problems* 41(1): 152-76.

Nairn, Tom. 1977. *The Break-up of Britain: Crisis and Neo-Nationalism*. London: NLB.

Office of the Chief of Naval Operations. 1944. *Taiwan (Formosa). Civil Affairs Handbook,*

Opnav 50E-12. Washington, DC: Office of the Chief of the Naval Operations, Naval Department.
Ortner, Sherry B. 1989. *High Religion: A Cultural and Political History of Sherpa Buddhism*. Princeton, NJ: Princeton University Press.
Parker, Andrew, et. al., eds. 1992. *Nationalisms and Sexualities*. New York: Routledge.
Parsons, Talcott. 1968. "Professions." Pp. 536-47 in *International Encyclopedia of the Social Sciences*. Vol. 12, ed. David S. Sills. New York: Macmillan.
——. 1964. *The Social System*. New York: Free Press.
Passerini, Luisa. 1992. "A Memory for Women's History: Problems of Method and Interpretation." *Social Science History* 16 (4): 669-92.
Peattie, Mark R. 1984. "Japanese Attitudes toward Colonialism, 1895-1945." Pp. 80-127 in *The Japanese Colonial Empire, 1895-1945*, ed. Ramon H. Myers and Mark R. Peattie. Princeton, NJ: Princeton University Press.
Pieterse, Jan N. 1995. "Globalization as Hybridization." Pp. 45-68 in *Global Modernities*, ed. Mike Featherstone, Scott Lash, and Roland Robertson. London: Sage.
Quadagno, Jill, and Stan J. Knapp. 1992. "Have Historical Sociologists Forsaken Theory? Thoughts on the History/Theory Relationship." *Sociological Methods and Research* 20: 481-507.
Ragin, Charles C. 1992. "Introduction: Cases of 'What Is a Case?"' Pp. 1-17 in Ragin and Becker, eds. 1992.
Ragin, Charles C., and Howard S. Becker, eds. 1992. *What Is a Case? Exploring the Foundations of Social Inquiry*. New York: Cambridge University Press.
Reynolds, Douglas R. 1989. "Training Young Chinese Hands: Toa Dobun Shoin and Its Precursors, 1886-1945." Pp. 210-71 in *The Japanese Informal Empire in China, 1895-1937*, ed. Peter Duus, Ramon H. Myers, and Mark R. Peattie. Princeton, NJ: Princeton University Press.
Robertson, Jennifer. 1995. "Mon Japon: The Revue Theater as a Technology of Japanese Imperialism." *American Ethnologist* 4: 970-97.
Rockefeller, Steven C. 1994. "Comment." Pp. 87-98 in *Multiculturalism: Examining the Politics of Recognition*, by Charles Taylor et al., edited and introduced by Amy Gutmann. Princeton, NJ: Princeton University Press.
Rofel, Lisa. 1999. *Other Modernities: Gendered Yearnings in China after Socialism*. Berkeley: University of California Press.
Rothblatt, Sheldon. 1995. "How 'Professional' Are the Professions? A Review Article." *Comparative Studies of Society and History* 37 (January): 194-204.
Rueschemeyer, Dietrich. 1986. *Power and the Division of Labor*. Stanford, CA: Stanford University Press.

Sahlins, Peter. 1989. *Boundaries: The Making of France and Spain in the Pyrenees*. Berkeley: University of California Press.

Scuilli, David. 1986. "Voluntaristic Action as a Distinct Concept: Theoretical Foundations of Societal Constitutionalism." *American Sociological Review* 51 (December): 743-66.

Sewell, William H., Jr. 1992a. "A Theory of Structure: Duality, Agency, and Transformation." *American Journal of Sociology* 98 (1): 1-29.

——. 1992b. "Introduction: Narratives and Social Identities." *Social Science History* 16 (3): 479-88.

Shepherd, John Robert. 1993. *Statecraft and Political Economy on the Taiwan Frontier, 1600-1800*. Stanford, CA: Stanford University Press.

Sheppard, Deborah. 1989. "Organizations, Power, and Sexuality: The Image and Self-Image of Women Managers." Pp. 139-57 in the *Sexuality of Organization*, ed. Jeff Hearn et al. London: Sage.

Shimazu, N. 1989. "The Japanese Attempt to Secure Racial Equality in 1919." *Japan Forum* 1: 93-100.

Skocpol, Theda, ed. 1984. *Vision and Method in Historical Sociology*. New York: Cambridge University Press.〔『歴史社会学の構想と戦略』小田中直樹訳，木鐸社，1995年〕

Smith, Anthony D. 1992. "Introduction: Ethnicity and Nationalism." *International Journal of Comparative Sociology* 33 (1-2): 1-4.

——. 1991. *National Identity*. London: Penguin.〔『選ばれた民——ナショナル・アイデンティティ、宗教、歴史』一條都子訳，青木書店，2007年〕

——. 1986. *The Ethnic Origins of Nations*. Oxford: Blackwell.〔『ネイションとエスニシティ——歴史社会学的考察』巣山靖司・高城和義他訳，名古屋大学出版会，1999年〕

Somers, Margaret. 1998. "'We're No Angels': Realism, Rational Choice, and Relationality in Social Science." *American Journal of Sociology* 104 (3): 722-84.

——. 1994. "The Narrative Constitution of Identity: A Relational and Network Approach." *Theory and Society* 23: 605-49.

——. 1992. "Narrativity, Narrative Identity, and Social Action: Rethinking English Working-Class Formation." *Social Science History* 16 (3): 591-630.

Steinmetz, George. 1993. *Regulating the Social: The Welfare State and Local Politics in Imperial Germany*. Princeton, NJ: Princeton University Press.

——. 1992. "Reflections on the Role of Social Narratives in Working-Class Formation: Narrative Theory in Social Sciences." *Social Science History* 16 (3): 499-516.

Stinchcombe, Arthur. 1978. *Theoretical Methods in Social History*. New York: Academic Press.

Stoler, Ann L. 1989. "Rethinking Colonial Categories: European Communities and the

Boundaries of Rule." *Comparative Studies in Society and History* 31: 134-61.
Swidler, Ann. 1996. "From the Chair." *Newsletter of the Sociology of Culture* 10 (3-4): 1-3.
——. 1995. "Cultural Power and Social Movements." Pp. 25-40 in *Social Movements and Culture*, ed. Hank Johnston and Bert Klandermans. Minneapolis: University of Minnesota Press.
——. 1986. "Culture in Action: Symbols and Strategies." *American Sociological Review* 51 (2): 273-86.
Tanaka, Stefan. 1994. Review of *Cultural Nationalism in East Asia: Representation and Identity*, ed. Harumi Befu. *Journal of Asian Studies* 53 (May): 505-6.
——. 1993. *Japan's Orient: Rendering Pasts into History*. Berkeley: University of California Press.
Tanaka, Yuki. 1996. *Hidden Horrors: Japanese War Crimes in World War II*. With a foreword by John W. Dower. Boulder, CO: Westview Press.
Taylor, Charles. 1999. "Two Theories of Modernity." *Public Culture* 11 (1): 153-74.
——. 1990. "Modes of Civil Society." *Public Culture* 3 (1): 95-118.
Taylor, Charles, et al. 1994. *Multiculturalism: Examining the Politics of Recognition,* edited and introduced by Amy Gutmann. Princeton, NJ: Princeton University Press. 〔『マルチカルチュラリズム』佐々木毅・辻康夫・向山恭一訳，岩波書店，2007年〕
Tilly, Charles. 1992. *Coercion, Capital and European States, A.D. 990-1990*. Oxford: Blackwell.
Tiryakian, Edward A. 1997. "The Wild Cards of Modernity." *Daedalus* 126 (2): 147-82.
Tsurumi, Patricia. 1984. "Colonial Education in Korea and Taiwan." Pp. 275-311 in *The Japanese Colonial Empire, 1895-1945,* ed. Ramon H. Myers and Mark R. Peattie. Princeton, NJ: Princeton University Press.
——. 1977. *Japanese Colonial Education in Taiwan, 1895-1945*. Cambridge, MA: Harvard University Press.
Uno, Kathleen. 1993. "The Death of 'Good Wife, Wise Mother'?" Pp. 293-322 in *Postwar Japan as History*, ed. Andrew Gordon. Berkeley: University of California Press.
Weber, Max. 1968. *Economy and Society: An Outline of Interpretive Sociology*. Ed. Guenther Roth and Claus Wittich. Trans. Ephraim Fischoff and others. New York: Bedminster Press.
Weiner, Michael, ed. 1997. *Japan's Minorities: The Illusion of Homogeneity*. New York: Routledge.
Witz, Anne. 1992. *Professions and Patriarchy*. New York: Routledge.
Woods, James D., with Jay H. Lucas. 1993. *The Corporate Closet: The Professional Lives of Gay Men in America.* New York: Free Press.
Wray, Harry, and Hilary Conroy, eds. 1983. *Japan Examined: Perspectives on Modern Japa-*

nese History. Honolulu: University of Hawaii Press.
Wuthnow, Robert. 1987. *Meaning and Moral Order: Explorations in Cultural Analysis*. Berkeley: University of California Press.
Young, Crawford. 1985. "Ethnicity and the Colonial and Post-Colonial State in Africa." Pp. 73-81 in *Ethnic Groups and the State*, ed. P. Brass. London: Croom Helm.
Young, Louise. 1998. *Japan's Total Empire: Manchuria and the Culture of Wartime Imperialism*. Berkeley: University of California Press.〔『総動員帝国――満洲と戦時帝国主義の文化』加藤陽子他訳, 岩波書店, 2001年〕
Young, Robert. 1995. *Colonial Desire: Hybridity in Theory, Culture, and Race*. London: Routledge.
Zald, Mayer N., and John D. McCarthy. [1987] 1994. "Organizational Intellectuals and the Criticism of Society." Pp. 97-120 in *Social Movements in an Organizational Society*, ed. Mayer N. Zald and John D. McCarthy. New Brunswick, NJ: Transaction Publishers

中国語

Cai, Peihuo, et al. 蔡培火等. 1983. 台湾民族運動史. 3rd ed. 台北：自立晩報社.
Cao, Yongyang 曹永洋. 1996. 都市叢林医生一郭維租的生涯心路. 台北：前衛出版社.
Chen, Junkai 陳君愷. 1992. 日治時期台湾医生社会地位之研究. 台北：国立台湾師範大学歴史研究所.
Chen, Yisong 陳逸松. 1994. 陳逸松回憶録：太陽旗下風満台. 台北：前衛出版社.
Du, Congming 杜聰明. 1989. 杜聰明回憶録. 台北：龍文出版社.
Fan, Yanqiu 范燕秋. 1993. 日治時期台湾総督府宜蘭医院初探, 宜蘭文献雑志 7：3-38.
Gaoling yishi zuotanhui 高齢医師座談会――撫今追昔. 1978. 医望［Hope］, 2 (1): 58-70.
Guo, Jinta 郭金塔. 1995. 回憶台大第一外科, P.113 in 台大医院百年懐旧, 台北：国立台湾大学医学院附設医院.
Guoli Taiwan Daxue Yixueyuan Fushe Yiyuan 国立台湾大学医学院附設医院. 1995. 台大医院百年憶旧 ·台北：国立台湾大学医学院附設医院.
Han, Shiquan 韓石泉. 1966. 六十回憶. 台南：韓石泉先生 韓石泉先生逝世三周年紀念專輯編印委員會.
He, Kaiqia 何開洽. 1995. 回憶中的點滴. Pp.76-77 in 台大医院百年懐旧, 台北：国

立台湾大学医学院附設医院.
Huang, Fuqing 黄福慶. 1982. 近代日本在華文化及社会事業之研究. 台北：中央研究院近代史研究所.
Huang, Xiuzheng 黄秀政. 1992. 台湾割譲與乙未抗日運動. 台北：台湾商務印書館.
Jian, Jiongren 簡炯仁. 1991. 台湾民衆党. 台北：稻鄉出版社.
Lan, Bozhou 藍博洲. 1993. 日拠時期台湾学生運動. 台北：時報文化出版.
Li, Nanheng 李南衡, ed. 1979, 賴和先生全集. 台北：明潭出版社.
Li, Tengyue 李騰嶽. 1953. 台湾省通志稿政事志衛生篇. Vol.2. 台北：台湾省文獻委員會.
——. 1952. 台湾省通志稿政事志衛生篇. Vol.1. 台北：台湾省文獻委員會.
——. 1949. 世界第二次戦争中日本政府対於台湾之医薬管理実施概要. 台湾省：台湾省文献委員会専刊 1 (August): 32-39.
Li, Xiaofeng 李筱峰. 1986. 台湾戦後初期的民意代表. 台北：自立晩報.
Li, Xinfen 李欣芬. 1989. 基督教與台湾医療衛生的現代化：以彰化基督教医院為中心之探討. 修士論文, 台湾師範大学歴史学研究所.
Liang, Jinlan and Liang Yuming 梁金蘭　梁育明. 1994. 梁金葡，梁育明姐弟訪問記録. インタビューは許雪姫, 記録は蔡說麗. 口述歴史 5: 307-19.
Lin, Bowei 林柏推. 1993. 台湾文化協会滄桑. 台北：台原藝術文化基金會.
Lin, Jiwen 林繼文. 1991. 日本拠台末期（1930-1945）戦争動員体系之研究. 修士論文, 国立台湾大学政治學研究所.
Lin, Kunyuan 林坤元. 1978. 七十自述 . 台中：林坤元.
Lin, Ruiming 林瑞明. 1996. 台湾文学的歴史観察. 台北：允晨文化事業股份有限公司.
Lin, Tianyou 林天佑. 1983. 象牙之塔春秋記. 台北：台湾商務印書館.
Lin, Yanqing 林彦卿. 共学, 未完のマニュスクリプト.
Lu, Xiuyi 盧修一, 1989. 日拠峙代台湾共産党史. 台北：自由時代出版社.
Ng, Yuzin Chiautong 黄（有仁）昭堂. 1989. 台湾総督府. 黄英哲訳. 台北：自由時代出版社. オリジナルは東京：教育社, 1981.
Ohzuru, Masamitsu 大鶴正満. 1995. 明治時代的一位先駆一山口秀高. Pp.8-10 in 台大医院百年懷旧, 台北：国立台湾大学医学院附設医院.
Shixin xiagu de Huang Wentao xiansheng 詩心侠骨的黄文陶先生. 1979. 医望 2: 73-78.
Shozawa, Jun 所澤潤. 1995b. 我的訪談主題及経験；日治時代台湾人的自我塑造史. 黄紹恆訳, 口述歴史 6: 229-44.
Sugatani, Shinji 菅谷新次. 1995. 台北之憶. P.262 in 台大医院百年懐旧, 台北：国立台湾大学医学院附設医院.
Taiwan Zongdufu 台湾總督府. 1988. 台湾社会運動史, 王乃信他訳, 台北：創造

出版社. オリジナルは台湾総督府警察沿革史（KE). 4 巻.（台北：台湾総督府, 1933-1941.）
Taiwan zuojia quanji (Riju shidai) 台湾作家全集（日拠時代）. 1991. 全 10 巻. 台北：前衛出版社.
Tu, Zhaoyan 涂照彦. 1975［1991］. 日本帝国主義下的台湾. 李明峻訳. 台北：人間出版社.（オリジナルは東京大学出版会）
Wei, Huoyao 魏火曜. 1990. 魏火曜先生訪問記録. インタビューは熊秉真と江東亮, 記録は鄭麗榕. 台北：台湾中央研究現代史研究所.
Wu, Jifu 呉基福. 1978. 寧為雞首不為牛後. 台湾医界 21: 53-55.
Wu, Micha 呉密察. 1990. 台湾近代史研究. 台北：稻鄉出版社.
Wu, Pingcheng 呉平城. 1989. 太平洋戦争軍医日記. 台北：自立晩報.
Wu, Wenxing 呉文星. 1992. 日拠時期台湾社会領導階層之研究. 台北：正中書局.
——. 1986. 日拠時期地方自治改革運動之探討. Pp.281-308 in 台湾史研究及史料発掘研討会論文集. 台北：台湾史蹟研究中心.
——. 1983. 日拠時期台湾師範教育之研究. 台北：台湾師範大学歴史学研究所.
Wu, Xinrong 呉新栄. 1981. 呉新栄日記. 台北：遠景出版事業公司.
Xie, Zhenrong 謝振栄. 1989. 日本殖民主義下台湾衛生政策之研究. 修士論文, 中国文化大学日本研究所.
Xu, Xueji 許雪姫. 1992. 蔡丁贊先生訪問記録. 口述歴史 3: 139-44.
Yang, Bichuan 楊碧川. 1988. 台湾歴史年表. 台北：自立晩報出版部.
Ye, Shitao 葉石濤. 1987. 台湾文学史綱. 高雄：文學界雜誌社.
Yiren zhuanlan 医人専欄. 1980. 台湾医界 23: 3-12.
Zeng, Yibiao 曾以標. 1995. 懷念台北医専崛内校長. P.269 in 台大医院百年懷旧. 台北：国立台湾大学医学院附設医院.
Zhang, Yanxian 張炎憲 et al.eds. 1987. 台湾近代名人誌. 台北：自立晩報.
Zheng, Yizong 鄭翼宗. 1992. 歴劫帰来半生：一個台湾人医学教授的自傳. 台北：前衛出版社.
Zhou, Jingyin 周景音. 1984. 訪魏炳炎博士. 台湾医界 27 (2): 57-60.
Zhou, Wanyao 周婉窈. 1989. 日拠時代的台湾議会設置請願運動. 台北：Z 自立報系文化出版部.
Zhuang, Yongmin 荘永明. 1995. 専科医院的先駆：韓石泉医師其人其事. Pp.87-90 in 台大医院百年懷旧. 台北：国立台湾大学医学院附設医院.

日本語

阿部文夫. 1932.「台湾における優生運動」『台湾時報』(2月): 6-9.
杏. 1943-1947(未刊行).
杜聡明. 1940.「台湾における医事衛生の今昔」『台湾総督府臨時情報部部報』(6月): 26-30.
春山明哲. 1980.『日本植民地主義の政治的展開』東京:アジア政経学会.
洪郁如. 1995.「日本の台湾支配と婦人団体」. 修士論文. 東京大学大学院総合文化研究科.
井出季和太. [1937] 1988.『台湾治績志』復刻. 東京:青史社.
『嘉義医学会雑誌』1934-1935.
上沼八郎. 1978.「日本統治下における台湾留学生:同化政策と留学生問題の展望」『国立教育研究所紀要』no. 94(3月): 133-57.
警部局. 1941.「時局と国民保健」『台湾総督府臨時情報部部報』no. 91: 2-7.
桐林茂. 1932.「台湾の衛生関門を護って」『台湾時報』(7月): 34-36.
「国家総動員下の健康週間」1939.『台湾時報』(6月): 187-88.
林玉書. 1935.「始めて本島人医師となりて」『嘉義市制5周年記念史』, 嘉義, 嘉義市役所.
森於菟. [1969]. 1993.「砂に書かれた記録」. Pp. 323-427,『父としての森鷗外』所収. 復刻. 東京:筑摩書房.
――. 1936.「随筆は当分お休み;充実に努力するよう」『帝国大学新聞』(2月3日): 6.
森下薫. 1942a.「熱帯医学と台湾」『台湾時報』(8月): 80-91.
――. 1942b.「南方圏厚生政策の構想」『台湾時報』(3月): 42-54.
――. 1932.「熱帯の経営とマラリア」『台湾時報』(10月): 136-42.
向山寛夫. 1987.『日本統治下における台湾民族運動史』東京:中央経済研究所.
中脩三. 1936.「台湾の自然と精神病」『台湾時報』(10月): 15-16.
中村孝志. 1991.「広東博愛会医院をめぐる諸問題――台湾総督府の対華文化工作(2)」『天理大学学報』166: 1-24.
――. 1990.「広東博愛会医院をめぐる諸問題――台湾総督府の対華文化工作(1)」『天理大学学報』165: 25-49.
――. 1989.「スワトウ博愛会医院の成立」『天理大学学報』162: 15-28.
――. 1988.「アモイおよび福州博愛会医院の成立――台湾総督府の文化工作」『南方文化』15: 1-40.
中生勝美. 1994.「植民地の民族学:満州民族学会の活動」『へるめす』no. 52(12月): 135-43.
――. 1993.「植民地主義と日本民族学」『中国:社会と文化』no. 8(6月):

231-42.
『南瀛会志』.
日本赤十字社台湾支部. 1939. 「事変下における赤十字」『台湾総督府臨時情報部部報』no. 55 (3 月) : 2-5.
小田俊郎. 1974. 『台湾医学 50 年史』東京 : 医学書院.
——. 1964. 『医学者・南船北馬 : 大学教授四十年の回想』大阪 : 六月社.
小熊英二. 1998. 『「日本人」の境界——沖縄, アイヌ, 台湾, 朝鮮, 植民地支配から復帰運動まで』東京 : 新曜社.
大窪六郎. 1942. 「台北保健館訪問記」『台湾総督府臨時情報部部報』no. 146 (5 月) : 27-33.
尾崎秀樹. 1971. 『旧植民地文学の研究』東京 : 勁草書房.
劉明修. 1983. 『台湾統治と阿片問題』東京 : 山川出版社.
斉藤樹. 1941. 「非常時と健康」『台湾総督府臨時情報部部報』(5 月) : 4-7.
専門学校校友会. 1924. 「台湾医創立 25 周年, 堀内次雄博士在職 25 年, 祝賀記念号」『台湾総督府医学専門学校校友会雑誌』no. 53. 台北 : 専門学校校友会.
沈潔. 1996. 『満州国社会事業史』京都 : ミネルヴァ書房.
下条久馬一. 1942. 「南方圏と我が熱帯医学研究所」『台湾時報』(1 月) : 66-70.
——. 1931. 「南支の医事衛生の現状と我が対岸の医療施設」『台湾時報』(6 月) : 40-50.
所澤潤. 1999. 「聞き取り調査 : 外地の進学体験 (VI) : 台南州の農村から長老教中学, 内地の荏原中学校を経て日本歯科医学専門学校及び東京医学歯学専門学校医学科を卒業」『群馬大学教育学部紀要人文社会学編』48: 127-66.
——. 1998. 「聞き取り調査 : 外地の進学体験 (V) : 石光公学校から, 台北高校尋常科, 同高等科, 台北高級中学を経て, 台湾大学医学院卒業」『群馬大学教育学部紀要人文社会学編』47: 183-266.
——. 1996. 「聞き取り調査 : 外地の進学体験 (III) : 抵抗の地, 龍潭から, 基隆中学校, 台北高校を経て, 長崎医科大学卒業」『群馬大学教育学部紀要人文社会学編』45: 97-163.
——. 1995a. 「聞き取り調査 : 外地の進学体験 (II) : 台北一師附小, 台北高校, 台北帝大医学部を経て, 台湾大学医学院卒業」『群馬大学教育学部紀要人文社会学編』44: 139-87.
曽田長宗. 1937. 「台湾在住内地人の体格問題」『台湾時報』(7 月).
「祖国の花嫁」. 1939. 『台湾総督府臨時情報部部報』no. 55 (3 月) : 1.
太平洋協会. 1942. 『南方医学論叢』東京 : 太平洋協会.
『台湾医学会雑誌』(TIGZ) 1902-1944.
『台湾時報』.

台湾教育会編. 1939. 『台湾教育沿革誌』台北：台湾教育会.
『台湾民報』.
『台湾新民報』.
台湾新民報社編. 1934. 『台湾人士鑑』.
台湾総督府. 1896-1918. 『台湾総督府民政事務成績提要』(MJST) vols. 2-24.
台湾総督府. 1919-1941. 『台湾総督府事務成績提要』(JST) vols. 25-47.
『台湾総督府府報』.
『台湾総督府官報』.
『帝国大学新聞』.
東寧会. 1978. 『東寧会 40 年：台北帝大医学部とその後』東京：東寧会.
『東寧会誌』.
若林正丈. 1983. 『台湾抗日運動史研究』東京：研文出版.
謝春木. 1930. 『台湾人は斯く観る』台北：台湾民報社.
矢内原忠雄. 1929. 『帝国主義下の台湾』東京：岩波書店.

文書館所蔵資料

外務省外交史料館

「8420-1」同仁会関係雑件——診療班支那派遣関係（1）. File no. H-4-2-0, 3-4.
「防疫部隊の進軍」『読売新聞』1938 年 4 月 23 日. 同仁会関係雑件——防疫事務関係（1）. File no. H-4-2-0, 3-5.
「防疫研究所員は伝研系が独占——谷口教授南京で語る」『医事衛生新聞』1938 年 5 月 18 日. 同仁会関係雑件——防疫事務関係（1）. File no. H-4-2-0, 3-5.
「暴虐自国民に報ゆ」『国民新聞』1938 年 10 月 5 日. 同仁会関係雑件——防疫事務関係（1）. File no. H-4-2-0, 3-5.
「武器なき戦」病院関係雑件——同仁会の部. File no. 3-11-3, 6-2.
「同仁会各医院経営調書」病院関係雑件——同仁会済南病院関係（3）. File no. H-4-1-0, 1-4.
「同仁会規則概要」『同仁』2, no. 3 (1923). 病院関係雑件——同仁会の部. File no. 3-11-3, 6-2.
「同仁会済南医院巡回診療報告」病院関係雑件——同仁会済南病院関係（4）. File no. H-4-1-0, 1-2.
「漢口地方の時局情報」病院関係雑件——漢口医院関係. File no. H-4-1-0, 1-4.
「卑劣な敵の細菌戦術」『読売新聞』（夕刊）1938 年 10 月 4 日. 同仁会関係雑件

——防疫事務関係（1）. File no. H-4-2-0, 3-5.
「匪賊の逆襲と戦う，医術の宣撫班，目覚ましい同仁会の活躍」『東京日日新聞』1938 年 11 月 24 日. 同仁会関係雑件——防疫事務関係（1）. File no. H-4-2-0, 3-5.
「北支中支における同仁会の診療防疫事業について」北中支における診療防疫状況，所収. 同仁会関係雑件——診療班支那派遣関係（2）. File no. H-4-2-0, 3-4.
「事変直前における北支中支の衛生施設について」同仁会関係雑件——診療班支那派遣関係（2）. File. no. H-4-2-0, 3-4.
「機密 #302」病院関係雑件——同仁会済南病院関係（3）. File no. H-4-1-0, 1-4.
「機密 #88」同仁会済南医院経営方針に関する件. 病院関係雑件——同仁会済南病院関係（3）. File no. H-4-1-0, 1-4.
「公普通 236［1934 年 8 月 3 日］」各国における医学及び医術関係雑件——満州国の部. File no. H-4-2-0, 3-5.
「公普通 544［1933 年 5 月 8 日］」各国における医学及び医術関係雑件——満州国の部. File no. H-4-2-0, 3-5.
「コレラの診療並びに上海における支那人の疾病について」北中支における診療防疫状況 同仁会関係雑件——診療班支那派遣関係（2）. File no. H-4-2-0, 3-4.
「民衆を医で宣撫——先遣隊既に出発す」『帝国大学新聞』1938 年 4 月 25 日. 同仁会関係雑件——防疫事務関係. File no. H-4-2-0, 3-5.
「南京における診療体験並びに支那人の特殊疾病について」北中支における診療防疫状況 同仁会関係雑件——診療班支那派遣関係（2）. File no. H-4-2-0, 3-4.
「両国民の握手」『同仁』2, no. 3（1923）. 病院関係雑件——同仁会の部. File no. 3-11-3, 6-2.
「石家荘，正定，及済南における診療体験」北中支における診療防疫状況. 同仁会関係雑件——診療班支那派遣関係（2）. File no. H-4-2-0, 3-4.
「支那派遣同仁会診療班施療患者表」同仁会関係雑件——診療班支那派遣関係（2）. File no. H-4-2-0, 3-4.
「支那民衆に情の診療」『東京朝日新聞』1938 年 5 月 8 日. 同仁会関係雑件——診療班支那派遣関係（1）. File no. H-4-1-0, 1-2.
「支那の民衆なら，一視同仁に，同仁会から救護班」同仁会関係雑件——診療班支那派遣関係（1）. File no. H-4-2-0, 3-4.
「昭和 7，芳沢外務大臣」病院関係雑件——同仁会済南病院関係（2）. File no. H-4-1-0, 1-2.
「対支防疫救護班派遣に関する事業案」同仁会関係雑件——診療班支那派遣関係（1）. File no. H-4-2-0, 3-4.
「対支医療事業の統一案——同仁会は宜しく之が中心たれ」『同仁』2, no. 3

（1923）. 病院関係雑件——同仁会の部. File no. 3-11-3, 6-2.
「敵の細菌戦を暴露——我が軍遂に確証を握る」『東京朝日新聞』1938 年 10 月 5 日. 同仁会関係雑件——防疫事務関係（1）. File no. H-4-2-0, 3-5.
「雑感」病院関係雑件——同仁会上海病院関係（1）. File no. H-4-1-0, 1-5.

国会図書館

「浅見教授著日本移植民問題序」File no. 24-14-8. 後藤新平文書.
「後藤民政長官演説筆記」File no. 7-28-3. 後藤新平文書.

注

原注

第１章

(1)「台湾医師会はジュネーブに本拠を置く『国際人権機関』（International Service for Human Right）やシドニーに本拠を置く「アジア人民のための外交トレーニングプログラム」のような組織とパートナー・シップを取り交わしており，人権教育と台湾のNGOのトレーニングを進展させる.」（http://www.worldhealth.org.tw/English/v5.htm）

(2) 具体的な発話の形態として，台湾医師会はこれら2つの課題の間の関係性をどのように概念化するかについて，以下のように説明している.「われわれは，台湾が国際的な医療・健康の共同体への直接の貢献を許されることが，アジア太平洋地域にとって喫緊の課題であると信じている．それは『全てのものの健康』という目標に2000年までに到達するのなら，必要なことである．台湾はこれまでの国際社会での責任ある主体的な一員であった．その国民は，多くの国際的健康推進プロジェクトに貢献してきたし，この地域のプライマリィヘルスケアや，感染症の撲滅にもしばしば開拓者的な役割を果たしてきた．そうであるがゆえに，台湾医師会は台湾のWHOとUNへの正式加盟を支援することを主な目的の1つとして掲げる．それは台湾の人々の基本的な権利であり，また台湾の国際的な存在と貢献から利益を得る他の全ての人々の権利でもある.」（http://www.worldhealth.org.tw/English/v5.htm）

(3) ここで私は「近代医学」,「科学的医学」そして「西欧医学」と呼ばれるものの代替えとして「コスモポリタン医学」という用語をDunn（1976）とLeslie（1976）に準じて使用する．DunnとLeslieは，前者の用語群が暗に示すバイアスに対してのわれわれの注意を促している．Leslieが説明するところでは，「近代医学」そして「科学的医学」という用語は，コスモポリタン医学以外の全ての医学は反近代主義的であり，非科学的であるという想定を伴っている．「西欧医学」という用語は，さらに問題が大きい．Leslieによると，「西欧医学の科学的側面は文化超越的である．近代科学の民族的な解釈は国家主義的で全体主義的なイデオロギー，もしくはこの場合には植民地主義的もしくは新植民地主義的な思想を反映したものであって，逸脱である．（中略）コスモポリタン医学の社会的組織，日本的であると同じように，西欧的でもある.」（1976,

p.8）このような理由から，Dunnは「コスモポリタン医学」という用語を提唱し，Leslieも他の用語よりもこれを使用することを推奨している．その後も，Susan Long（1980）は，日本人医師の経歴についての彼女の研究の中で，「コスモポリタン医学」という用語を使用している．

これらの理由から，私も「コスモポリタン医学」（もしくは，「コスモポリタン医師」）という用語を使用する．しかし多くの日本人の厚生医療行政に関わった官僚や台湾人の医師たちが，「よい医学」とははっきりと「近代的で科学的な医学」を指すと考えていた事実を即座に棄却するわけではない．そのため，当時の人々が自身を記述する場合と彼らに対する私の分析での混乱を避けるために，「近代医学」もしくは「科学的医学」という語を彼らの言説の中では使用して，私自身の議論の中では「コスモポリタン医学」という用語を使用する．

（4）Bourdieu（1977），Swidler（1995），Sewell（1992a）他の多くが作ってきた伝統にしたがって，私は文化の構造的な性質を強調する．「フーコーやブルデューのものをはじめとして今では多くの研究（Wuthnow 1987, Sewell 1985, 1990, 1992）があり，それらが主張しているのは，文化が社会的経験と社会構造を構築しているということであり，文化は社会的に組織された実践であると見られるべきであるということ，そして，それは個人の観念や価値ではないということであって，文化は浮遊する主観性ではなく，公共的な象徴性や儀礼の中に位置づけられ得るものである．」（Swidler 1995, p.31. 強調は著者）

（5）「（変化の理論にとって）必要なことは，いかに構造のもつ通常的な展開が変容をもたらすことが可能なのかを示すことのできる概念的な用語である．そのために，私は5つの公理を提出する．それは構造の多重性，シェーマの置換，資源蓄積の予知不可能性，資源の多義性，そして諸構造の交錯である．」（Sewell, 1992a, p.16）ここではシーウェルの概念を私のケースに適合可能なように排列した．

（6）これに関係して，Somersは彼女が言うところの「関係論的な配置」が自己展開していくことを記述するために，「語り方」（narrativity）という概念を展開している．「語り方とは，関係性の配置関係（constellations）であり，（関係づけられた部分は）ある特定の時間と場所に埋め込まれたもので，私が因果論的筋立てと呼ぶものによって構成されている．」（1992, p.601）ソマースにとって，「おのおのの独立した事象に重要性を付与するのは年代記でもカテゴリー的な秩序でもなく，因果論的な筋立てである．（中略）そのため因果的筋立ては，説明のモードとしてなぜその語りがそのような物語りをするのかということについての（たとえそれがどれだけ妄想的であったり暗示的であったりしても）説明となっている．（中略）事実，語りの筋立てこそが，関係性についての意義あるネットワークもしくは配置をわれわれに構成させることができ

るのだ」(Somers, 1992, pp.601-2). また Janet Hart, Mary Jo Maynes, Luisa Passerini, William H. Sewell Jr., Margaret R. Somers, George Steinmetz, and others, *Social Science Histoty* (1992) に収録の「語りのアプローチ (narrative approach)」という用語についてのさまざまな用法や意味合いについての議論も参照.

(7) これに関係する概念 (例えば経路依存性 path dependence, 歴史的付随性 historical contingency, 連続性 sequentiality など) についての議論は, 以下を参照 : Quadagno and Knapp 1992; Sewell 1992b; Steinmetz 1992.

(8) このことについては以下の両者の間で交わされた論争を参照 : Somers (1998, pp.722-84) ; Kiser and Hechter (1998, pp.785-816) in *American Journal of Sociology*, 104, no. 3. 同誌に収録された, Gladstone, Calhoun, Boudon らの論文も重要なコメントを掲載している.

(9) Janet Hart (1996) は, 社会科学における語りの分析についての詳細で経験的な例を与えている. 彼女もソマーズと一致して, 筋立てを「語りの構築と脱構築における最も重要な要素である」(1992, p.48) というように同定している.

(10) Steinmetz (1992) は,「集団的語り (collective narrative)」という用語を提起し, ソマーズは同じ場において,「公共的な語り (public narrative)」という用語で呼んでいる.

(11) 例えば Melucci (1989) と Mueller (1994) は, 社会運動の集合的アイデンティティは, どのように運動に関連した1つもしくは複数の「隠れたネットワーク」(もしくは「文化的実験室」とも記述される) の中で発展しているのかということを論じている. それは非公式の集団ネットワークであり, 新しいアイディアについて実験を行い, 情報を流通させ, 集合的に新たな集団アイデンティティを模索するものである. これらの隠れたネットワークは運動に関わる全ての者によって等しく共有されたものではないし, ましてや運動が主張する大義を示す集団の中の個々人にはより共有されていないものである. 一方, 彼らの文化的な生産物は, より大きな集団の文化的な所有物の一部となる. 同様に Fine (1998) は, 共同体のアイデンティティ形成についての議論の中で, そのような使命は「共同体の評判を生み出すための起業家たちによってほとんど遂行される」, すなわち「共同体を語るために選ばれた者たち」によってなされているとしている (p.84). このような共同体の評判を生み出すための起業家に, 共同体の他のメンバーが同意をしないこともあるのだが,「このような主張について否定をされることがないのなら, それはこのような主張は一般には受け入れられないとしても反論を受けることが無いということを示している」(p.84).

(12) Freidson はその著書 *Professionalism Reborn* (1994) の中で専門職の自律性を検討し, どのようにして自律性が行政的なものから「職業的原則」を分離することを通じて達成されてきたのかを以下のように論じている.「ある組織の中

心的で戦略的な使命が，基本的には労働者によって形成され，管理され評価されるとき，確立された専門職の場合と同様に，経営側はその道筋をつける役割を果たす．しかしそれは，ウェーバーが考えたような行政的な権威の第一義的な性格（強制的な調整を執行する法的な権利）を本質的に剝ぎ取られたものである．（中略）専門職業化は，労働の分業を調整する権利の確立も含むのである（Freidson 1994, pp.64–65）．

(13) 反植民地主義闘争における，（ある段階のエージェントとして，もしくは目的としての）市民的組織の役割を例証するためのいくつかの例に，以下のようなものがある．

1. 蘭領東インドにおいてマジャリス・ラキャット（Madjalis Rakyat）を指導者としていたインドネシア人民評議会（Council of the Indonesian People）．この組織は事実上，反オランダの地下組織と連携しており，日本人とともにあったインドネシア人エリートの活動と，ラジオ東京の組織的支援を結びつけるものであった．

2. 朝鮮独立クラブ（Independence Club of Korea, 1876-1910）．この組織では，まずは中国の，後に日本の帝国主義的な主張を退けるために，李氏による王朝への忠誠から朝鮮という国家へと公共的な関心を転換させようとした朝鮮のナショナリスト・エリートたちの活動が顕著である．

3. フランス領西アフリカでの「イスラム圏（Islamic sphere）」の出現．これは国境を越えたイスラム・アイデンティティを集結させ，植民地的な支配から切り離させようとしたことで知られている．

4. 英領インドでのオリエンタル・ユニバーシティ（Oriental Universities）設立の請願．これは土着の慣習と伝統を尊重してほしいというローカルな要請があったことを示している．

(14) しかしながら構造的な接合体を形成するうえで，常にこの 4 つの領域を作り出す次元が全て同様の重要性をもっていたというわけではない．アボットが以下のようにこれを説明している．「かくして説明のために事例・語りのアプローチをとることは，重要な点において人口的・分析的なアプローチをとることとは異なるものである．それは，語りとして重要ではないものを扱うときに，「変数」を無視するものであって（中略），人口的・分析的なアプローチでは全ての変数を顕著なものとみなして（たぶん係数は異なるにしても）扱わなくてはいけない．このことは事例・語りによる説明は，因果論的な行動に従うことを意味している．普遍的で一定の関連性が存在していることを想定するというよりむしろ，『説明される必要のあるもの』のみを説明し，残りのものは背景に追いやっている．このような選択的な注意の払い方は，付随性（contingency）の強調と並行したものである．」（Abbot 1992a, p.68）

(15) Calhoun が説明するように，自己認識と他者による認識は，「アイデンティ

ティ政治」の鍵となる側面である．現在の研究のもつ問題は，自己認識という課題が当然のものとされてしまっていることである．Calhoun によるとアイデンティティ政治の議論は，他者による認識を求める闘争のプロセスとメカニズムとして扱うべきであって，そもそもいかにアイデンティティを自己認識するに至ったのかについてはそれほど重要ではないとしている．この問題はハーバーマスの理論でも共有されているものであり，差異に対して注意を払わないものである．そしてアイデンティティ政治の多くの形式は，「差異」を「すでに与えられた出発点」として単純にとらえるような主張に根ざしたものとなる．(Judith Butler, Calhoun 1994, p.23 に引用)

(16) Ragin (1992) は何を事例（ケーススタディのケース）として理解するかということについて便利な概念的見取り図を提出している．その中で彼は，事例の性格は，2つの軸に沿って考えられると示唆している．その2つの軸とは，特定的なものもしくは一般的なものとしての事例という軸であり，経験的な単位としてもしくは理論的な構築物としての事例という軸である．この分類から，以下のように事例について理解するための4つの枠組みができてくる．

1. 見出されるものとしての事例（特定的で経験的なもの）．この方法で事例を概念化する研究者は，事例を，「経験的にリアルで境界の区切られたもの，しかし特定のもの．それらは研究の過程の中で事例として同定され，確立されなければならない」と見ている．(p.9)

2. 対象としての事例（一般的で経験的なもの）．この線で思考すると，研究者は「事例はリアルで境界の区切られたものであると見ているのだが，事例は一般的で慣習化されたものであるとしているので，研究過程においてそれらの存在を確証づける必要もなければ経験的な境界を確立する必要も感じていない．このような研究者たちは，通常，彼らの事例の明示を研究文献の中の既存の定義に基づかせている．」(pp.9–10)

3. 作られるものとしての事例（特定的で理論的なもの）．研究者は，「研究の過程で結実してくる特定の理論的な構築物として事例をみることもできる．それは経験的でも与えられたものでもなく，研究の経過の中で形をとってくるにつれて，徐々に経験的な証拠の上に押し付けられてくる．」(p.10)

4. 慣習的な事例（一般的で理論的なもの）．最後に，研究者は，「事例を理論的な構築物としてみていることもある．しかしそうであるにも関わらず，これらの構築物は集合的な学術的研究の生産物とみなしており，そのためにいかなる研究にとっても，それは外部にあるものであるとみている．」(p.10)

Ragin の主張するのは，研究者は彼らの事例を選択したり構築したりするときに，しばしばこれらの4つの枠組みから1つ以上のものを使って考察を進めているということである．このような概念的な見取り図は，私の研究が関心を払っているものがどのような種類の事例なのかを明確にするための助けになる．

私の事例研究は，上記の 1 と 3 の線で，「事例化する（casing)」という過程をもつものだということができる．

第 2 章

(1) Hunter 1984, pp.192-193 などを参照.

(2) 例えば，Wray and Conroy 1983, 第 5 章，「明治の帝国主義：計画されていたのか計画が無かったのか？」を参照．また Jansen 1984 も見よ．

(3) 台湾におけるオランダ統治とその遺産についての優れた記述は以下の文献にある．Shepherd 1993, 第 3 章.

(4) 鄭成功は英雄化されており，国姓（性）爺としても知られている．日本での鄭成功のイメージについては，以下に詳しい．Keene 1951.

(5) 台湾における鄭氏の時代については，Shepherd 1993, 第 4 章を見よ．

(6) このような氏族の 1 つである霧峰の林氏の形成についての詳細な分析は，Meskill 1979 を見よ．

(7) この期間の台湾でのエスニック，サブ・エスニック間の抗争の歴史についてのより詳細な議論は，Shepherd 1993 第 10 章を見よ．

(8) 中国側の代表が日本側に，条約締結のために台湾に行きたくない理由を，暗殺される恐れがあるからだとしたのは，呉 1989, p.49 にある．

(9) 北京・清朝の宮廷政治家の間では，早急に和平を取り戻すために日本の要求をのんで台湾を割譲すべきであるという意見が多数をしめていた．この件で官僚や知識人からの反論があった．しかし宮廷政治家の意見が優勢を占め，台湾は相対的に重要性をもたないという点でコンセンサスが形成されつつあった．清朝側の台湾割譲のプロセスや議論についての詳細な説明は，黄 1992 を参照.

(10) これら反乱を鎮圧し支配するため日本の取ったさまざまな方策についての詳しい検討は，以下を参照．向山 1987, pp.164-304.

(11) 児玉の行った警察の改革の中で最も重要であったとされるのは，中国の自警システムである「保甲」を取り入れたことであろう．またもう一つの重要な警察のシステムとして，山間部に居住する原住民と漢族の台湾人を分割する前線のガードライン（the Frontier Guard line 隘勇線）システムを確立したことにある．以下を参照．Chen 1967, 1984.

(12) 警察の行っていた行政面での仕事については以下を参照．C. Chen 1984, p.227.

(13) この協議会のメンバーの役割については，呉 1992, pp.222-23 を参照せよ．

(14) 台湾のエリートについてのより詳細にわたる議論については，呉 1992, pp.24-42. を参照.

(15) 国家から独立した最初の新聞である『台湾民報』には，政府と台湾のエ

リートの両方が人々の声を無視していることを批判する記事がいくつか掲載されている．たとえば，no.123, p.2; no.138, p.4; no.139, p.3; no.196, p.8.

(16) C. Chen 1984, p.218 によると以下のとおりである．「台湾への中国移民は，『隘勇』システムと呼ばれる，敵意をもった原住民部族に対応するための彼ら自身の組織を作りだした．このシステムはアドホックなものであったが，一般のパターンとしては現地のエリートが彼らの農園や屋敷を守るために身体の頑強な男子を雇い，特別な部隊を作るものであった．」

(17) ドイツの植民地主義と日本の植民地主義の類似性についての概要は，Peattie 1984, p.85, n.13 を参照.

(18) この時後藤は南満州鉄道の総裁であった.

(19) 呉による「エリート」の定義は分析的なカテゴリーというよりも一般的なものに留まっている．呉は教育の重要性をエリートの立場に到達するための手段であると強調しているが，エリートのカテゴリーを定義するための基準として教育を挙げているわけではない．その代わりに彼は「エリート」という語を「社会の中でより大きな権力，評判もしくは富をもつ人々」を幅広く含むものとしている．呉によると清代においては，エリートは「宮廷からの公式のタイトルをもつ郷紳，豊かな商人・地主，いかなる公的なタイトルももたない学者を含む．日本の統治下においては，エリートは主に政治的・経済的・文化的な面で重要な立場を占める者によって構成される」（呉 1992, p.5）としている.

(20) 日本の植民地政府は，発足後の数年間は，教会病院を自らの医療プロジェクトの遂行のために利用したが，徐々にそれらを周辺化していった．1930 年前後以降は，教会病院で訓練を受けた医療助手は近代医師のいない農村部でのみ医療活動が許されることとなった（李 1989）.

(21)「医療警察（police physicians)」や「公医（public physician)」の役割，そして医療の実践を調整するために国家が取った他の諸方策についての詳細な説明は第 3 章で行う.

(22) アメリカ海軍も以下のように報告している．「資格をもった医師の数が，（中略），満州国と中国に派遣された結果，かなり減少している」（海軍作戦司令部 1944, p.13)．これらの医師の代役として，総督府は 1941 年に新たな法案を通過させており，それによると，国家試験によって「現地開業医師 (Practicing Physician)」の資格を与え，特定の地域で彼らの医療行為を許可するというものであった（李 1952, p.66)．台湾の共同体で働く医師は質・量ともに戦争によって悪影響を受けていたことが明白である.

(23) このような請願の詳細については，周 1989 を見よ．また若林 1983，第 1 部も参照.

(24) 例えば内田嘉吉総督（1923-24）は，医学校開校 25 周年のスピーチで，現地人医師に対して非常に高い評価を与えている．このような機会におけるス

ピーチであったことをさしひいても，彼の現地人医師に対する称賛はかなりのものである．彼はこれらの医師が「この島のあらゆる場所においても公衆衛生に貢献しており，さらに，その中の何名かは南満州，南支そして南洋のような遠い外国の地でも勤勉に働いている」（専門学校校友会，1924, p.7）としている．また台湾の医学生についての同様の評価については，小田 1974 の第 7 章を見よ．
(25) 台湾は植民地医学の両義的な役割を示す唯一のケースというわけではない．英領インドや英領マラヤとは特定のダイナミックスが全く異なるのだが，医学は現地人の身体の上に帝国的な支配を押しつける手段であるのと同時に，植民地の福祉を増進させるための手段であるという 2 つの意義があると考えられていた．Arnold 1993；Manderson 1996 を参照．

第 3 章

(1) この警察医の役職は 1944 年に「衛生技官（sanitary technician）」に変更された．
(2) 台湾教育会編 1939, pp.926-927.
(3) 1899 年にこの名前は台湾総督府医学校と変更されている．1918 年からは日本人学生も受け入れるようになったのだが，彼らは台湾人とは別の教程になっていた．1919 年には専門学校に格上げされ，台湾総督府医学専門学校となっている．1922 年になってこの医学校では「統合教育」の方針をとり，2 つの民族グループを同じ教育課程で教育することになった．同じ年にこの学校は日本の内地の医学専門学校と同じ格付けを得て，台湾総督府台北医学専門学校という名称になっている（李 1953 p.328; 陳 1992 p.29）．これらの名称の変更があるのだが，本書ではこの学校は，「医学校」もしくは「台北医学校」とする．
(4) 通常の開業医に加えて台湾総督府は制限された地域内での医師である「限地開業医師」（略称で限地医）もまた認めている．この資格は通常の医学教育を受ける代わりに国家試験を通じて資格を得た者に与えられる．彼らは通常，限定的な僻地でのみ医療行為が可能である（李 1952, pp.64-66）．
(5) 范燕秋（1993）の宜蘭病院についての研究は，このことを多くの優れた事例やデータで例証している．
(6) 例えば林玉書（1935）は医学校を卒業した後で国家主導の医療プロジェクトで働いていたが，彼が学校時代に得ていた教育者との関係と，仕事で得ていた上司との関係は，類似したものであったという記憶を述べている．
(7) リベラリズムについては多くの競合する理論が存在している．しかし日本人の医師とその台湾人の学生について特に適合できるような理論は存在していないかのようである．ヨーロッパの啓蒙主義の伝統から構成されている彼らのリベラリズムは，普遍的な自由，平等，そしていかなる社会的な分割をも超越した充足を一般的な理想とするものであった．しかし哲学や歴史の研究が示

すのは，「最も好適な状況にあったとしても［リベラルな理想は］，ほんの一部だけが実現されるものである」（Rockefeller 1994, p.87）という認識である．植民地台湾は「最も好適な状況」には程遠かったのだが，当時の日本と台湾の医師がリベラルな理想に対して真剣な批判を展開したとことはない．

(8) 医学校はそもそも警察局によって管理されていた．この改革により，医学校は内務局の管轄の下に移行する．（台湾教育会編 1939, pp.926-928）

(9) 日本による同化政策は初等教育のレベルでは完全に実施することができなかった．台湾で日本人の子どもたちは台湾人の子どもたちに比べるとよい教育を受けていたし，実際に初期教育が異なるため，高等教育においての民族的な統合は，台湾人にとって不利なものとなっていた．型式的には全ての台湾の教育機関は日本人に対して開かれていたため，台湾人はその枠をめぐってより厳しい競争を勝ち抜かなくてはならなかった．詳細については，Tsurumi, 1977, pp.91-106 を参照．

(10) 台湾教育会編，『台湾教育沿革史』（1939, pp.408-410）によると中国式の私立学校は，少なくとも植民地期の最初の 10 年間は公学校と並列で機能していた．1904 年になって初めて，公学校の生徒数が 23178 名となり，私立学校の生徒数 21661 名を超えるようになった．1923 年までに中国式私立学校は明らかに衰亡の途にあった（Tsurumi, p.124）．

(11) 私の議論は，この領域において多分最初のものでもある陳（1992）による台湾の医師の社会的立場についての研究と同じ見解を示すものである．彼の研究はいくつかの重要な点を明らかにしている．1920 年代後半の台湾の反植民地主義的な組織の中でのリベラルなナショナリストと左翼のラディカルとの論争において，医師は一般的にリベラルに位置していた．しかし，陳は医師を一様な社会的カテゴリーとして扱っており，彼らの政治的な態度は，ブルジョア近代主義者的なメンタリティを反映しているのだと想定している．彼はそのため，これらの医師をとりまく矛盾する構造的な力を検証しようとはしておらず，医師のグループとしての進化に含まれている複雑さを見落とすことになっている．

(12) 東京に居た台湾人の学生（そのほとんど全てが新民会に所属していた）が，1920 年に『台湾青年』という雑誌を刊行している．『台湾青年』は 1922 年に『台湾』とタイトルを変えている．1923 年にこの雑誌の創設者たちは台湾で出版社を興したが，雑誌は東京で出版され続けた．同年，『台湾』は雑誌から『台湾民報』と呼ばれる新聞になる．

『台湾民報』は新聞とはいっても，初期には隔週で，後には 10 日おきに出版されたもので，1925 年からは週刊となっている．その間，読者数は着実に増え続けたのだが，編集部は東京に置かれ続けた．編集の中心メンバーは総督府との交渉を何度も行ってきたが，1926 年まで，編集拠点を台湾に移す計画

は許可されなかった．1927年になってやっと，『台湾民報』は台湾の編集部から公式に刊行されることになる．このことは読者数を大きく増やすことになった．1930年には『台湾新報』と名称を変更し，日刊紙になることを目指した．1932年4月15日号から，総督府から最終的に許可を得てこれは日刊紙になり『台湾新民報』として刊行された．詳しい歴史的経緯は蔡他1983を参照．

(13) 例えば no.120, p.13; no.188; no.389, p.8. 陳 1992 も参照．

(14)「診断書」が「精神的荒廃」という課題について焦点を当て，貧困の問題は周辺化していることは記し留める価値があるだろう．このような概観は医師の観点からの社会的アクティヴィズムが階級的な性質をもっていたことを示唆することでもあって，後の章で論じる医療費の削減キャンペーンの際に，そのような階級的性格はより明らかになってくる．

(15) 一般に医師の医療システムに対する批判は新聞紙上に著される言説と共通するものであった．そこで展開されたものは国家の官吏もしくは警察が権威主義的であり，文化的な差異に敬意を払わないことを批判している（『民報』，no.82, p.5; no.95, p.10）．同様に国営病院はあまりに官僚的で非効率的であり，民族的にも経済的にも差別的であるという批判を受けている（同，no.142, p.4; no.160, p.7; no.161, pp.10-11, no.275）．

(16) このような文書は，高尾，台南，台北，屏東，嘉義，彰化を含む台湾のほぼ全地域の医師会から提出されている．

(17) 植民地国家はこの事件の中で最も活動的であった医師に処罰を与えている．これらの医師は警察によって，不正医療などの嫌疑をかけられ，彼らの診療所を不当に監視されたり，医師免許の一次失効などの妨害を受けた例が数多くある．（『民報』，nos.7, 142, 184）

(18) 台北医師会が民族内での専門職の連携を集団的に作ることができなかったことは，台湾歯科医師連盟での内部対立と類似している．1930年代に台湾の歯科医師は民族的な不平等に対しての懸念を表明し，独立した組織を打ち立てようとした．しかし日本人の上司や友人が個人的な結びつきを尊重すべきで，急進的な行動に訴えるべきではないと説得した．最終的に，阿片論争の時の台北医師会と同じように，台湾人歯科医師は独立した組織を作るための計画を諦めざるを得なかった．（『民報』，nos.339, 355, 359）

(19) ブリントはこれを以下で詳細に説明している．Brint 1994, p.99.

(20) 国家の医師という事例の別の側面に関して，社会運動の事例としての彼らの経験に焦点を当てた，政治的な機会の構造とアイデンティティ形成の間の相互関係についての，いくつかの研究を私はすでに行ってきている．医師の運動への参加は，国家の内部での社会運動にどのようにグローバルなプロセスが影響するかということを例証する事例である．Lo 2000を参照．

第4章

(1) 警察は阿片論争の最中やその他の事件の間の民衆党による日本政府に対する批判を取り上げてこのように述べている.

(2) この「新文学」の誕生を通じて，五四運動の後に出現した多くの中国人の作家たちが台湾に紹介され，1920年代後半にこれらの作品が『台湾民報』で再版されている. 五四運動の近代主義的で反植民地的な基調は1920年代の多くの台湾人作家にインスピレーションを与えている. 1920年代の台湾文学については，葉 1987；李 1979；林 1996 などを参照.

(3) Fix 1993.

(4)『台湾作家全書（日拠時代）』, 1991, vol.10. はさまざまな時代の台湾文学の集大成であり，これは最初期のものを集めたものである.

(5) よく知られた医師であり作家であったのは，頼和と呉新栄の二名である.

(6) 台湾地方自治連盟は1936年まで存在が持続したが，この組織は保守的であって，あまり効果的ではなかった. はたして彼らが妥協的であったのかそれとも戦略的に自己抑制をしていたのか，この組織についての歴史的な評価は割れているが，どちらにして彼らは日本の統治に対しても台湾の民衆に対してもほとんど影響をもっていなかったことは一般に受け入れられている.（向山 1987; 蔡他 1983; 呉 1986）

(7) Edward Chen (1984, p.273) は，満州事変の後で日本の政治情勢が急変し，植民地を行政的・法的に統合する試みが急速に展開したことを説明している. そこで彼は統合という課題について，植民地在住の日本人と日本政府との間で緊張関係が存在したことについても以下のように注記をしている.「植民地政府によって運営されていた高等教育と，植民地の金融と産業における経営側のポストと技術専門職を，実質的に独占していた植民地在住の日本人は，統合に反対していた. なぜならそれは彼らが享受していた政治的・経済的な利権を侵食することになるのではないかと恐れたためである.」統合をすることについての恐れと必要性の間の妥協は，常に「人種差別の薄く偽装された型式」となっていた. 例えばそれは，台湾と韓国での地方選挙で示されるようなかたちで現れている.

(8) 政府に地方選挙を制度化させることを希望して，『台湾新民報』は1930年に疑似選挙の企画さえしている. この疑似選挙で選ばれた者の多くが，日本が台湾から去った後の1945年以降の地方評議委員会の選挙で実際に当選していることは注目すべきであろう.（李 1986）

(9) 博愛病院は，1918年に厦門，1919年に広東・福州，1924年には汕頭に設立されている. 台湾総督府はこれらの病院設立にかかった予算を年次報告書に記録している (JST 1919-1937). 1921年からは総督府は東南アジアでの病院建設のための予算も出している (JST 1921, p.718).

(10) ここでの短い記述では，この博愛病院の歴史における複雑な側面について十分に言及できたわけではないし，そのように意図しているわけでもない．ここでの目的は，中国での医学を通じての日本の権力の拡大を跡づけることである．これらの病院についての優れた事例研究としては中村（1988, 1989, 1990, 1991）の研究がある．

(11) 他にも教授であった森於菟は，台北帝国大学への着任にあたって，彼の仕事は「熱帯病についての研究が主となるであろう」というコメントを残している．『台北大学新聞』（1936年2月3日）

(12) 小田 1974,『帝国大学新聞』，1935年5月6日，p.6；1935年6月3日，p.6.

(13) Abbot の研究（1988）は私の研究と同じ方向を示している．彼は単一の専門職に焦点を合わせて研究していると主張するのではなく，さまざまな専門職の交差面を研究しているとしており，そのため複数の専門職のもつシステムの形成をよりよく理解できるという．その後に書かれた論文で，この研究領域を概観した Abbot は，近年の研究では彼が提案したような専門職の相互関係の観点に立った研究はそれほど多く行われていないことを指摘している．私の研究が提起しているのは専門職業化と他の社会的プロセスの間での相互作用の経過を研究することであり，Abbot のアプローチをさらに拡大したものでもある．

第5章

(1) 皇民化とは文字通りだと植民地の人々を天皇の民とするという意味である．台湾と朝鮮においての皇民化運動の差異を比較したものは，Chou 1996 などを参照．

(2) 日本の南進政策についての詳細な議論は，Duus, Myers and Peattie, 1996, 第3章を参照．

(3) この法令のオリジナルは『台湾医学雑誌』，vol.38, no.9,（1938），pp.154-155.

(4) 台湾人を「我が臣民（帝国臣民）」と呼ぶことに国家は熱心ではあったが，一部の日本人からは内部的な「汚染」を懸念する声があった．それによると植民地化の結果，台湾に居住することで日本人の体質に変化があるとするものである．宗田が1937年の『台湾時報』への記事で書いたように，「台湾に住む日本人は2つの主要な肉体的変化を経験する．彼らは体重を減らし，より痩せるのである．（中略）痩せて軽くなった身体が必ずしも弱くなったとは結論づけることはできないのだが，少なくとも同じ民族の中で，このような体格のものは結核のような疾病にかかり易いことは確かである」としている．そして彼は「我々の国家の運命は我々の国民の人的な力の意志と発展に根ざしたものである．（中略）我々は，改善されるべき我が国民の肉体的な力についての完全な理解に到達する必要がある」という彼の信念を再確認している．この時代の『台湾医学会雑誌』の目次を概観することだけでも，台湾

に居住している日本人の体格について定常的に関心が払われてきたことが分かる．日本の植民地主義の汎アジア的なレトリックにも関わらず，植民地化された者による日本人の身体に対する汚染について，根強い恐怖が存在していたのである．
(5) 台湾における日本人女性は彼らの「妹たち」，すなわち台湾人女性に，国家のために子育てをするという「崇高な使命」の理解を助けるための影響を与えることを奨励されていた．(洪 1995, pp.65-66)
(6) 台湾人は1945年までは徴兵制の対象ではなかった．しかし軍は1937年には軍属として台湾人を雇用し始めていた．台湾人の医師は1943年から中国南部や東南アジアに軍医や通訳として送られ始めている．
(7) 私は10名の台湾人医師に，彼らの生活史を収集するためのインタビューを行った．このインタビューからの引用は，必要な場合はイニシャルで示している．インタビューのプロセスについての詳細な議論は付録を参照．
(8) 謝(1989)が指摘しているように，台湾の公衆衛生の状態は，台湾の多くの医療資源が前線に展開させられたので，戦争中には悪化している．この時期台湾の公衆は良い医療へのアクセスが難しかったのだが，私のインフォーマントによると，戦争が終わるまで，台湾の医師や医学生の上昇志向に悪影響を与えていたものではなさそうである．
(9) この非常に制限された歴史的な時期でさえ，歴史的データへのよりよいアクセスが得られるかもしれないし，それによって医師の集合的アイデンティティをよりよく再構成できるかもしれないと，主張できないこともないだろう．またこの時期にはデータは少ないのだが，医師の間ではよりよく構成された集合的なアイデンティティが存在していて，それが表現されるのを待っているというように想定することもできる．しかしそのような主張や想定に対して私は批判的である．第1章で集合的な語りという概念と集合的エージェンシーの役割について示したように（それは公的な組織，隠れたネットワーク，共同体の評判を上げるための起業家など），集団の集合的なアイデンティティはアプリオリに存在するものではない．集合的なアイデンティティを形成することはむしろ，社会的なネットワークとコミュニケーションの経路に依存している．この見方はアイデンティティの形成と社会運動の間での相互作用を強調する社会運動についての近年の研究とも同じ見方を共有するものである．集団の関心が既に決定されており，集団のアイデンティティが既に形成されていると想定する代わりに，それらの研究では社会運動のネットワークと活動が，集団の集合的なアイデンティティを形成することに大きく貢献しているということを主張している．(Melucci 1989; Mueller 1994)
(10) これについてのより多くの例は，『台湾医学雑誌』vol.23-29に掲載された年配の医師へのインタビューシリーズを参照せよ．

(11) Hart の研究は同時代のギリシャでのレジスタンスに基づいて行われたものである.
(12) 私のインフォーマントの何人かは，日本のシステムの下での医学教育は現代のものより多くの利点があると信じていると語ってくれた.（C，W，Ch）10 名のインフォーマント全員が，日本の教員やクラスメートとよい関係にあったし，いまでもあり続けていると語っている．台北帝国大学で唯一の台湾人教授となった杜聡明も，彼の回想録で同じようなコメントを残している.（杜 1989）
(13) 例えば日本人が多数を占めていた小学校に行っていた医師は，台湾人生徒の入学許可は学校での成績に基づいたものであったと記憶している.（林による未完の手稿）．L と彼の妻は，それぞれ台湾人が多数派である小学校と日本人が多数派である小学校に通っていたのだが，両者とも，「非常によくできる生徒」として，とても親切な扱いを受けていたとコメントしている．所澤のインタビューで，L は彼が台北帝国大学医学部へ入学したことを，学校での優れた成績によって「運命づけられていた」と感じていたと語っている．他の医師は台湾人の学生は一般に日本人のクラスメートよりもよくできていたとしている.（所澤 , 1998; 1996）
(14) 台北高等学校は台湾で唯一の高等学校であった．第二次世界大戦終了前までの日本の教育システムでは，中等教育は 5 年間の中学校と 3 年間の高等学校からなっていた．高等学校の入学試験は非常に難しいものであったと言われているが，高等学校卒業生は帝国大学への入学には強かった.
(15) 曾は台北高等学校で教鞭をとっていた多くの日本人教員は，日本人が台湾人に対してとっている差別的な態度に対して批判的であったと回想している．郭維租医師も同じような事件についての記憶を彼の伝記作家に語っている.（曾 1995）
(16) 日本に居た台湾人学生は，日本の改革運動を経験するとともに政府による監視にもさらされていた．帰国後彼らは日本での経験をもとに，特に 1920 年代にはリベラルな改革活動に参加している．日本での台湾人学生の経験については上沼 (1978) を参照．ここでは詳細を論じないが，台湾人留学生は日本では差別的な扱いをより少なく受けていたとしていることは注記に値する．多くの台湾人学生は彼らの経験から，植民地に住む日本人は日本に居る日本人よりも民族的な上下関係により意識的であるとコメントしている．例えば魏火曜による『魏火曜先生訪問記録』(1990) などを参照.
(17) ここで興味深いのはこの張の発言の中での「私たち」とは誰かということである．張はこのインタビューの間中，このことに対してはやや両義的であった．彼は彼の時代の台湾人がもしより一所懸命に働き，より多くの達成をしていたら，日本人からより多くの尊敬を勝ち得ることができたであろうとし

ている．そのことを説明するために，当時ごく少数のエリートであった台北高等学校と台北帝国大学医学部の台湾人学生の例を出している．この後に論じる「杏」の章で見てゆくが，張はさらに，医師は台湾人エリートの代表であるということを示唆している．彼は植民地における構造的な差別があったことを認めると同時に批判し，ほんの少数の台湾人だけが医師になることができて，「彼らに私たちを差別させる」ことを拒否する力を持つことができたということを暗に示唆している．これと同じようなパターンは，他の医師の語りにも見ることができる．彼らは構造的な不平等に気がついてはいたのだが，彼ら自身のポジティブな経験に焦点を当てようという傾向がある．彼らは彼らの能力と教育によって，やはり能力があり教育のある日本人から，多くの尊敬を勝ち取ることができたと感じているわけである．

(18) この数値は 1947 年の虐殺（一般には 2. 28 事件として知られるもの）が起こらなかったら，もっと高かっただろうと考えられている．この事件では多くの台湾人エリートが殺害され，また彼らの多くが収監のうえ長期の監禁や流刑に遭っている．

(19) これらの医師の戦後の経験はまた，それ自体で研究をしなくてはならないほど複雑な課題である．多くの文献が示すように，また私のインタビューが明らかにしたように，多くの台湾人医師やエリートが中国が台湾を接収した後の最初の 10 年の間に台湾の改革が不可能であるという失望を感じていたことが明らかになっている．戦後の台湾人のアイデンティティについての一般的な議論に関しては，Cheng 1989; Kerr［1965］1976; Lai 1991; Lo 1994; Mendel 1970 などを参照．

(20) 他の多くの情報提供者と同じく，W は戦争の時には 10 代後半から 20 代前半であった．彼らが 50 代になるころはもちろん戦後期であって，台湾の支配者は日本人から中国人になっている．彼は若い頃にどのようなかたちで共同体への奉仕を考えていたのかについては特定してはいない．

(21) W は植民地支配の終焉において，彼と彼の友人はみな陶酔状態にあったのだが，同時に彼らの「良き友人たち」が日本に送還されるのを見ることは悲しみを感じていたとしている．同様の例は，森 1993，杜 1989 にもある．これら医師の間の友情は戦後も継続している．台北医学校とその後継機関である台北帝国大学医学部の同窓生は日本と台湾での同窓会を行うために両国を定期的に行き来をしている．同窓生は民族間の境界を越えて同じ共同体に所属するという強い意識を表明している．これらの同窓会の活動については，同窓会誌である『南冥会誌』，また『国立台湾大学附設医院百周年記念誌』（1995），台北帝国大学医学部設立 40 周年記念の刊行物である『東寧会四十年』を参照．

(22) F が慈善病院で働いていたという情報は，他の情報提供者からの情報であり，さらにある医学雑誌に掲載されていた情報でもある．F の匿名性を保護

するために，ここでは特定の記述を差し控える．
(23) 満州の関東軍は戦時中に中国人捕虜に対して非人道的で痛ましい医学（人体）実験を行ったことで悪名が高い．1940年のいわゆる石井部隊（731部隊，関東軍防疫防水部）の結成以降，「多くの軍医学校のスタッフが満州に送られ，生物兵器を開発するための人体実験に巻き込まれた」（Tanaka, 1996, p.136）という．近年の研究では京都帝国大学の医学部が，関東軍の医学実験に多くの支援を与えていたという（中生 1994; Tanaka 1996, esp. pp.136-137）．その立地点を考えるなら，満州医大は中生の論じるような「医療実践者たちによる組織的な犯罪」にかなり加担していたと推測できる．
(24) 呉は台湾人の軍医となる上で，医療当局は常に政治的な理由で彼らを選んでいたとしている．呉によると，「危険思想をもつ」と疑われたもの，もしくは警察や医療当局と良好な関係性をもたないものがまず最初に軍医として派遣されたという．他の医師も同様の観察を述べている．（所澤 1996；L，W，F）
(25) それとは対照的に日本人医師と医学生は戦争についての経験に関してより一貫した形での記述を残している．彼らは戦争と医学のつながりをより直接的で，受け入れやすいものとして認識していた．日本からの観点については，東寧会 1978, とくに第1章と第6章を参照．
(26) 私の見解は，創氏改名で名前を変えた台湾人を代表させるのに，集団としての医師は，あまりに少数であるという意味で，周と同じだが，周の見解も私のデータも，集団レベルの傾向と個人としての医師の選択の間に乖離があることを否定するものではない．医師は，グループとしての社会的空間もその集団のための仲介物（エージェンシー）も欠いているなかで，集団的にこの課題について検討したり，またグループの位置づけを形成する機会をもたなかった．

多くの医師が日本名を名乗らなかったのは明らかであり，それら個々人の決定には個別の多様な事情があったと考えられる．しかし彼らの態度は反日的であるというわけではなかった．例えば前に長崎医科大学での経験を論じた陳のケースは，彼の名前を維持するという確信をもっていたのだが，それは日本化に対抗していたからではなく，「ちん・かんしょう」という名前（の読み）が，「第一流の日本の名前」であるからだという．この時代に彼らの名前を変えなかった他の2人の情報提供者と同じように，陳は彼の名前の日本語読みを喜んで受け入れていて，彼の名前は，中国語のチェン・ハンシェンでもなく，また台湾語のタン・ハンシェンでもない．彼らの態度は，ある意味で，長谷川と名前を変え日本人としてのアイデンティティを主張しているが，台湾生まれであることを重要だとする張のものと同様である．その意味において，これらの医師は，彼らが様々な段階を経て日本化することについて，「日本人らしさ」という認識において，より幅のある解釈の余地を求めているものであるとも考えられる．

(27) 多くの台湾人エリートは，国民党時代をもたらし，また1947年の2. 28事件で家族を失うことになったので，中国人には抑圧されていると強く感じている．そのため台湾人エリートの中国嫌悪は終戦から始まっていると考えられる．しかしこれらの医師の戦後の経験は，戦争が終わる前の彼らの民族的なアイデンティティの記憶の上にどのような影を落としているのだろうか．

私が見出したのは，少なくともそれは世代的に異なるということである．皇民化世代は，戦争が終わる前から日本人としてのアイデンティティを強く内面化している．彼らは日本語を母語の1つ（他には彼らの台湾語の方言）として育っており，日本の教育機関でのトレーニングを受け，日本人教師や指導者との密接な関係をもち，またその内の何人かは日本人と結婚さえしている．（それは本章で引用しているように，戦前・戦後の両方の資料に記録されているとおりである．）彼らは体制が変わることを，彼らの人生における分断であると言及する傾向にある．その一方，それより前の世代に属する多くの医師は，中国人としてのアイデンティティをより強くもっているように見受けられる．多くの文献によると（例えば国立台湾大学医学院附設医院 1995, pp.84-86; 韓 1966; 許 1992, pp.139-144），これらの医師は戦争が終結することで「我が母国に戻ること」を歓迎している感情を記憶しており，公式に中国人としての民族性を主張することを喜んでいる．彼らは戦後の中国人との経験を，失望もしくは裏切りであると言及する傾向にある．

(28) 以前に引用した例の中で郭は彼らのアイデンティティを繋ぎ止めるものとして専門職ではなく宗教を使っている．このような個別の差異があることは否めない事実である．ここで私が論証しようとしているのは，近代性と職業的専門性はこのグループのアイデンティティ現れる共通のパターンであるということである．

(29) 彼らはまたジェンダー規範についても他とは異なっていた．張は彼の姉が彼らのグループに友人を招いたと言っている．張の姉の紹介によって，このグループの女性のメンバーが増えていった．張はこれらの女性のメンバーたちは知的でありまた成熟していたと称賛している．張は以下のようにコメントしている．「きれいな洋服やいいダンス場ばかりを気にかけている今の若い女性たちとはちがって，この研究会に来ていた若い女性たちはとても真面目で勤勉でした」．しかし女性の知性についての価値を奨励する一方で，女性的な性格についての含意を，以下のように，うまく利用してもいた．「われわれはグループのメンバーの中で，良き友情をはぐくんでいました．この友情は，いわゆる（性的な）関係ではありません．それでも多くの人々は我々のグループは『桃色』のクラブだと言っていました．それで上等ではないか，と私は思っていました．軍事警察は，私たちのグループは恋愛事情に関するものだと思っていたのです．（中略）その頃はどの研究会も，軍事警察によって厳しく監視さ

れていました．だから私たちは女性が多く参加してくれることを勧めていたのです．そうすれば軍事警察は，『ああ，これは単なる社交クラブだ』と思ってくれるからです．」
(30) 例えば矢内原 1929, Cai et al. 1983; 若林 1983; 周 1989 など．

第6章

(1) Duus が指摘するように，清朝末期からの欧米帝国主義列強には不平等条約を利用した構造によって中国に「非公式帝国（informal empire）」を築いたとされている．「非公式帝国」という概念は，集団的な帝国主義の型式を示すものである．それはさまざまな帝国主義諸国が互いに直接の対立や武力紛争を避ける努力を払いながら，中国における経済利権を獲得する型式の帝国主義的関与を表わしている．「集合的な非公式帝国のルールとは，『開放政策（Open Door）』という政策指針（doctrine）によって再編成されたものである．条約締結各国は，中国でのパワーバランスの均衡を維持することが，競争を通じた紛争のリスクを取るよりははるかに安くつくということを認識していた．そして彼らは自由貿易イデオロギーの下にあるゲームの基本的なルールを互いに認証しており，それが何はともあれ条約の確立を正当化するものでもあった．」(Duus 1989, p.xix)
(2) Irie (1980) が，この時代の日本と中国の関係についてさまざまな観点から非常に良質な分析を与える論集を編集している．そのイントロダクションの部分で，Irie は「中国（支那）問題」についての日本人のさまざまな見解について，以下のようなまとめを行っている．

「歴史家の内藤湖南は文化と権力の問題に関心をもっていた．（中略）内藤は，海外からの影響のまっただ中で，中国はどのようにして文化的統合性を維持できるかという問題を考えていた．これに対する回答は，中国文化の継承者としての日本が中国に対して果たすユニークな使命を強調することであった．それは日中の協力を通じて，日本が新たなアジア文明の中心であるとするものであった．（中略）

その一方，ジャーナリストの石橋湛山は，中国での日本人の振る舞いが，日本の開発の指標として重要であるとしていた．この論集に収められている岡本の論文は，石橋が日本は平和的で改革主義的であるべきだと主張していたこと，そして平和と共存共栄のために帝国主義を回避するように主張していたことを強調している．（中略）

このような見方に対しての反対意見は，陸軍大将であった宇垣一成によって主張されている．（中略）宇垣は中国自体には何の興味も関心もない典型的な帝国主義者であって，中国は単に日本の必要を満たすための対象として重要であるに過ぎないとしていた．」(Iriye 1980, p.6)

(3) 例えばDuus (1989) は，1920年代の中国でのナショナリズムの勃興が，日本の中国に対する帝国主義的なプランを形成する上での鍵となる要因であったと論じている．
(4) Duus (1989, p.xxvi.) は以下のように論じている．「そもそもの最初から，多くの日本人は，日本と中国との関係は，西欧列強とは質的に異なるのだと主張してきている．岡倉天心から山縣有朋にいたるまでさまざまではあるのだが，岡倉や山縣がしばしば主張しているように，日本と中国が「同文同種」（同じ文化で同じ人種）であるという見方を共有し，そして西欧人たちがもつことのできない中国に対する特別な共感もしくは深い理解を日本人はもつことができると考えるのが自然だという意見を共有している．さらに中国人と日本人は当時の歴史的な経験も共有していると認識している．両者とも西欧の砲艦外交の犠牲となっており，幕末期に幾人かの日本人は，中国を蚕食する欧米に抵抗する中国の大義を日本は共有するということさえ主張している．しかし1890年代になって，中国の近代化の失敗が明らかになり，日清戦争で日本に敗北するころには，日本と中国が共通の同盟を組むとか，大義を共有するという考えはあらかじめ除去されるものとなってきた．その代わりに現れてきた認識は，『大隈ドクトリン』もしくは『黄色人種の背負った重荷』という概念の中に表現されているのだが，日本人は中国への文化的な負債を返済するために，中国を『文明』に向けての急な坂道へ引き上げるために，積極的な役割を引き受けるべきであるというものだった．」
(5) 台湾総督府も，中国南部における博愛病院プロジェクトのスポンサーとなっている．（第4章を参照．）しかし同仁会はより大きな医療プロジェクトを構想しており，その中には医学校の設立，医学教科書の翻訳，日本の医学生を中国に派遣すること，などが含まれている．同様の活動が，満州でも行われている．南満州鉄道会社（満鉄）とともにいくつかの日本の組織が，満州で非常に発達した医学関係組織のスポンサーとなっている．沈1996参照．
(6) 東亜同文会の役割と歴史についての詳細な検討は，Reynolds (1989) を見よ．東亜同文書院のケースに焦点を当てて，Reynoldsは19世紀終盤と20世紀前半の中国での日本の文化交流プロジェクトの背後にあった歴史とイデオロギー的な意味についての詳細にわたる解説を与えている．彼の分析は，このような文化交流プロジェクトの複雑な政治性を明らかにしており，その意図が善意に基づいたものであったとしても，中国における日本人は不可避的に日本の帝国主義の道具となっていたと結論づけている．

同様にSophia Leeによる中国への日本の外務省が行っていた文化事業のアジェンダについての研究は，以下のように述べている．「文化的外交は，制限なしに知識を追求し創造性を表現する欲望と，国内的・対外的な権威と折り合いをつける必要性の間での緊張をはらんだものであったことは否定できない．」

(Lee 1989, p.272)

中国での同仁会病院についての私の研究は，まさにこのような緊張について探るものであって，その意味を追求する．

(7) 日本植民地期にはこれら四つの地名は，正式には各々「ぺきん」，「かんこう」，「ちんたお」，「さいなん」と日本読みにされていた．

(8) 日本の外務省が，上海自然科学研究所を1928年に設立しているが，この研究機関は日本人学生しか受け入れていない．(Lee 1989, pp.288-292)

(9) この時，青島病院と済南病院は，別の日本の機関が経営していたが，両方とも1925年には同仁会に経営を移譲している．

(10) 中国の同仁病院が文化的な戦争に参加していたということは，国家や病院に直接所属していない中国にいた多くの日本人の間でも共通の認識とされていた．例えば1932年に済南の日本人住民グループから当時の吉沢外務大臣宛に送られた電報では，済南の日本人たちは，東京の同仁会が提案した病院の縮小案に反対するために，文化的な闘争があるのでそれに勝たなければならないという論理を使っている．(「昭和7年　芳沢外務大臣」，外交史)

(11) 中国文化の正統的な継承者の役割を果たすという日本の主張は，植民地帝国の初期から見られるものであった．例えば1900年代の初頭に行われた後藤新平の演説で，後藤は台湾における植民地医学を考える上で，中国の伝説上の過去のことに言及し，植民者による衛生政策を，堯舜や秦始皇帝など古代中国の偉大な皇帝たちが民衆の福祉に心を砕いたことに準えている．彼は公衆衛生についての日本の植民地官僚の払っている努力は，人間の生命の価値を示したものであり，「まさに秦の始皇帝が，かつて彼の下にあった徐福を不老長寿の薬を求めるために遣わしたのと同じようなものである」と述べている（後藤民生長官演説筆記，国会図書館）．しかし実際には，秦の始皇帝による不老長寿の薬の探求は，失敗に終わっているだけではなく，自分の長命のためだけに行われたものだったが，それは後藤が意図した部分ではない．後藤によると日本政府は，「過去30年間，医学の重要性を真に認識してきた」という．それとは対照的に，現代の中国政府は，「医学的な科学の役割を大きく見逃しており，同様にして，生命の重要性を見落としている」ために，その偉大なる過去からの伝統と道を外れてきている．その意味において，後藤は日本が古代中国の叡智の真の継承者であるのだと描写している．

(12) この記事は中国軍が生物学兵器を使用したという疑いを確証づける強力な証拠を日本軍が見つけ出したというものである．この記事によると，日本軍は中国人難民と捕虜の証言から，コレラの発生は日本軍が九江に入城する直前であったという．さらに日本軍が九江に入り，現地の井戸の水を飲んだ日本兵もコレラに感染したという．最も重要なのは，日本兵が城内の井戸の中から，いくつかの薬品アンプルを発見したということであり，それは以下のように述

べられている．「……且つ該『アンプール』は日本製『アンプール』と全然異なるものにして敵軍使用のものなること疑う余地なきものなり．井戸の中に偶然『アンプール』の存在する理由なく，敵九江退却に当り謀略的工作に使用せるものと断定し得べく，且つ該井戸水によりコレラ患者発生したる事実により本物件はコレラ細菌収納用『アンプール』と判断せらる」．『東京朝日新聞』，S13.oct.5,「敵の細菌戦暴露，我が軍遂に確証を握る」

(13) ナチや731部隊の医師のケースとは異なり，メディアは同仁会の医師の活動を帝国主義的な目的から分離して，直接の医療行為だけに焦点を当てるというやり方も時には取っている．医療行為だけなら単に悪意が無く徳のある行為に見えるのである．このように2つの幾分かは矛盾するような戦略は，双方相俟って，同仁会の医師の二面性に積極的な意味づけを構築するように機能している．

ある例として，医学は意図的に，非政治的で純粋に専門職業的な奉仕であると解釈されている．漢口同仁病院によって発行された内部文書は，そこで治療を受けていた中国人の将軍を見舞うために蔣介石がこの病院に立ち寄ったことを記録している．日付など確実な事は記録されていないが，周辺の文脈からして1920年代後半に作成された文書であると考えられる．著者はこの病院の医療スタッフの一人であったと考えられるが，中国軍のもっとも重要なリーダーであり，近い将来においては日本軍の主要な敵となるであろう蔣介石は，純粋に医療的な理由でその病院を訪問していると記している．実際にこの文書を作成した日本人医師と蔣介石との間の会話は，蔣介石が見舞った患者の容態について，漢口病院の歴史について，そして他の医療的な課題についてだけに限られていたことが記録されている．この著者は結論として，医療は政治とは関係がないという側面を再度強調している．「我々は蔣介石の態度が将来どのように変わるかわからないが，人間同士の触れ合いによって培われた自然の感情は，何時，いかなる場所でも国家の境界を超えるものである」としている．（「漢口地方の時局情報」，外交史）

(14) 現地中国人のエリートが医療チームを援助した例は他にもある．例えば，同仁会病院によって斉河と呼ばれる小さな町に派遣された医療チームは，そこでの三日間の訪問診療に比較的大きな成功を得た．彼らは現地の町長を含む中国人官僚に温かく迎えられた．医療チームは，「斉河での想定以上の成功は，多くは現地の官僚たちと住民の理解ある援助を惜しまない態度によるものである」と結論づけている．（「同仁会済南医院巡回診療報告」，外交史）

(15) 日本の植民者は，しばしば自らを西欧文明を追求する上でのアジアでの先駆者であると位置づけている．「東アジアには多くの国があるが，西洋文明に適応することに成功して，その国民の福祉を増進させてきた唯一の国家は日本である」（「後藤民生長官演説筆記」，国会図書館）その中でも後藤は演説の

中で，以下のように日本が西欧の諸国に追いついていることに大きな自信を見せている．「我々が明治維新を達成してからまだ30年しかたっていないのだが，我が国は，今日すでにあるように，非常に競争力がある．我が国の医学面での達成は，多分ドイツという一国家を例外とすれば，他の国に劣るものではない」．
(16) Freidson (1994) は洗練されたモデルを提出し，専門職が国家からの庇護を受けなければならなくなった際に，専門職は真に自律的であると言えるのかどうかという問題についての考察をおこなっている．彼の解答は以下のようなものである．社会的・経済的な問題に関して，専門職は国家に従属するが，彼らの仕事の技術的な面については，支配を保つことができる．Freidson にとって，技術の自律性はその専門職を定義するものであり，また国家との関係性も定義するものでもある．
(17) Johnson (1995) はフーコーの「統治性」について，以下のように簡潔に再定義している．「統治性は，特定の知識，ディシプリン，戦術そして技術の発明，運用そして制度化にともなって16世紀からヨーロッパで徐々に出現してきた新たな統治の型式である．16世紀から18世紀の間の期間は，（中略），政府の在り方（統治 government）についての多くの理論がヨーロッパで見られたことが特徴的である．それには魂と自己の統治，家族の中での子どもの統治，国家の統治などがある（Foucault, 1979, pp.5-9）．このようなさまざまな形式の統治についての再考は，巨大な領土をもつ行政国家と植民地帝国の初期の形成と連携づけられており，また宗教改革と反宗教改革に関連する精神的な規則の崩壊とも関連づけられていた」(Johnson 1995, p.8)．

この過程は，王の権力は主権を確保するための最良の展開だというマキャベリ的な想定を根底から覆す意味がある．そのためここで想定されるのは，以下のようなことである．「統治は，『全ての者を共通な福祉と救済』に導くための『物事の正しい配置』以上の何ものでもない．この新たな言説は，法が正当な規則の唯一の源泉であるということに民衆が従属することを確信させるものであって，（中略）この言説は，統治の手法，それらの領土と人口を規制するために開発された戦術と知識と，同一のものであることが可能なものでもあった」(ibid., p.8)．
(18) Manderson (1996) は植民地についての医学知識が社会的秩序を確立することをどのように実現したかについて，以下のように説明している．「ミクロのレベルにおいて，これは記述，範疇化，カタログ化そしてラベル付けを通じて，自然を文化の中に繰りこむことを通じて起こった事である．このことを遂行するという使命は，医学研究所（Institute of Medical Research）に雇われていた実験室付きの科学者たちを駆り立てたものである．それは例えば，熱帯病について『知る』ために払った彼らの努力などが挙げられる．マクロのレベルにおいては，無政府状態を政府で代替えすること，原始時代のジャングルにプラン

テーションや農場を形成すること，そして教育的・法的・医学的なシステムを通じて，制度的・イデオロギー的な秩序を打ち立てることが，国家の役割なのである.」(Manderson 1996, p.236)
(19) もちろん国家と専門職の間の関係性について，「統治性」からのアプローチではない研究はいくつかある．例えば Elliote Krause (1991) の初期の研究は，かつての東ブロックの中で行われたもので，彼は以下のように述べている．「近年まで（中略）専門職の分析はそれほど『国家を取り戻し』てはいない」ので，彼はそのことを東ヨーロッパの事例を研究することで行なおうとしている．この結果彼は「専門職の集団的な活動において国家が行っている中心的な役割を無視するのは不可能である」と述べている（p.3)．この流れにそって Krause は，以下のような分析のためのいくつかの次元を提出している．その中には国家それ自体（国家構造，権力，効用の範囲，そして合法性などを含む)，国家における知識階級のもつ伝統の強さ，そしてそれらに関連するものとして，専門職のトレーニングにおける大学の社会的な役割などがある．Krause が行った東ヨーロッパでの状況についての体系的な分析は，国家と専門職の間の関係を理解するための便利でより文脈に配慮した観点を得ることに成功している．この枠組みは国家が最も権威主義的な形であった時に，専門職の集団から忠誠を得ることをどのように操作していたのかを理解する上で有用であるし，専門職の集団が，国家の支配にどのように対応してきたのかを見て行く上でも有用である．

同じような線にそって Hoffman (1997) は，専門職の自律性についての Friedson の理論を批判的に再考している．彼は国家社会主義のチェコの医療のケースを注意深く検証し，医学専門職はどのように国家と対抗的な闘争を行ってきたのかを明らかにしている．その中で彼女が指摘しているのは，技術的（彼女は「臨床的」としている）な自律性を所与のものとして考えることができるのは，複数主義的な社会における専門職を分析する場合にのみ適切であるという点である．

第7章

(1) 制度化された思考の構造という概念は，知識社会学的と制度主義の出会いから生まれた．「制度化された思考の構造とは高度に推測的（speculative）な概念である．それは存在が証明されえない実体であり，その全体像を記述することは不可能で，もちろんのこと測定することも不可能である．しかしこの概念は，その領域のアクターたちが直接的であれ，間接的であれそれを頻繁に呼び出すという理由のみに関わらず重要である．それは当り前だととらえられている一連の基礎的な想定と規範である．つまりそれは存在していると想定され，その領域のマジョリティによって共有されており，その存在は（構成員

の）行為が疑問に思われた時にはいつでも，呼び出されるものである（文字通りには記者会見のような場合，もしくは比喩的にはそれらが侵害された時に）」（Czarniawska-Joerges 1997, p.67）.

他の学者も，似た概念である制度的な論理という考え方を使用している.「現代西洋社会の重要な制度的秩序は，それぞれ中心となる論理をもっている.それは一連の物質的な慣習，象徴的な構造を有している．そしてそれはその組織化の原理を構築するもので，さまざまな組織や個人がそれについて働きかけることが可能なものである．（中略）これらの制度的な論理は，象徴的に確立され，組織的に構成され，政治的に防衛され，技術的・物質的に制限され，それゆえに特定の歴史的な限界を有するものである」（Friedland and Alford 1993, pp.248-249）.

（2）さまざまな専門職の社会学者や人種・民族性・ジェンダーを専門とする研究者によって，専門職の世界には参入者を同化する強力な構造が存在していることが認識されてきた．ただこの構造の性格についての説明は，それぞれでかなり異なっている．Larson（1997）は，専門職という変容しつつある概念が「適切に訓練され社会化された労働者は，彼ら同士が一緒に働く時には，彼らの間の特定の差異を超越することができる（すべき）である」（Woods 1993, p.242）という考え方を堅持することによって，専門職と特定のアイデンティティの間の二元論がどのように確立してきたかを説明している.

しかしジェンダー的・人種的・民族的な差別がないという専門職のイメージは，これらの職業的世界の中でこのような差異が真に解決され，尊重されることによってではなく，それらを抑圧することによって維持されてきた．古典的な著作，*Men and Women of the Corporation*（1977）において Kanter が特別注意を払ったことは，なぜ，どのように女性が社会において周辺的な立場に追いやられる傾向にあるかということであった.「男性社会的再生（homosocial reproduction）」という強力な概念を用いながら，彼女は経営者が従業員の個性を同質化することによって職場における相互の信頼を増やそうと試み，結果として共通の文化的背景・想定・コミュニケーションスタイルを共有する人々を雇用し昇進させているかを説明している．同様にアメリカにおける同性愛者であり専門家である人々の経験に注目しながら，Woods（1993）が探究したことは，「無性的な専門職」というイメージとは一体何なのか，そして実際に職場における異性愛はどのように自然化されているのかということであった．同様なパターンを描写しながら，Sheppard（1989）と Gutek（1989）は，いかに専門職の女性は，彼女たちの服装，言動，そして態度を「脱セクシャル化」することを推奨されてきたかを論じている．それほど理論的には書かれていないのだが，Graham（1995）は，黒人経営者がアメリカの企業社会において，彼らの「黒さ（blackness）」という課題を避けるためにさまざまに異なる戦略を展開してきた

ことを論じている．彼の議論はまた，構造的な問題に対して，個人的な解決策を示すことだけでは，究極的には不十分であることを明らかにしたものでもある．
(3) こうした見通しは，明確に理論化することは特にしてこなかったのだが，専門職のアイデンティティの重要性を記録してきたこれまでの研究を，よりよく理解できる手助けとなる．例えば，ルー対ウェイド裁判（Roe.v.Wade）の前後で，妊娠中絶の手術を行った医師についての研究をしたJoffeは，「AMAによる解決策は，中絶のポリシーは『健全な医療的な判断』，そして『患者の最大の利害』に基づくべきだと示しているが（Zald & McCarthy 1994, p.46），こうした解決策は医者の間で，共通の態度を生み出すことには繋がらなかった．実際の多くの医者は，中絶をするための「女性にゆだねられた期間」があったと証言しているが（Joffe 1995, 第3章），ここでは「良心的な医者」だけが，この問題においては彼らの役割には政治的な意味があることを指摘している（同，特に第4章）．Joffeはこれらの医者の集団としてのアイデンティティを特に追跡してはいないが，彼女は医師の語りの中から，メインテーマとして良心という概念を特定しており，中絶に賛同を示す医師の間に集団的なアイデンティティが生まれていたことを示唆している．
(4) Scuilli (1986) は，専門職は自由意思に基づく行動を育む場であり，権威主義者による社会的統合に抵抗する重要な場であると主張している．彼は以下のように経験的な仮説を立てている．「ある程度までは，いかなる社会的事業も，平等で同僚的な形態の組織を確立し維持している．それゆえに，手続きの正当性に一貫性をもっていることが礼賛され，それらの事業は本来的に恣意的な権力を抑制し，同時に権威主義に基づかない社会的統合の幅広い運動のための社会的基盤を確立した」（Scuilli 1986, p.761）．私の研究は，反権威主義な運動のためには専門職の領域がもつ潜在的な力があるというScuilliによる主張を支持するが，このような潜在性を理解するためには異なる基盤があることを示唆するものである．Scuilliが専門職の手続きと組織を強調することに，私は疑問を呈したい．リベラルな手続と自律的な組織それ自体が，意義ある複数性を十分に保障するものではないことは，自由市場についての膨大な数の議論と，マルチカルチュラリズムについての政治的な論争についての考察をみても明白である．（Taylor et al.1994）
(5) 一連の植民地を結んだものであるだけだという日本の帝国の性格を強調しながら，Cumingsは日本の植民地主義を例外として扱うことに関しては，ほとんど理由がないとしている．彼が主張するのは以下のとおりである．「フーコー主義的な権力と，フーコー主義的な近代性という概念をもって，（中略），第二段階の（すなわち19世紀後半の）植民地主義と近代産業主義のプロジェクトそれ自体の間には，根本的な区別はない．そのため，日本の植民地主義，アメリカのヘゲモニー，韓国，北朝鮮，台湾の近代化の間には基本的な区別が

ないのだ」.（Cumings 1995, p.8）
(6) 小熊は，日本の公式な言説は帝国の多元的な民族的要素を認めていたと指摘している．例えば，「1930年代に国定教科書に現われている日本の国民の定義は，まさにその時には自然なものであったのだが，沖縄や北海道，そして現在では予期されえないことだが，韓国や台湾，サハリンの人々なども含まれたものであった」（小熊 1998, p.4）．しかし，小熊の研究が詳細に示しているように，この「汎民族主義的」な公式の言説それ自体は変動のあるものであり，一貫性がなく，両義的なものであった．
(7) 長い歴史の中で使用されてきた「ハイブリッド性（Hybridity，混淆性・雑種性／交雑性）」という用語は，多くの意味を含蓄している．Robert Young（1995）がこの用語を系統学の研究で指摘しているように，ハイブリッドという概念は，今日の研究者が暴こうとしているような，まさに植民地主義的に統合された部分を示している概念である．Young によると，*hybridity* という用語の起源は，ビクトリア朝の極右の使った語彙の中で「純血種」の存在と明確に区分された人種カテゴリーを前提としたものであり，人種間の「ハイブリッド」の多産性という課題を中心に使われていたものだった．
しかしながら近年のポストコロニアル研究は，ハイブリッドの意味を根本から覆している．ここでの主要な関心は，ハイブリッドのもつ創造性や文化的な想像力であり，それらはさまざまなカテゴリーの間に位置しているとされている．カルチュラル・スタディーズの研究者たちは，ハイブリッドを2つの「区別された」文化，人種，民族の間で交わり合ってできたものだと想定する理由などないとしている．例えば Gilroy が，「黒い大西洋」という概念を用いて行っている近代性に関する議論では，いかなる民族性についての本質主義をも退けている．彼にとっては，「黒い大西洋」に位置するする知識人に「2つの意識」を伝える2つの文化は，それ自体が多様で，乱雑で，そして整合性を伴っていないものだとしている（Gilroy 1993）．民族のハイブリディティという概念についての私の主張は，この後者にあたるものである．そのためハイブリディティは，遭遇，葛藤，そして・もしくは複数の民族・文化的カテゴリーを意味するものである．このようなカテゴリーはその性格上，決して純粋でもなく区分されたものでもないが，これらのカテゴリーに区分されている構成員によって，一定の意味のあるアイデンティティ・ラベルとして理解され，経験されているものでもある．

訳注

〔訳注 1〕 台湾の国家（主義）についてのステートとネーション（State, nation）という用語の差異について：ステートを使う時はほぼ「植民地」国家を表し，つまり宗主国日本を意図している．その意味で適宜補足をしながら訳出した．またネーションは（厳密には nation ではないのだが），「台湾・台湾の」を想定している場合がほとんどなのだが，これも「国家・国家の」として，前後で説明的に「台湾という国家を想定しての nation/national」，という論旨の下で訳出した．初出で訳注を補う場合もある．

〔訳注 2〕 専門職，職業的専門性については以下のように訳出：Profession/professional (s) ＝専門職，Professionality, professionalism ＝職業的専門性，Professionalization ＝職業専門化．

〔訳注 3〕 本書での「医療専門職」という語について medical profession という概念が，本書では（文脈に応じてだが，ほとんどの場合）「医師」と訳す．なぜなら本書では，他の医療専門職である薬剤師，看護婦，歯科医，検査技師，研究者，実験助手，技工士などについての議論は，ほとんど含まれないためである．そのためのもう一つの理由は本書が「エリート層」の研究に限定されているから，ある意味で「専門職業化（professionalization）」の研究とはいっても，「大学出の医師」のみにスコープが限定されている．その意味ではローカルな「民族医師」，もしくは伝統医療従事者も著者の研究の対象とはなっていない．

〔訳注 4〕 エスニック・プロフェッショナル（エスニック専門職）とは，少数民族（マイノリティ）出身で，専門職についている者たちのこと．ヨーロッパにおけるユダヤ人の科学者，アメリカにおける黒人の弁護士，ヒスパニックの医師，日本における在日朝鮮人の歯科医などを表す．植民地の歴史の文脈においては，被植民者のエリート層が，専門職に就いていることを示す．その場合被植民者は，植民地においては必ずしも人口的な少数者（マイノリティ）ではない．

〔訳注 5〕 Ethnic/ethnicity：基本的には民族・民族性だが，これも場合によってはカタカナで表記する．「エスニシティ」というと，民族の文化や，行動様式などをふくめた，より抽象的な場合．その場合は，カタカナ表記．エスニックだと，ほとんどは「民族」と訳出したのだが，ethnicity という名詞形の場合は，より抽象化されるので民族性と（カタカナ書き）エスニシティの，ケース・バイ・ケース．場合によっては，「民族性」．単に，人種的なもの（血統的なもの）を表している場合に，「民族」．

〔訳注 6〕 これは，マルクス・エンゲルの共産党宣言の最後を結ぶ，「万国の労働者よ，団結せよ」に準えられている．

〔訳注 7〕 reputation entrepreneur：その共同体のステレオタイプを売り込んだり

する企業家．たとえばエスニック料理店や，特定のスポーツや名物・産品を国家・民族と結びつけ，その国や民族の評判（reputation）をあげるために売り物にする興業主など．

〔訳注 8〕 本書での歴史的事件を表す用語は，基本的に慣例に従うが，英語表記，歴史的表記を勘案して，以下のようにする．

第一次日中戦争（1894 年）→日清戦争．満州事変（1931 年）．

第二次日中戦争（1937-45 年）．［支那事変，日華事変］→日中戦争．

〔訳注 9〕 この部分の原文は入手できなかったので，英語からの翻訳．

〔訳注 10〕これは限地開業医師，もしくは省略して限地医と呼ばれていた．第 3 章の注 4 を参照．

〔訳注 11〕六三法とは，1896 年に施行された「台湾ニ施行スヘキ法令ニ関スル法律明治二九年法律第六三号」（六三法）を指す．及びこれに続いて 1906 年に公布された「台湾ニ施行スヘキ法令ニ関スル法律明治三九年法律第三一号」（三一法）或いは 1921 年の「台湾ニ施行スヘキ法令ニ関スル法律大正 10 年法律第三号」（法三号））など，一連の法的整備があったが，これらにより台湾に委任立法制度が施行され総督府はその中央機関と位置づけられた．

〔訳注 12〕訳注 1 にも示したが，本書では「国家」について，state と nation が使われている．前者は主に日本を指すことが多く，前後の文脈をおさえるならば植民地国家（[colonial] state）の意味が多く，後者を（台湾の反植民地運動との関係で）民族的国家（[ethnic] nation）としての台湾を指す場合が多い．

〔訳注 13〕ここでいうローカル文学とは，台湾の文脈にあわせた文学を提唱する諸潮流をまとめて指すものである．そもそも伝統的な文語文，漢文で記述された文言小説に対して，より話し言葉に近い口語体で書かれた白話小説や，新文学と呼ばれるもの，台湾郷土話文論戦や台湾話文論戦として知られる論戦で提唱されたものなどがあり，ローカル文学とはその総称であると考えてよいだろう．

〔訳注 14〕後に文化事業部，東方文化事業を担う．

〔訳注 15〕中国語の原文：

同仁会済南医院巡回診療伝単

諸位大家！到了好機会了！為甚麼到了好機会呢？

你別忙！　我現在給你明明白白的説就明白了

十月一，二，三，四預定四天診療時間自午前九点至午後四点在此地華東旅社

暫開同仁会済南医院診療所　来日本的大夫都是医療極妙回春　元来済南医院是在済南最大的日本人開的　這個医院目的的是日本国在中華民国普及最発達之医学　和算新的薬学並技術於東亜以謀改善一般的衛生状態　本医院為達成以上之目的起見　這回来此地並及最進歩日本的医術介紹各界　所以薬費診

療費完全免収　諸患症之大家　快到本診療所来治病　我們一行歓迎大家来治病的

同仁会済南医院巡回診療所

〔訳注 16〕一視同仁とはすべてのものをわけへだてなく差別せずに見て，同じように仁愛を施すこととされている．そもそも孔子のテキストにはない成句だが，孔子の思想を汲んで，唐代の文人・韓愈が『原人』の中で使った表現である．

〔訳注 17–22〕これらの部分の原文は確認できなかったので，英語の引用テキストからの翻訳

〔訳注 23〕creeping democracy. この概念で彼は平等性に向かうということを意味したトクヴィルはここで使われる creeping に関する概念として，「漸進的収用(creeping expropriations)」などがある．